Die Blutgruppen und ihre Anwendungsgebiete

Von

Dr. Fritz Schiff

Abteilungsdirektor am Städtischen Krankenhaus
im Friedrichshain, Berlin
Privatdozent an der Universität

Mit einem Beitrag

Indikationen und Technik der Bluttransfusion

von

Professor Dr. **Ernst Unger**

Dirig. Arzt am Rudolf Virchow-Krankenhaus
Berlin

Mit 96 Abbildungen

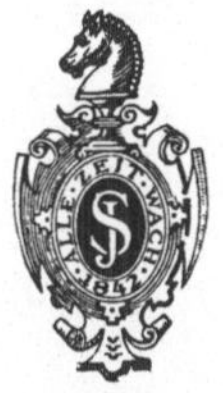

Berlin
Verlag von Julius Springer
1933

ISBN-13:978-3-642-89474-9 e-ISBN-13:978-3-642-91330-3
DOI: 10.1007/978-3-642-91330-3

Vorwort.

Für den Arzt gehören Blutgruppen und Bluttransfusion eng zusammen. Hier liegt die für die Heilkunde wesentliche Leistung der Entdeckung Landsteiners. Deshalb sollte eine Darstellung der Blutgruppen, so scheint mir, auf die Bluttransfusion das Hauptgewicht legen. Aus diesem Grunde hielt ich auch eine gesonderte Besprechung der Indikationen und Technik der Bluttransfusion durch einen erfahrenen Kliniker für erwünscht.

Die sonstigen Anwendungsgebiete der Blutgruppen sind für die Klinik oder, allgemeiner gesagt, für die leidende Menschheit ohne Bedeutung. Da sich aber die auf den Blutgruppen aufgebaute, von v. Dungern und Hirschfeld schon 1910 inaugurierte Vaterschaftsprüfung ihren Platz in der Praxis erobert hat und das Gebiet zudem von großem biologischem Interesse ist, so wurde auch die Frage der Vaterschaft ausführlich behandelt. Bei der Darstellung der anderen Gebiete schien dagegen eine gewisse Kürze geboten, weil hier trotz der großen schon geleisteten Arbeit eine praktische Anwendung nicht in Betracht kommt und auch noch nicht in gleichem Maße gesicherte Ergebnisse vorliegen. Es wurde aber Wert darauf gelegt, die experimentellen Fortschritte der letzten Jahre, so z. B. die „neuen Blutgruppen“, die Untersuchungen über die chemische Natur der Gruppeneigenschaften und manches andere eingehend zu behandeln.

Nur in den Grundzügen erläutert wurde die Untersuchungstechnik; für Einzelheiten darf auf meine „Technik der Blutgruppenuntersuchung“ verwiesen werden.

Mit denjenigen Werken, welche Vollständigkeit anstreben, will mein Buch nicht in Wettbewerb treten. Mir kam es darauf an, die großen Umrisse klar hervortreten zu lassen. Das war nur möglich, wenn aus der Fülle der Tatsachen und aus der in den letzten Jahren ins Unermeßliche gewachsenen Literatur des In- und Auslandes eine Auswahl getroffen wurde. Dabei mußte auch manche wertvolle und an sich erwähnenswerte Arbeit unberücksichtigt bleiben. Wer auf die Gesamtheit der Einzelarbeiten zurückgreifen will, findet im Literaturverzeichnis die nötigen Anhaltspunkte.

Berlin, im März 1933.

Fritz Schiff.

Inhaltsverzeichnis.

A. Die Bluttypen des Menschen. Grundlagen der Typeneinteilung.

I. Die vier Blutgruppen.

1. Allgemeines über Hämagglutination und Hämolyse.

Die roten Blutkörperchen finden sich beim Lebenden gleichmäßig in der Blutflüssigkeit verteilt. Jedes Blutkörperchen schwimmt einzeln für sich, und nur dort, wo sich die Gefäßbahn stark verengt, in den Capillaren, kommt es zu einer vorübergehenden engeren Berührung.

Aufschwemmungen roter Blutkörperchen, die man sich im Reagensglas leicht herstellen kann, zeigen die gleiche Erscheinung. Man sieht bei mikroskopischer Betrachtung die Blutkörperchen einzeln liegen. Besonders deutlich ist das zu erkennen, wenn man das Blut durch Zusatz von Serum oder einer indifferenten Flüssigkeit, etwa der sog. physiologischen Kochsalzlösung, verdünnt. Mit bloßem Auge gesehen ist eine derartige — unverdünnte oder verdünnte — Blutkörperchensuspension gleichmäßig rot gefärbt und undurchsichtig („deckfarben"). Läßt man die Blutkörperchenaufschwemmung einige Zeit stehen, so senken sich die Blutkörperchen allmählich zu Boden. Sie bilden eine kreisrunde rote Kuppe.

Schüttelt man auf, so ist alsbald die ursprüngliche gleichmäßige Verteilung wieder hergestellt.

Die Blutkörperchen verhalten sich wie Partikel mit gleichsinniger elektrischer Ladung, die sich infolgedessen gegenseitig abstoßen. Es gibt nun eine Reihe von Mitteln, den Zustand gleichmäßiger Verteilung aufzuheben. Wir kennen chemische Stoffe, z. B. Metallsalze, die — in geeigneter Konzentration einer Blutkörperchenaufschwemmung zugesetzt — alsbald eine Verklumpung der roten Blutkörperchen herbeiführen. Auch die Säfte mancher Pflanzen, z. B. Extrakte aus Pilzen, Bohnen, Kartoffeln, haben die gleiche Wirkung. Besonders interessant ist es, daß auch das Blutserum der meisten Tierarten eine Verklumpung herbeiführt, sofern die Blutkörperchen einer anderen Art angehören. Fügt man also z. B. zu menschlichen Blutkörperchen Blutserum des Rindes, des Pferdes oder etwa des Huhnes hinzu, so treten — bald schon nach wenigen Minuten, bald im Verlaufe einiger Stunden — die Blutkörperchen zu erst kleineren, dann größeren Klümpchen zusammen, und diese Agglomerate sinken nun rasch zu Boden. Schüttelt man auf, so läßt sich die gleichmäßige Verteilung nicht wieder herstellen, es bleiben in einer klaren Zwischenflüssigkeit Klümpchen von Erythrocyten bestehen.

Schüttelt man nicht auf, sondern läßt das Röhrchen ruhen, so sammeln sich schließlich die Erythrocyten zu einer mehr oder weniger festen Haut am Boden des Röhrchens. Die größere Ausdehnung des Bodensatzes, der sich der Glaswand oft fest anschmiegt, und besonders charakteristische, spitze Zacken erlauben es oft — aber durchaus nicht immer —, den Zustand der Verklumpung von dem der gleichmäßigen Verteilung der Erythrocyten schon ohne Aufschütteln zu unterscheiden.

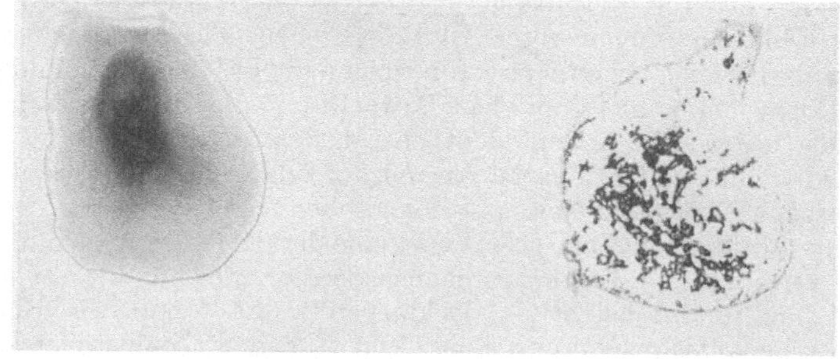

Abb. 1. Agglutination auf dem Objektträger; links: negative, rechts: positive Reaktion.

Man nennt diese Verklumpung *Agglutination*. Mit ihrem vollen Namen bezeichnet man sie als Hämagglutination, Verklumpung der roten Blutkörperchen. Diese Bezeichnung stellt unsere Agglutination neben eine andere der Bakteriologie und Immunitätsforschung sehr vertraute Erscheinung, die Agglutination der Bakterien, die in der Theorie der Immunitätslehre und in der Diagnostik der Infektionskrankheiten eine wichtige Rolle spielt.

Abb. 1 zeigt das makroskopische Bild der Reaktion. Die mit dem artfremden Serum vermischten Blutstropfen sind auf einer Glasplatte (Objektträger) ausgebreitet. Die Klümpchenbildung (rechts) hebt sich scharf von der gleichmäßigen Verteilung (links) ab. Es handelt sich also um eine grobsichtbare Reaktion, zu deren Erkennung nicht etwa das Mikroskop erforderlich ist. Das mikroskopische Bild zeigt den Unterschied ebenfalls aufs deutlichste (Abb. 2 u. 3).

Der Einfluß eines artfremden Serums beschränkt sich nicht immer auf eine einfache Verklumpung. Besonders dann, wenn die Einwirkung bei Körpertemperatur vor sich geht, kommt es zu einer radikalen Veränderung. Die Agglutination ist dann nicht selten nur schwach angedeutet oder sie bleibt überhaupt aus, dafür aber sieht man dann eine andere, ebenso auffallende Erscheinung. Nach kürzerer oder längerer Zeit ist die Blutkörperchenaufschwemmung — bei erhaltener roter Farbe — klar durch-

Abb. 2. Normale Blutkörperchenaufschwemmung (40fache Vergr.). Die Erythrocyten sind annähernd gleichmäßig verteilt, sie liegen einzeln oder ausnahmsweise zu wenigen vereint in ganz kleinen Klümpchen.

sichtig geworden. Dabei ist ein Bodensatz nicht vorhanden, und auch wenn man die Flüssigkeit zentrifugiert, erhält man keinen für das bloße Auge sichtbaren Niederschlag. Man hat den Eindruck, die roten Blutkörperchen seien aufgelöst, und dementsprechend wird der Vorgang als *Hämolyse* bezeichnet. In Wirklichkeit ist es keine Lösung im strengen Sinne. Die Klärung, das „Lackfarbenwerden“ der Flüssigkeit, beruht darauf, daß die roten Blutkörperchen einen großen Teil ihres Inhalts, insbesondere das Hämoglobin, nach außen abgegeben haben. Sie selbst sind als Schatten oder Stromata zwar noch erhalten, aber für das freie

Auge nicht mehr zu erkennen. Im Gegensatz zu den intakten Erythrocyten lassen sie das Licht ungehindert durchgehen.

Ebensowenig wie die Agglutination ist auch die Hämolyse an sich ein spezifischer Vorgang. Denn zahlreiche Schädigungen der Erythrocyten bringen den Blutfarbstoff zum Austritt und veranlassen damit eine Hämolyse. Hämolytisch wirkt u. a. schon Salzarmut der Lösung infolge osmotischer Störungen. Manche chemische Substanzen, so z. B. Saponine und gallensaure Salze,

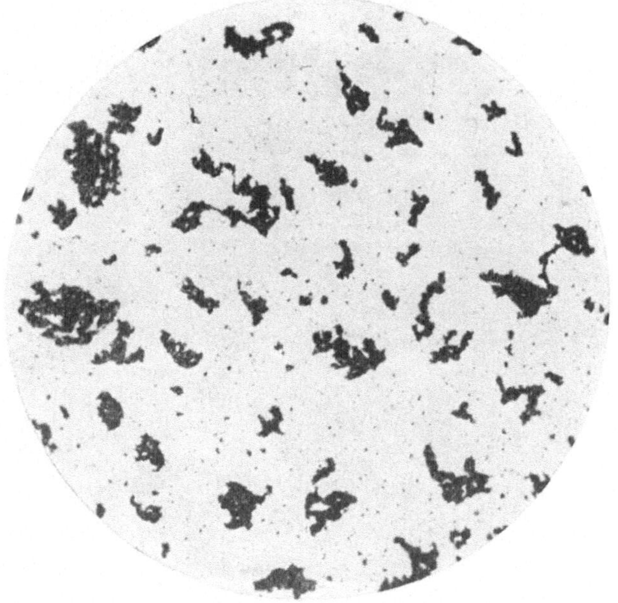

Abb. 3. *Agglutination* der Erythrocyten. Die gleiche Aufschwemmung wie Abb. 2 (40fache Vergr.) nach Zusatz von agglutinierendem Serum.

führen schon in winzigen Mengen zur Hämolyse, andere Stoffe, die in kleineren Mengen agglutinieren, hämolysieren in größeren Dosen.

Die zuletzt genannten Einflüsse stellen zumeist brutale Zellschädigungen dar, denen die roten Blutkörperchen der verschiedensten Tierarten wahllos zum Opfer fallen. Nicht ganz das gleiche gilt für die Agglutination und Hämolyse durch *artfremdes Tierserum*. Hier kommen Stoffe zur Wirkung, die mehr oder weniger auf die Erythrocyten bestimmter Tierarten eingestellt sind. Man sieht das bisweilen schon daran, daß ein bestimmtes

Tierserum nur auf ganz bestimmte Erythrocytensorten einwirkt, andere aber unbeeinflußt läßt. Aber auch dann, wenn ein Tierserum scheinbar wahllos zahlreiche verschiedenartige Blutkörperchenproben beeinflußt, besteht in Wirklichkeit eine besondere Beziehung zu den einzelnen Blutarten.

Wir wollen von einem Pferdeserum ausgehen, das Blutkörperchen von Mensch, Hund, Katze, Meerschweinchen agglutiniert. Bringen wir in dieses Serum Menschenerythrocyten und entfernen wir diese nach einer Zeit des Kontaktes wiederum aus dem Serum, so hat das Serum seine Fähigkeit, Menschenerythrocyten zu agglutinieren, verloren, es ist aber noch imstande, die Erythrocyten der anderen Tierarten zu beeinflussen. Das Serum enthält also einen Stoff, der gerade auf Menschenerythrocyten abgestimmt ist, und Entsprechendes läßt sich auch für die Agglutination der anderen Blutkörperchensorten zeigen. Wir lernen also hier Serumstoffe kennen, die sich bei geeigneter Analyse als *spezifisch abgestimmt* erweisen. Diese Spezifität wird nur dadurch verdeckt, daß ein solches Serum nebeneinander eine ganze Schar verschieden abgestimmter Stoffe enthält. Immerhin liegt auch hier, bei der Agglutinations- und Hämolysewirkung beliebiger „normaler" Tiersera, eine ganz strenge Spezifität im allgemeinen nicht vor, wie LANDSTEINER schon vor Jahren gezeigt hat. Dagegen erhalten wir eine extrem spezifische Wirkung, wenn wir unsere Versuche mit sog. Immunserum anstellen. Spritzt man nach dem Vorgang von BORDET, v. DUNGERN sowie LANDSTEINER einem Versuchstier, z. B. einem Kaninchen, Blutkörperchen einer bestimmten Tierart ein, so gewinnt das Kaninchenserum im Verlauf weniger Wochen die Fähigkeit, die Blutkörperchen der zur Vorbehandlung benutzten Art streng spezifisch zu agglutinieren und zu hämolysieren. Oft sind die Sera derartig behandelter Tiere noch in hohen Verdünnungen kräftig wirksam. Man spricht dann von Immunagglutination und Immunhämolyse im Gegensatz zu der Agglutination oder Hämolyse durch das Serum unbehandelter Tiere, deren Serum man zum Unterschied vom Immunserum als Normalserum bezeichnet. Dem letzteren, soweit es wirksam ist, schreibt man Normalagglutinine und normale Hämolysine zu. Im allgemeinen ist die agglutinierende und hämolysierende Wirkung normaler Sera schwächer als die der Immunsera, d. h. die letzteren sind noch in stärkeren Verdünnungen wirksam als die ersteren. Während normale Sera oft schon bei 10- oder 100facher Verdünnung unwirksam sind, zeigen Immunsera häufig noch bei 1000fachen und höheren Verdünnungen eine kräftige Wirkung.

2. Die Isoreaktionen.

a) Isoagglutination. Versuche von physiologischer Seite, wie sie schon in den 60er und 70er Jahren des vergangenen Jahrhunderts ausgeführt wurden (LANDOIS, CREITE u. a.), hatten zu der Auffassung geführt, daß Serumagglutination und Serumhämolyse nur dann auftritt, wenn das zugefügte Serum einer fremden Tierart angehört. *Artgleiches* Serum sollte nach der Meinung jener älteren Untersucher ohne Wirkung sein.

Als BORDET und EHRLICH und MORGENROTH unsere Kenntnisse der Hämolyse und Hämagglutination auf eine neue Grundlage stellten, wurde an dieser Ansicht zunächst nichts geändert. Es ist das große Verdienst LANDSTEINERS, daß er trotz des bestehenden Vorurteils systematisch geprüft hat, in welcher Weise artgleiches Serum die roten Blutkörperchen beeinflußt. Er untersuchte die Blutsera einer größeren Personenzahl in ihrer Wirkung auf die Erythrocytenaufschwemmungen verschiedener Menschen. Den Ausfall einer derartigen Serie von Mischungsversuchen zeigt die folgende Tabelle, die einer Arbeit LANDSTEINERS entnommen wurde. Das Zeichen — bedeutet, daß sich an der normalen,

Tabelle 1. Die agglutinierende Wirkung verschiedener Menschensera bei Einwirkung auf die Erythrocyten verschiedener Personen. [Nach LANDSTEINER, Oppenheimers Handb. d. Biochem. **2** (1909).]

Sera							
I	—	+	+	+	+	—	+
II	—	—	+	+	—	—	+
III	—	+	—	—	+	—	+
IV	—	+	—	—	+	—	+
V	—	—	+	+	—	—	+
VI	—	+	+	+	+	—	+
VII	—	—	—	—	—	—	—
Blutkörperchen	*I*	*II*	*III*	*IV*	*V*	*VI*	*VII*

In der Originaltabelle werden an Stelle der römischen Zahlen die Buchstaben *A*—*G* verwendet.

gleichmäßigen Verteilung der roten Blutkörperchen nach dem Zusatz des Serums einer anderen (oder auch der gleichen) Person nichts geändert hat, das Zeichen + bedeutet Eintritt einer Agglutination. Wie man sieht, kommt es also vor, daß menschliche Blutkörperchen durch das Blutserum anderer Personen agglutiniert werden. Die Reaktion ist dabei durchaus nicht schwächer, als wenn man Serum einer anderen Tierart zugesetzt hätte. Man sieht aber auch, daß die Reaktion durchaus nicht immer eintritt, wenn menschliches Serum mit den Erythrocyten einer anderen Person gemischt wird.

Wiederholte Versuche ergaben, daß das Ergebnis kein zufälliges ist, denn die gleichen Personen verhielten sich bei gleicher Kombination immer gleichartig.

Weiter zeigt es sich, daß die positiven und negativen Reaktionen keineswegs, wie es auf den ersten Blick scheinen könnte, regellos verteilt sind. Wäre das letztere der Fall, so würde die Agglutination durch artgleiches Serum — auch Isoagglutination genannt — eine wirkliche Individualität des Blutes aufdecken. Das ist nicht der Fall.

Ein Blick auf die Tabelle 1 zeigt, daß sich mehrfach Blutproben unter sich gleichartig verhalten. Demgemäß lassen sich mehrere *Typen* aufstellen.

Die Sera jedes Typus oder, wie wir auch sagen, einer *Gruppe*, reagieren niemals mit den Blutkörperchen vom gleichen Typus. Gruppengleichheit fällt zusammen mit dem Fehlen einer „Interagglutination".

Betrachten wir die einzelnen Typen, so fallen zunächst Blutkörperchen auf, die von keinem anderen Serum agglutiniert werden. Dieser Typus wird jetzt als Blutgruppe *0* (Null) bezeichnet. Die Blutkörperchen dieser Gruppe sind nicht nur für die wenigen in den Versuchsbeispielen der Tabelle aufgeführten Sera inagglutinabel, sondern sie werden, wie spätere Erfahrungen bestätigt haben, durch keinerlei menschliches Serum agglutiniert[1].

Neben dem Typus *0* (Null) finden wir zwei Typen, deren Sera gegenseitig die Blutkörperchen des anderen Typus agglutinieren. Diese beiden Bluttypen verhalten sich also symmetrisch. Man nennt den einen von ihnen die Blutgruppe A, den anderen die Blutgruppe B. Den Erythrocyten schreibt man entsprechend die Blutkörpercheneigenschaft A bzw. B zu; ein Serum, welches die Blutkörperchen A bzw. B agglutiniert, besitzt — so drückt man sich unter Fortführung dieser Bezeichnungsweise aus — ein Agglutinin Anti-A, auch α, bzw. Anti-B, auch β genannt.

Das nebenstehende Schema mag diese einfache Beziehung erläutern.

	Blutkörperchen	
	A	B
Serum $A\beta$ . . .	—	+
Serum $B\alpha$ . . .	+	—

Welche Gruppe A, welche B genannt wird, ist angesichts der

[1] Unter Agglutination wird hier eine typische, kräftige Reaktion verstanden. Die mit einer solchen kaum zu verwechselnden sog. atypischen oder „kleinen" Reaktionen werden weiter unten besonders behandelt.

vollkommenen Symmetrie unseres Schemas willkürlich. Man hat sich dahin geeinigt, diejenige Gruppe *A* zu nennen, welche in Europa die häufigere ist. Daß jede der beiden Gruppen doch auch noch andere besondere Kennzeichen hat, wird weiter unten zur Sprache kommen.

Endlich findet sich ein vierter Typus von Erythrocyten, *AB* genannt. Die Bezeichnung bringt zum Ausdruck, daß die Erythrocyten die Eigenschaften der Erythrocyten *A* und *B* in sich vereinigen; sie werden sowohl vom Serum der Gruppe *B*, welche das Agglutinin Anti-*A* enthält, wie auch vom Serum der Gruppe *A* mit dem Agglutinin Anti-*B* beeinflußt.

Wir haben also nach dem Verhalten der *Erythrocyten* die folgenden 4 Typen oder „Blutgruppen“:

0 *A* *B* *AB*

Diese zuerst von v. DUNGERN und HIRSCHFELD angewandte Bezeichnung wird heute als *internationale Nomenklatur* nahezu allgemein benutzt. Früher waren vielfach Zählungen nach JANSKY oder MOSS gebräuchlich, die der internationalen Bezeichnungsweise folgendermaßen entsprachen:

V. DUNGERN-HIRSCHFELD (international)	*0*	*A*	*B*	*AB*
JANSKY	I	II	III	IV
MOSS	IV	II	III	I

Die nachstehende Tabelle erläutert das Verhältnis der Erythrocyten in den vier Blutgruppen gegenüber den Serumantikörpern α und β:

Tabelle 2.

Blutkörperchen	Serum α (Gruppe *B*)	Serum β (Gruppe *A*)
Gruppe *0*	—	—
„ *A*	+	—
„ *B*	—	+
„ *AB*	+	+

Eine genauere Betrachtung der Tabelle 1 läßt nun auch für das Vorkommen der *Serumantikörper* eine Regelmäßigkeit erkennen. Wir kennen bereits die zwei Agglutinine Anti-*A* und Anti-*B*, deren Anwesenheit das Serum der Blutgruppen *B* bzw. *A* charakterisiert. Serumantikörper, die gegen andere von *A* und *B* unabhängige Eigenschaften wirken würden, finden sich mit den gewöhnlichen Untersuchungsmethoden fast niemals.

In Analogie zum Verhalten der Blutkörpercheneigenschaften A und B sind auch hier vier Kombinationsmöglichkeiten gegeben. Statt einzeln für sich, können die beiden Antikörper auch bei ein und derselben Person gleichzeitig vorkommen oder aber auch beide gleichzeitig fehlen. Diese beiden Eventualitäten sind in der Tat realisiert: in der Tabelle 1 sehen wir Sera, welche Blutkörperchen der Gruppen A und B und auch der Gruppe AB agglutinieren (Sera I und VI), ferner aber auch ein Serum (VII), welches auf keine der Blutkörperchenproben wirkt. Dieses Verhalten ist typisch. Wird die Untersuchung auf eine viel größere Anzahl von Blutproben ausgedehnt, so erweist sich ein Serum vom Typus des Serums VII stets als agglutininfrei, während die Sera des Typus I, VI regelmäßig alle Blutproben der drei Gruppen A, B und AB agglutinieren. Es lassen sich also auch hinsichtlich des Vorkommens von Serumantikörpern vier Klassen unterscheiden: Nennen wir das Fehlen der beiden Agglutinine der Kürze halber „o“, so hätten wir vier Möglichkeiten

$$1.\ o,\quad 2.\ \alpha,\quad 3.\ \beta,\quad 4.\ \alpha\beta.$$

Diese vier Serumtypen sind nun den vier Blutkörperchentypen gesetzmäßig in nebenstehender Weise zugeordnet.

Blutkörperchen	Serum
A	β
B	α
AB	o
0	$\alpha\beta$

Es finden sich also stets diejenigen Serumantikörper, die mit den vorhandenen Erythrocyteneigenschaften nicht reagieren.

Dieses Verhalten bezeichnet man als die LANDSTEINERsche Regel.

Die *negative* Seite der Regel, daß nämlich ein Antikörper Anti-A nicht neben A, das Agglutinin Anti-B nicht neben der Blutkörpereigenschaft B auftritt, ist biologisch ohne weiteres verständlich. Denn es würden sich sonst im Organismus selbst die Antikörperreaktionen verhängnisvoll auswirken.

Die *positive* Seite der Regel, die Anwesenheit gewisser Serumeigenschaften in bestimmten Fällen, ist dagegen nichts von vornherein Selbstverständliches. Der Organismus ist existenzfähig, wenn die Serumantikörper fehlen, das zeigt sich in der Ontogenese:

Beim Embryo und jungen Säugling sind die Blutkörpercheneigenschaften A und B schon vorhanden, während Serumantikörper noch fehlen. Erst im Verlaufe des ersten Lebensjahres pflegen sich die Serumantikörper auszubilden (Einzelheiten vgl. S. 22). Aus dem Tierreich kennen wir auch für erwachsene Individuen das gleiche Verhalten.

Aus dem Viergruppenschema läßt sich leicht ableiten, wie man am einfachsten vorzugehen hat, wenn man eine gegebene Blutprobe eingruppieren will. Man kann hierzu entweder die Erythrocyten oder das Blutserum untersuchen. Hat man die eine Komponente bestimmt, so läßt sich ja das Verhalten der anderen aus der LANDSTEINERschen Regel ableiten.

Gewöhnlich prüft man die Erythrocyten. Dieses Verfahren empfiehlt sich als allgemeines Prinzip schon deshalb, weil ja die LANDSTEINERsche Regel beim Säugling, wie erwähnt, noch nicht immer erfüllt ist. Zur Gruppendiagnose stellt man also fest, ob die Erythrocyten die beiden Blutgruppeneigenschaften *A* und *B* besitzen. Hierzu braucht man nur zwei Sera bekannter Blutgruppen — sog. Testsera —, nämlich ein Serum der Blutgruppe *B* mit dem Agglutinin α und ein Serum der Blutgruppe *A* mit dem Agglutinin β. Jedes der Sera gibt je nach der Blutart, mit der es zusammentrifft, eine positive oder negative Reaktion. Es sind also vier Möglichkeiten vorhanden, die den vier Blutgruppen so entsprechen, wie es das nebenstehende Schema zeigt.

Tabelle 3. Gruppenbestimmung durch zwei Testsera α und β.

	Serum α=Anti-*A*	Serum β=Anti-*B*	Blutgruppe
Agglutination der unbekannten Blutkörperchen	—	—	*0*
	+	—	*A*
	—	+	*B*
	+	+	*AB*

Man kann aber auch vom *Serum* ausgehend untersuchen, welche Agglutinine vorhanden sind. Zur Prüfung der Serumagglutinine braucht man Erythrocyten bekannter Blutgruppen, sog. Testblutkörperchen. Die Diagnose läßt sich je nach dem Ausfall der Untersuchung aus dem nebenstehenden Schema ableiten.

Tabelle 4. Gruppenbestimmung mit zwei Arten von Testblutkörperchen *A* und *B*.

	Blutkörperchen *A*	Blutkörperchen *B*	Blutgruppe
Agglutination durch das unbekannte Serum	+	+	*0*
	—	+	*A*
	+	—	*B*
	—	—	*AB*

Die Sicherheit der Untersuchung wird sehr erhöht, wenn man diese Prüfung des Serums nicht für sich allein vornimmt, sondern sie neben der Untersuchung der Erythrocyten zur Kontrolle mit heranzieht. Ist die LANDSTEINERsche Regel erfüllt, so haben sich die beiden Untersuchungsmethoden gegenseitig kontrolliert.

Sollte sie aber einmal nicht erfüllt sein, so wird man bei der Nachprüfung fast stets auf Fehler der Untersuchung, z. B.

Verwendung eines zu schwachen Testserums, stoßen, ganz ausnahmsweise aber auch auf Besonderheiten, die eine Weiterverfolgung verdienen, hingewiesen werden.

b) Isolyse. Die roten Blutkörperchen geben außer der Agglutination durch bestimmte Menschensera auch noch andere Serumreaktionen von gruppenspezifischem Charakter. Vor allem können die Blutkörperchen durch Menschenserum auch gruppenspezifisch *hämolysiert* werden. Diese Reaktion, Isohämolyse genannt, ist besonders wichtig, weil sie sich gelegentlich der Transfusion gefährlichen gruppenfremden Blutes auch im Körper abspielt. Schon wenige Minuten nach der Transfusion eines serologisch ungeeigneten Blutes kommt es im Blutplasma zur Anhäufung von Hämoglobin, und etwas später zeigt die Dunkelfärbung des Harns an, daß die Ausscheidung des gelösten Blutfarbstoffes durch die Niere begonnen hat.

Der Vorgang der Hämolyse kann auch im Reagensglas zustande kommen. Die Versuchsanordnung, die wir zur Herbeiführung der Agglutination angewandt hatten, muß nur ein wenig den „natürlichen" Verhältnissen der Transfusion angepaßt werden. Vor allem darf das Blutserum nicht — was bei der Agglutination belanglos ist — abgelagert sein. Sera, die am Versuchstage entnommen wurden, wirken zumeist isolytisch; benutzt man dagegen ältere Sera, so ist das Hämolysin oft nicht mehr nachzuweisen. Ein Serum, das auch nur 3 Tage im Zimmer aufbewahrt wurde, hat sein Hämolysin fast stets verloren, während das Agglutinin in unverminderter Stärke erhalten geblieben ist.

Die Hinfälligkeit des Isolysins hängt mit seiner komplexen Natur zusammen. Seit Bordet wissen wir, daß die spezifische Serumhämolyse nur dann zustande kommt, wenn neben dem spezifischen Antikörper, dem Hämolysin im engeren Sinne, noch frisches Serum, Komplement, vorhanden ist. Das Komplement ist unspezifischer Art und sehr labil. Kurzes Erhitzen auf 56°, ja schon mehrstündiges Erwärmen auf 37° und sogar einfaches Schütteln schalten das Komplement aus. Im allgemeinen kann ein derartig „inaktiviertes" Serum durch Zusatz neuen Komplementes „reaktiviert" werden. Im Gegensatz zu den meisten Immunhämolysinen ist aber das Isolysin des Menschen nur schwer zu reaktivieren. Je älter das Isolysin, desto seltener gelingt die Reaktivierung.

Die Isolysine sind im gleichen Sinne gruppenspezifisch wie die Isoagglutinine. Niemals treten sie auf, wenn die entsprechenden Isoagglutinine fehlen. Allerdings aber kann ein Fehlen des Isoagglutinins dadurch vorgetäuscht sein, daß die Isolysinwirkung im Vordergrund steht. Tritt rasch Hämolyse ein, so unterbleibt die Agglutination, es fehlt ja dann das Substrat für eine sichtbare Verklumpung der Erythrocyten. Aber auch vor vollendeter Hämolyse kann in Gegenwart eines kräftigen Lysins eine Agglutination unterbleiben, für die sonst die Vorbedingungen vorhanden wären. Will man nicht speziell auf Hämolyse, sondern nur einfach auf die Anwesenheit eines Isoantikörpers untersuchen, so wird man deshalb bei Zweifeln ein zu untersuchendes Serum inaktivieren.

Die Isolysine sind um so häufiger und kräftiger, je kräftiger das Isoagglutinin ist. Es besteht hier ein so weitgehender Parallelis-

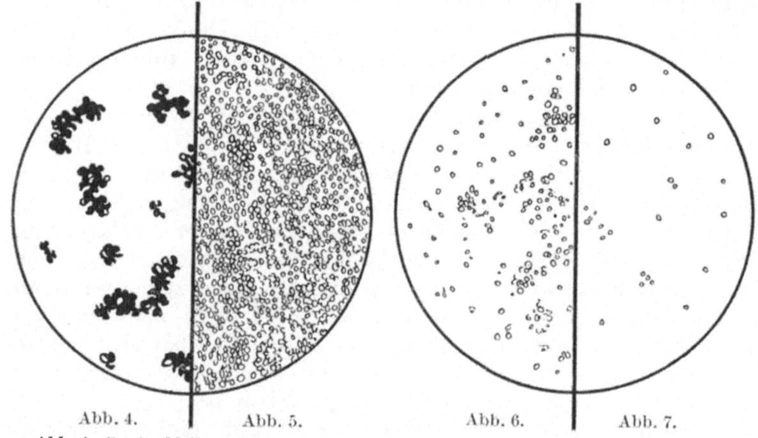

Abb. 4—7. Ausbleiben der Agglutination beim Zustandekommen von Hämolyse.
Abb. 4. Agglutination (Blutkörperchen A + Agglutinin α).
Abb. 5—7. Fortschreitende Hämolyse, Fehlen der Agglutination (Blutkörperchen A + Hämolysin α). (Aus THOMSEN: Münch. med. Wschr. **1930**, Nr 28. Die Abbildung soll dort das unterschiedliche Verhalten der beiden A-Typen veranschaulichen.)

mus, daß man gerade hier eine Identität der Antikörper im Sinne BORDETS vermuten darf. Nur sind die Bedingungen für das Zustandekommen der Isohämolyse enger als für die Isoagglutination.

Zur Isolyse sind regelmäßig viel größere Serummengen erforderlich als zur Isoagglutination. Auch setzt die Isolyse eine gewisse Beschaffenheit der Erythrocyten und ein gewisses Mindestmaß an Antigengehalt in ihnen voraus. So werden die Blutkörperchen mancher Personen der Gruppe A, und zwar diejenigen des sog. schwachen Typus nur schwer isolysiert (LANDSTEINER, THOMSEN und THISTEDT. Auch werden allgemein frische Erythrocyten schlechter hämolysiert als solche, die einige Tage gestanden haben (HESSER).

c) Komplementbindende Isoantikörper. Die Hämolyse durch Serumantikörper kommt, wie bereits erwähnt, nur dann zustande, wenn außer dem antikörperhaltigen Immunserum noch ein beliebiges frisches Serum zur Verfügung steht. Dieses Serum, das Komplement, hat nach Ablauf der Reaktion die Fähigkeit verloren, erneut ein hämolytisches System (Erythrocyten + homologes Immunserum) zu komplettieren. Man spricht dann von „Bindung" des Komplements an das erste System. Eine solche Komplementbindung wird ganz allgemein häufig beobachtet, wenn ein Antigen mit dem homologen Antikörper in Reaktion tritt. Ob die Komplementbindung in engerer Beziehung zu der jeweiligen Antigen-Antikörperreaktion steht oder ob sie etwa die Äußerung besonderer Antikörper ist, ist eine nicht völlig geklärte Frage. Wahrscheinlich gibt es Hämolysine, welche ohne nennenswerten Komplementverbrauch Hämolyse bewirken. Jedenfalls ist es aus Gründen der Darstellung zweckmäßig, die Komplementbindungsreaktion für sich zu behandeln.

Bei der *gruppenspezifischen* Hämolyse durch menschliches Normalserum läßt sich im allgemeinen ein Komplementverbrauch nicht nachweisen (SCHIFF u. ADELSBERGER). Es finden sich jedoch vereinzelte Sera α und β, welche neben sehr kräftigen Agglutininen und Isolysinen auch eine Komplementbindungsreaktion geben. Unter 100 Proben trafen SCHIFF und ADELSBERGER nur dreimal kräftig reagierende Antikörper. Verschärft man die Versuchsbedingungen, indem man die Dosen des Antigens oder des Antiserums erhöht oder aber, indem man das Antigen als alkoholischen Extrakt verwendet, so würden sich möglicherweise häufiger positive Reaktionen erzielen lassen.

d) Isopräcipitine. Läßt man Erythrocyten mehrfach gefrieren und wieder auftauen, so kann man aus ihnen Extrakte gewinnen, welche bei Vermischung mit normalem menschlichen Serum eine Ausflockung (Präcipitation) geben, falls die Isoantikörper Anti-A oder Anti-B auf die entsprechenden Gruppensubstanzen stoßen (DOLD u. ROSENBERGER, OTTENSOOSER u. ZURUKZOGLU). Es dürfte sich hier in erster Linie um eine Agglutination des Gerüstes der Blutkörperchen, der sog. Stromata, handeln. Eine echte Präcipitation *gelöster* Gruppenstoffe erhält man bei Verwendung geeigneter Immunsera (s. unten).

e) Isoopsonine. Die weißen Blutkörperchen, Leukocyten, vermögen anorganische und organische Partikelchen in sich aufzunehmen. Sie werden deshalb auch Freßzellen („Phagocyten") genannt. Die Aufnahmefähigkeit für Bakterien und Zellen, so auch Erythrocyten, wird enorm gesteigert, wenn die Bakterien oder Zellen der Wirkung spezifischer Serumantikörper ausgesetzt waren. Man nennt diese Serumantikörper Opsonine (von dem griechischen Wort ὀψονω, ich bereite zur Mahlzeit vor).

Menschliche rote Blutkörperchen mit den Gruppeneigenschaften *A* oder *B* können nun sehr stark opsoniert werden, wenn sie mit dem Serum anderer Personen vermischt waren (Hektoen, Schiff 1924). Stets sind es Sera, welche nach ihrer Gruppenzugehörigkeit Agglutinine Anti-*A* bzw. Anti-*B* enthalten, aber es wirken — wie bei den Hämolysinen — wiederum nicht alle Sera, sondern nur diejenigen, welche besonders kräftige Agglutinine enthalten, auch opsonierend[1].

Vermischt man also z. B. Blutkörperchen *A* mit einem besonders kräftigen Menschenserum Anti-*A* und fügt man gleichzeitig freßfähige Leukocyten hinzu, so kann man alsbald beobachten, daß die Leukocyten sich mit den Erythrocyten anfüllen. Hat man dagegen den gleichen Versuch mit einer Serum-Erythrocytenkombination angestellt, die eine Antikörperwirkung ausschloß (z. B. Erythrocyten *A*, Serum Anti-*B*), so findet man nur ganz vereinzelt einmal Phagocytosen. Die Isoopsonine dürften bei der Bluttransfusion ungeeigneten Blutes eine Rolle spielen (vgl. Ottenberg, Ottenberg u. Epstein).

3. Immunreaktionen.

Spritzt man einem Kaninchen Blutkörperchen von Menschen der Gruppe *0* ein, so gewinnt das Serum des Kaninchens die Fähigkeit, mit den Erythrocyten von Menschen aller Gruppen serologisch zu reagieren. Je nach der Versuchsanordnung kommt es zu Hämagglutination oder Hämolyse, zur Komplementbindung oder zur spezifischen Förderung der Phagocytose. Es sind dies sämtlich Reaktionen, wie sie in entsprechender, gleichfalls spezifischer Weise auch erzielt werden, wenn man den Kaninchen Erythrocyten anderer Tierarten einspritzt. Als Besonderheit des menschlichen Blutes, die es aber mit dem Blute mancher anderer Tierarten teilt, soll nur hervorgehoben werden, daß die Erythrocyten der Agglutination leichter zugänglich sind als der Hämolyse. Auch wenn man für den Eintritt der Hämolyse die günstigsten Versuchsbedingungen hat (große Komplementmengen, Brutschranktemperatur), tritt nicht immer eine komplette Hämolyse ein, weil die Erythrocyten sich so rasch zusammenklumpen,

[1] Nach Angabe von Rubinstein lassen sich gruppenspezifische Isoopsonine („Isotropine") bei Anwendung einer bestimmten Technik (Mausversuch nach Kritschewsky und Lebedjewa) regelmäßig nachweisen.

daß sie dann der Hämolysinwirkung nicht mehr ganz zugänglich sind.

Alle diese Immunkörper gehen mit den Erythrocyten eine Verbindung ein. Vermischt man also die Erythrocyten mit dem Immunserum, so schwinden die spezifischen Immunkörper aus der Zwischenflüssigkeit, weil sie von den Erythrocyten an sich gerissen werden. Die Immunkörper können nunmehr entweder unmittelbar an den Erythrocyten nachgewiesen werden — die Hämolysine z. B., indem man nachträglich ein Serum hinzufügt, welches Komplement enthält — oder aber sie können aus ihrer Bindung wieder befreit und erneut in Lösung gebracht werden. Das gelingt z. B. in der Wärme oder bei Änderung der chemischen Reaktion (LANDSTEINER, LANDSTEINER u. JAGIĆ; vgl. auch HAHN u. TROMSDORFF).

Verwendet man nun zur Immunisierung von Kaninchen oder anderen Versuchstieren nicht Blutkörperchen der Gruppe *0*, sondern Blutkörperchen, welche die Gruppeneigenschaft *A* oder *B* enthalten, so bilden die Kaninchen zwar nicht immer, aber doch recht häufig, auch *gruppenspezifische* Antikörper[1] (LANDSTEINER 1902, v. DUNGERN u. HIRSCHFELD, HOOKER u. ANDERSON u. a.).

Diese Antikörper können alle jene Wirkungen zeigen, welche oben aufgeführt wurden, also Agglutination, Hämolyse, Komplementbindung, Beförderung der Phagocytose und Präcipitation. Im allgemeinen sind nun die gruppenspezifischen Immunkörper zunächst nicht rein zu erkennen, denn derartige Sera enthalten

Tabelle 5. Auswertung eines gruppenspezifischen Kaninchenimmunserums gegen Menschenblutkörperchen verschiedener Gruppen. (Das Kaninchen war mit Menschenerythrocyten der Blutgruppe *A* behandelt worden.)

Serumverdünnung	Blutgruppe			
	0	*A*	*B*	*AB*
1:10	++++	++++	++++	++++
1:100	+++	++++	+++	++++
1:1000	±	+++	±	+++
1:2000	—	++	—	++
1:4000	—	±	—	±

[1] Gruppenspezifische Immunkörper α sollen am leichtesten von solchen Tieren gebildet werden, die bereits vor der Behandlung über die entsprechenden normalen Antikörper verfügen (HIRSZFELD u. HALBER, DÖLTER) und in ihrem Körper selbst das betreffende Gruppenmerkmal nicht enthalten (WITEBSKY, MAI, HARA).

ja auch Antikörper, welche nicht gruppenspezifisch, sondern für die Spezies Mensch schlechthin spezifisch sind.

Immerhin aber treten die gruppenspezifischen Antikörper bei der Auswertung häufig schon deutlich hervor (Tab. 5).

Auch präcipitierende Immunsera (SCHIFF 1924, 1933) können bei geeigneter Versuchsanordnung rein gruppenspezifisch wirken (Abb. 8). Das gleiche gilt für die vielleicht wesensverwandte Flockung alkoholischer Erythrocytenextrakte, die zuerst von LANDSTEINER und VON DER SCHEER beschrieben wurde.

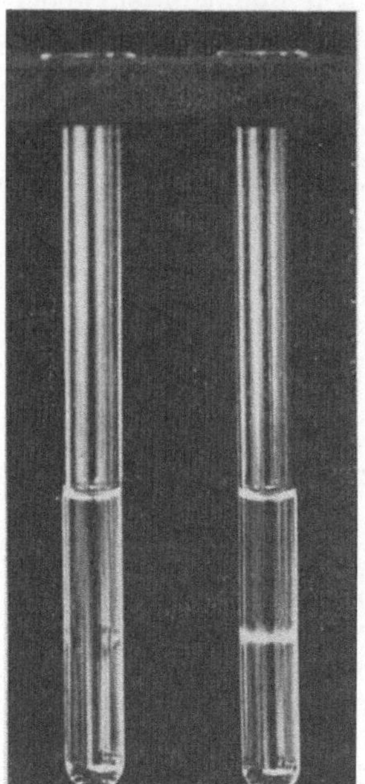

a b

Abb. 8. Gruppenspezifische Präcipitation. a) *A*-freie, b) *A*-haltige Flüssigkeit unterschichtet mit Anti-*A*-Immunserum. Bei b) spezifische Ringbildung an der Berührungsstelle von Antigen und Antiserum.

Im allgemeinen aber ist es notwendig, zunächst die Speziesantikörper zu entfernen, wenn man die gegen die Gruppe gerichteten Antikörper untersuchen will. Das gelingt ohne Schwierigkeit durch das Verfahren der *elektiven Bindung* an solche Erythrocyten, *welche die in Betracht kommenden Gruppeneigenschaften nicht enthalten.* Hat man z. B. ein Immunserum durch Einspritzung von Erythrocyten der Gruppe *A* gewonnen, so wird man zu einer Portion des Serums zunächst einmal *A*-freie Blutkörperchen, also solche der Gruppen *0* oder *B*, hinzuzusetzen. Die artspezifischen Antikörper werden von diesen Erythrocyten an sich gerissen, und schleudert man nunmehr die Erythrocyten aus, so erhält man eine Flüssigkeit, welche jetzt rein gruppenspezifisch mit der Blutkörpercheneigenschaft *A* reagiert.

Ein Beispiel für diese Verhältnisse bringt der nachstehende Versuch.

Nachweis des gruppenspezifischen Antikörpers aus einem Immunserum mit Hilfe elektiver Absorption.

Ein Immuntier (Kaninchen) war mit Material der Gruppe *B* behandelt worden. Die Tabelle zeigt links das Verhalten des verdünnten Serums gegenüber den Gruppen *0* und *B*, rechts das gleiche, nachdem das Serum einer elektiven Absorption an Blutkörperchen *0* ausgesetzt war.

Tabelle 6. Nachweis eines Immunantikörpers β = Anti-*B* durch elektive Absorption.

Serumverdünnung	Immunserum Anti-*B*			
	vor Absorption		nach Absorption	
	Gruppe *0*	Gruppe *B*	Gruppe *0*	Gruppe *B*
1:20	+++	+++	±	+++
1:40	+++	+++	−	++
1:80	++	++	−	+
1:160	+	+	−	+
1:320	+	+	−	−

Vom Standpunkt der Immunitätslehre aus ist es sehr wichtig, daß die Gruppeneigenschaften *A* und *B* die Bildung spezifischer Antikörper auszulösen vermögen; die Gruppeneigenschaften *A* und *B* erweisen sich damit als echte Antigene. Da das Studium der Antigene und ihrer chemischen Beschaffenheit ein wichtiges Gebiet der Immunitätsforschung bildet, so ist auch für die Blutgruppeneigenschaften hier der Anschluß gegeben.

4. Nachweis der Gruppeneigenschaften *A* und *B* mit Hilfe normaler Tiersera.

Wie schon oben erwähnt, enthalten Tiersera häufig Hämagglutinine und Hämolysine, deren spezifischer Charakter wenn nicht ohne weiteres, so doch nach elektiver Absorption deutlich hervortritt. Diese Erscheinung bildet eine Analogie zu der oft erstaunlich weitgehenden Differenzierung, welche auch bei Antikörpern normaler Sera gegenüber Bakterien bisweilen gefunden wird. So kennen wir normale Antikörper im Rinderserum, welche nur die Geißeln oder aber nur die Leibessubstanz bestimmter Bakterien angreifen, ebenso Antikörper des Hühnerblutes, die elektiv bestimmte Typen der Pneumokokken beeinflussen. Entsprechend sind nun auch Antikörper gegen die Gruppeneigenschaften *A* und *B* häufig gefunden worden (LANDSTEINER 1902, v. DUNGERN u. HIRSCHFELD, BROCKMANN, LANDSTEINER u. WITT). Die gruppenspezifischen Antikörper werden häufig zunächst durch gleichzeitig anwesende Artantikörper überdeckt, treten aber deutlich hervor, wenn die letzteren durch elektive Absorption, z. B. an Erythrocyten der Gruppe *0*, entfernt wurden. Ein streng gruppenspezifisches Hämolysin für die *A*-Eigenschaft, das allein, also ohne einen gleichzeitigen Speziesantikörper vorkommt, trifft man nicht selten beim Meerschweinchen an.

Anhang:

Das serologische Verhalten der Gruppe *0*.

Man kann die Frage aufwerfen, ob nicht auch der Blutgruppe *0* ein besonderes Antigen im serologischen Sinne zukommt. Vererbungstheoretische Erwägungen fordern zu einer experimentellen Prüfung geradezu heraus. Es wäre ja sehr wohl denkbar, daß besondere serologische Merkmale der Blutgruppe *0* existieren, gegen die nur zufällig oder aus nicht bekannten inneren Gründen normale Isoantikörper fehlen. In der Tat haben HOOKER und ANDERSON ein Immunserum in Händen gehabt, welches ein Agglutinin Anti-*0* zu enthalten schien. Nach unseren heutigen Kenntnissen besteht aber die Möglichkeit, daß der von ihnen gewonnene Antikörper zwar gruppenspezifisch im weiteren Sinne, aber nicht gegen die Gruppe *0*, sondern gegen ein anderes Antigen, etwa den Faktor *M* oder *N* von LANDSTEINER und LEVINE gerichtet war (vgl. S. 47).

Immunisierungsversuche anderer Autoren sind, soweit mir bekannt, niemals positiv im Sinne der Erzeugung eines Anti-*0*-Antikörpers ausgefallen. Dagegen ließ sich mit Hilfe normaler Sera zeigen, daß den Erythrocyten der Gruppe *0* tatsächlich eine besondere gruppenspezifische Agglutinabilität zukommt. SCHIFF hat derartige Beobachtungen an Rinderserum gemacht, das einer elektiven Absorption mit Erythrocyten der Gruppe *AB* unterworfen war. Da es sowohl auf die Individualität des Rinderserums wie auch der *AB*-Erythrocyten ankommt, so sind die Versuche nicht ganz leicht zu reproduzieren, zumal auch gewisse quantitative Bedingungen innegehalten werden müssen. Der letztere Umstand hat WITEBSKY und OKABE veranlaßt, das Phänomen, die elektive Agglutination von Blutkörperchen der Gruppe *0*, durch geeignet vorbehandelte Tiersera anders zu deuten: sie nahmen an, daß die *0*-Erythrocyten über eine höhere unspezifische Agglutinabilität verfügen. Ich kann einen grundsätzlichen Unterschied zwischen einer gruppenspezifischen Agglutinabilität und einer „unspezifisch" gesteigerten Agglutinierbarkeit, die sich auf eine bestimmte Gruppe beschränkt, nicht sehen (vgl. auch GREENFIELD, SASAKI). Daß der Blutgruppe *0* tatsächlich besondere positive serologische Qualitäten zukommen, ergibt sich weiter auch aus Beobachtungen von LANDSTEINER und LEVINE. Bei ihren Untersuchungen über atypische Isoreaktionen fanden sie mehrere Sera, welche nur auf die Blutkörperchen der Gruppe *0* wirkten (vgl. auch S. 30).

5. Das quantitative Verhalten der Blutkörpercheneigenschaften *A* und *B* und der Isoagglutinine beim Erwachsenen.

Setzt man eine größere Reihe von Gruppenbestimmungen mit verschiedenen Serum- und Erythrocytenproben an, so findet man erhebliche Unterschiede in der Stärke der Reaktion. Die Flockung beginnt das eine Mal sehr früh, fast momentan, das andere Mal erst nach längerer Zeit, 10—15 Minuten, die Endreaktion kann sehr kräftig oder sehr schwach sein; ebenso zeigen sich Unterschiede, wenn man prüft, bis zu welchen Verdünnungsgraden des Serums Blutkörperchenproben noch eine deutliche Reaktion geben. Natürlich ist auch die Untersuchungsmethode von großem Einfluß. Vergleichbar sind nur Befunde, die mit gleicher Methodik erhoben wurden. Infolgedessen sind Zahlen, die ohne nähere Einzelheiten etwa den Titer eines bestimmten Serums ausdrücken sollen, nicht zu verwerten.

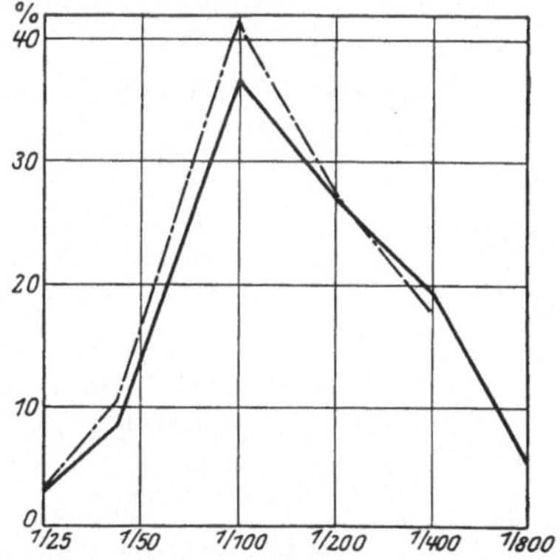

Abb. 9. Variationskurven für die Empfindlichkeit der Blutkörperchen *A* und *B*. Prozentwerte. Gruppe *A*: ——— Gruppe *B*: —·—·— (Nach SCHIFF und HÜBENER.)

Die Schwankungen der Reaktionsstärke sind zum Teil vom Blutserum, zum Teil von den Erythrocyten abhängig. Es ist deshalb notwendig, für ein genaueres Studium stets die eine der beiden in die Reaktion eingehenden Komponenten konstant zu halten. Wir betrachten zunächst die *Erythrocyten*. Ein Bild von den individuellen Unterschieden der Empfindlichkeit, wie man es unter den Bedingungen des gewöhnlichen Laboratoriumsversuches erhält, bietet Abb. 9. Hier ist dargestellt, in welcher Häufigkeit die verschiedenen Agglutinationstiter auftraten, wenn zahlreiche Blutkörperchenproben mit fallenden Verdünnungen ein und desselben Serums geprüft wurden.

Die Kurve gibt, wie gesagt, die Verhältnisse der Praxis wieder, und sie hat demgemäß für diese ihre Bedeutung. Sie sagt dem Untersucher eindrucksvoll, daß er selbst bei Verwendung eines kräftigen Serums gelegentlich mit sehr schwachen Reaktionen zu rechnen hat. Damit diese nicht übersehen werden, wird man also stets ein möglichst starkes Antiserum anzuwenden haben. Umgekehrt wird man dort, wo man *Sera* untersucht, auf die

Auswahl empfindlicher Erythrocyten bedacht sein; sonst könnte ein schwaches Agglutinin dem Nachweis entgehen.

Bedenkt man, daß in der Kurve die Abstände zweier Punkte beim Fortschreiten nach rechts jedesmal einer Verdoppelung der Empfindlichkeit entsprechen, so muß die sehr große Variationsbreite auffallen.

Offenbar gehen nun in diese Kurve auch gewisse sekundäre Momente ein, die praktisch ihre Bedeutung haben, für ein wissenschaftliches Studium aber besser ausgeschaltet werden. Hierher gehört das „Alter“ der Erythrocyten, die Zeit, die zwischen Entnahme der Blutprobe und Verwendung im Versuch verflossen ist. Die der Kurve zugrunde liegenden Untersuchungen beziehen sich auf wenige Stunden bis etwa 2—3 Tage alte Erythrocyten.

Die Erythrocyten erfahren bei der Aufbewahrung allmählich eine Abschwächung ihrer Empfindlichkeit. Dies beruht darauf, daß sie Gruppensubstanzen an die Zwischenflüssigkeit abgeben. Man hat also die besten Bedingungen, wenn man einheitlich möglichst bald nach der Blutentnahme untersucht.

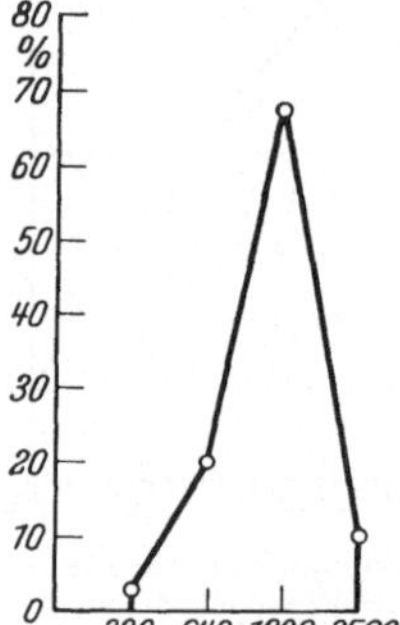

Abb. 10. Frequenzkurve des Empfindlichkeitsgrades für 41 Blutproben der Gruppe *A* bei Auswertung mit einem Isoagglutinin der Gruppe *0*. (Nach SOUKICHI SHIGENO.)

Ferner sind die Proben nach ihrer Herkunft nicht einheitlich. Sie stammen von Personen verschiedenen Alters und Geschlechts, dazu überwiegend von Kranken.

Endlich und vor allem macht es große Schwierigkeiten, den Grenzwert der Agglutination genau zu bestimmen. Bei der Anlegung der Kurve wurde so verfahren, daß nur ganz einwandfrei als Agglutination noch erkennbare Reaktionen als positiv gezählt wurden.

Untersucht man nun die Blutkörperchenproben sämtlich sofort, höchstens aber wenige Stunden nach der Entnahme, und geht besonders peinlich bei der Ablesung vor (mikroskopische Kontrolle), so wird die Schwankungsbreite wesentlich geringer (THOMSEN u. KETTEL, SHIGENO). THOMSEN und KETTEL erhielten dann 80% Blutproben mit dem gleichen Wert, SHIGENO bei Prüfung mit Immunserum eine Kurve, die im Vergleich zu der der Abb. 9 wesentlich schmaler ist (Abb. 10). Auch hier muß man aber bedenken, daß die Auswertungsmethoden, die uns nur zur Verfügung stehen, sehr grobe sind. Selbst Unterschiede von 100% sind noch unsicher zu erfassen. Diese methodischen Verhältnisse sind wohl der Hauptgrund für das scheinbare Fehlen stärkerer Unterschiede in der Empfindlichkeit[1].

Ähnliche Verhältnisse ergeben sich auch für die *Kurve der Serumantikörper*, wenn man nach dem Vorgehen von SCHIFF und MENDLOWICZ zahlreiche Sera einheitlich gegen ein und dieselben Erythrocyten auswertet, nur gelingt es hier — zum Unterschied gegenüber der Blutkörperchenempfindlichkeit — nicht, die Basis der Kurve durch Einengung der Versuchsbedingungen zu verschmälern. Einzelheiten zeigen die Abb. 11—13 nach KETTEL und THOMSEN.

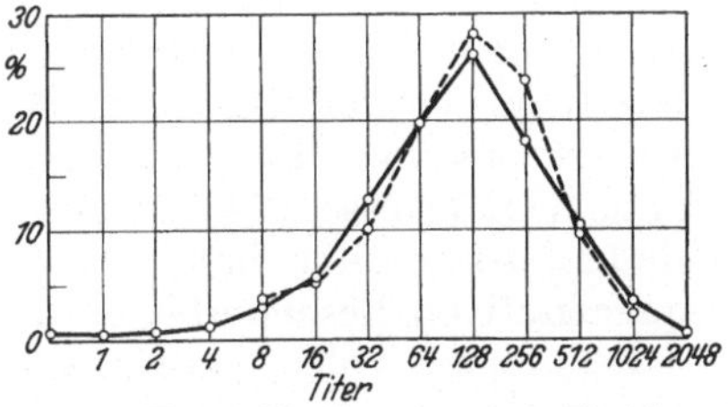

Abb. 11. Kurve für die prozentuale Verteilung von Titern für das Agglutinin Anti-*A* in Gruppe *0* (740 Titer) ——— und in Gruppe *B* (204 Titer) – – –. (Nach KETTEL und THOMSEN.)

Die Kurven weisen neben der breiten Basis und der typischen Eingipfligkeit einen Unterschied zwischen den Agglutininen für *A* und *B* auf. Die ersteren sind durchschnittlich stärker. Dieses Verhalten ist zwar von der Empfindlichkeit der zufällig gewählten Standarderythrocyten abhängig, das Bild der Kurven ist aber gleichwohl einigermaßen typisch.

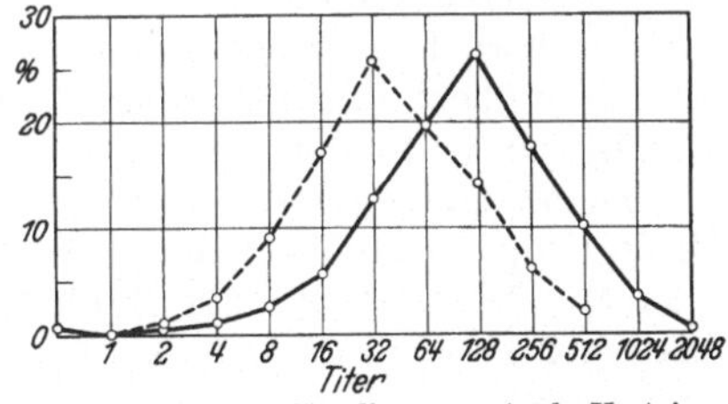

Abb. 12. Kurve für die prozentuale Verteilung der Titer für die Agglutinine in Gruppe *0*. Anti-*A* (740 Titer) ———, Anti-*B* (740 Titer) – – –. (Nach KETTEL und THOMSEN.)

Mit der höheren Stärke des Agglutinationssystems *A*-Anti-*A* stimmt auch überein, daß Isolysine gegen *A* häufiger und stärker auftreten als

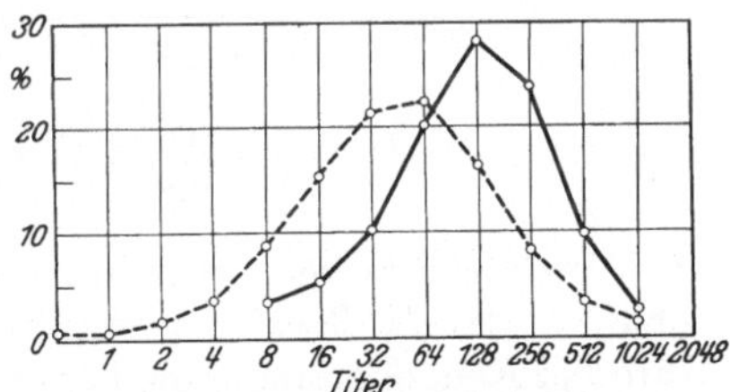

Abb. 13. Kurve für die prozentuale Verteilung von Titern für das Agglutinin Anti-*B* in der *A*-Gruppe (758 Titer) ——— und Anti-*A* in der *B*-Gruppe (204 Titer) – – –. (Nach KETTEL und THOMSEN.)

[1] Gewisse Vorteile bietet ein Verfahren von PIKKARAINEN und SUOMINEN, welche die Reaktion in Pipetten ablaufen lassen. Eine exakte und sehr empfindliche Methode hat BOELE beschrieben. Die mit dem Eintritt der Agglutination gesteigerte Strahlendurchlässigkeit wird thermoelektrisch bestimmt, der Verlauf der Reaktion als Kurve registriert. Das für wissenschaftliche Untersuchungen empfehlenswerte Verfahren ist für den täglichen Gebrauch leider nicht einfach genug.

gegen *B*. SCHIFF und ADELSBERGER fanden, daß die reaktivierbaren Isolysine — reaktivierbar waren nur die kräftigsten Hämolysine — überwiegend zum Typus Anti-*A* gehören. Entsprechend haben THOMSEN und KETTEL auch für die frischen Isolysine ein Überwiegen des *A*-Typus angegeben.

In der Blutgruppe *A* finden sich in einem gewissen Prozentsatz besonders schwach empfindliche Proben, die man als schwachen Untertypus von dem Gros der *A*-Proben abtrennen kann. Auf diese Verhältnisse, die sich ähnlich auch in der Gruppe *AB* vorfinden, soll weiter unten besonders eingegangen werden. Die quantitativen Besonderheiten des „schwachen" Typus sind nämlich nur eine Folge qualitativer Unterschiede.

6. Ontogenese der Gruppeneigenschaften.

Beim Neugeborenen sind die Blutkörpercheneigenschaften im allgemeinen *qualitativ* schon völlig ausgeprägt. Das hat im Gegensatz zu manchen früheren Angaben u. a. MORVILLE gezeigt, indem er eine größere Anzahl von Kindern von der Geburt an fortlaufend bis in das erste und zweite Lebensjahr verfolgt hat.

Dementsprechend ist bei statistischen Untersuchungen die Blutgruppenverteilung der Mütter und ihrer Neugeborenen die gleiche. So fand ich für 2011 Mutter-Kindpaare die folgenden Zahlen:

Tabelle 7.

Blutgruppe	Mütter	Kinder	Mütter	Kinder
	absolut		in Proz.	
0	788	789	39,37	39,23
A	861	870	42,81	43,26
B	260	270	12,93	13,43
AB	102	82	5,07	4,09

Würde es häufiger vorkommen, daß die Blutkörpercheneigenschaften *A* und *B* bei der Geburt noch nicht entwickelt sind, so wäre bei Neugeborenen eine höhere Anzahl von Kindern der Blutgruppe *0* zu erwarten; in Wirklichkeit aber ist die Gruppe *0* bei den Kindern genau so häufig wie bei den Müttern.

Immerhin könnte es in seltenen, für die Statistik nicht erfaßbaren Fällen vorkommen, daß eine Bluteigenschaft *A* oder *B* noch nicht ausgebildet ist, daß also ein späteres *A*- oder *B*-Kind zunächst als *0*, oder ein *AB*-Kind als *0*, *A* oder *B* erscheint (vgl. MORVILLE; s. auch S. 23). Auch hierfür aber hat die Erfahrung bisher einen sicheren Beleg noch nicht gebracht.

Der erste Zeitpunkt der Gruppendifferenzierung muß also noch in die Embryonalzeit fallen; in der Tat hat man bei Feten schon die Gruppenmerkmale A und B an den Erythrocyten gefunden. Die frühesten Angaben beziehen sich auf den 3. Fetalmonat.

Quantitativ läßt sich vom Fetus über den Neugeborenen bis etwa zum 1. oder 2. Lebensjahr eine fortschreitende Entwicklung nachweisen. Zu dieser Zeit — vielfach auch schon in den ersten Lebensmonaten — ist die Agglutininempfindlichkeit der Erythrocyten zumeist schon voll ausgeprägt, es bestehen aber anscheinend individuelle Unterschiede; nur bei dem sog. schwachen A-Typus (A_2; s. den folgenden Abschnitt) scheint sich die volle Entwicklung der Receptoreigenschaft langsamer zu vollziehen (KEMP und WORSAAE). Für die Praxis des Gruppennachweises beim Neugeborenen und überhaupt beim Säugling ergibt sich der Hinweis, mit möglichst starkem Testserum zu arbeiten.

7. Untergruppen in den Gruppen A und AB.

v. DUNGERN und HIRSCHFELD haben als erste charakteristische Unterschiede zwischen verschiedenen Personen der Gruppe A beschrieben, und zwar auf Grund von Absorptionsversuchen. Die Mehrzahl der Blutproben gehört einem Typus an, den wir A-groß oder A_1 nennen wollen: vermischt man Erythrocyten A_1 mit einem Serum der Gruppe B, so wird das Agglutinin Anti-A absorbiert. Nach Ausschleudern der Erythrocyten hat das Serum die Fähigkeit verloren, Menschenblutkörperchen der Gruppe A zu agglutinieren. Daneben gibt es nun noch einen Typus A-klein oder A_2. Diese Blutkörperchen zeigen ein elektives Bindungsvermögen, denn sie absorbieren nur das Agglutinin für ihren eigenen Typus, die Blutkörperchen des Typus A_1 werden dagegen auch von dem vorbehandelten Serum noch agglutiniert. Der Typus A_2 ist seltener als der Typus A_1[1]. Diese Beobachtungen sind später von SCHÜTZE, COCA und KLEIN, GUTHRIE und HUCK, und seither von vielen anderen bestätigt worden.

Ebenso wie die Gruppenzugehörigkeit bleibt auch die Zugehörigkeit zu dem speziellen A-Typus während des Lebens konstant. Nur ist damit zu rechnen, daß der schwächere A-Typus (A_2) beim Neugeborenen und jüngeren Säugling zunächst noch so wenig ausgeprägt sein könnte, daß er sich einmal der Beobachtung entzieht.

[1] Nach COCA und KLEIN gehören etwa ein Viertel der A-Personen dem A_2-Typus an. In Berlin fand sich der schwache Typus bei 700 Personen der Gruppe A in 17% (AKUNE), ähnliche Werte erhielt auch KLOPSTOCK in Heidelberg.

Sehr klar treten die Unterschiede der beiden A-Typen auch bei einer Versuchsanordnung hervor, die THOMSEN und Mitarbeiter ausgearbeitet haben. Das Wesentliche geht aus der Abb. 14 hervor.

Der Typenunterschied ist nun nicht, wie es nach dem bisher Gesagten erscheinen könnte, rein quantitativer Natur; es bestehen vielmehr *qualitative* Besonderheiten bei einem jeden der beiden Typen. LANDSTEINER und LEVINE haben „irreguläre“, hauptsächlich bei niederen Temperaturen wirksame Isoagglutinine

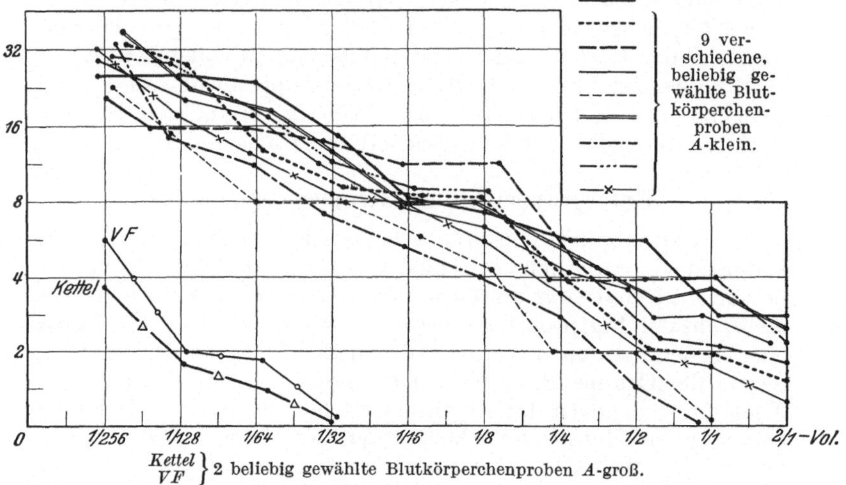

Abb. 14. Unterscheidung der Untertypen A-groß und A-klein im Absorptionsversuch. Abszisse: Steigende Blutkörperchenmengen. Ordinate: Steigende Serumtiter. Die Kurven rechts oben kennzeichnen den Typus A-klein: bei Absorption mit steigenden Blutkörperchenmengen A-klein wird der Titer eines Agglutinins anti-A nur langsam herabgesetzt. Die Kurven links unten: Absorption mit kleinen Blutkörperchenmengen setzt den Agglutinintiter stark herab. [Nach THOMSEN, FRIEDENREICH und WORSAAE, Klin. Wschr. 9, 67 (1930).]

beschrieben, welche elektiv den einen oder den anderen der beiden A-Typen agglutinieren, also Agglutinine α_1 und α_2. Das Agglutinin α_2 kommt beim Menschen recht selten vor, häufiger ist es im Serum mancher Tiere (Rind, Kaninchen); zumeist wirkt es gleichzeitig auch auf 0-Blutkörperchen, was auf eine engere Beziehung zwischen der Eigenschaft A_2 und 0 hinweist[1].

[1] Da weitaus die meisten Personen des Typus A klein heterozygot sind, also neben dem A_2 noch ein 0 enthalten, so könnte man mit FRIEDENREICH und ZACHO sowie THOMSEN auch daran denken, daß die positive Agglutination von A_2-Blut durch ein Agglutinin α_2 in Wirklichkeit eine 0-Reaktion ist. Bewiesen ist diese Vermutung aber nicht.

8. Nichtgruppenspezifische Agglutinationen.

Die Agglutinationsreaktion an sich ist kein spezifischer Vorgang. Wie schon erwähnt, kann eine Verklumpung von Erythrocyten auf mannigfache Weise zustande kommen. Für die gruppenspezifische Serumreaktion, welche die Grundlage des Viergruppenschemas bildet, ist nicht die Verklumpung allein das Kennzeichnende, sondern auch das Zustandekommen unter bestimmten Versuchsbedingungen. Immerhin sind auch für die Erscheinungs-

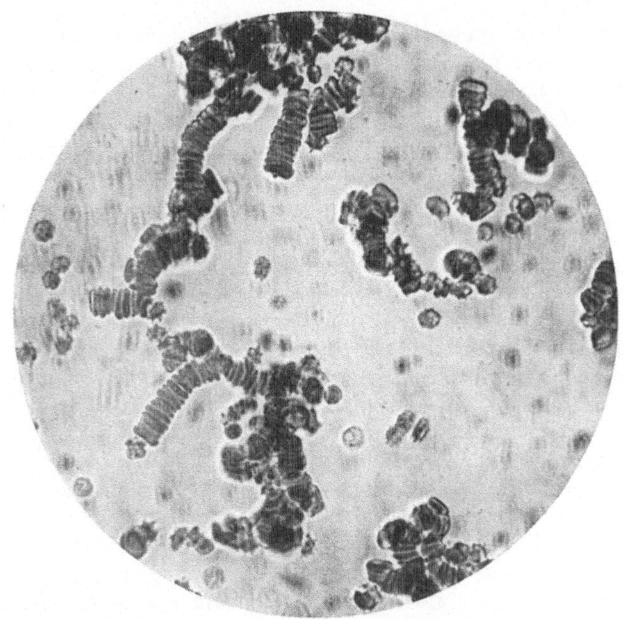

Abb. 15. Geldrollenbildung der Erythrocyten und Pseudoagglutination.

form der Verklumpung einige Kennzeichen vorhanden, die die spezifische Gruppenreaktion zwar nicht von allen, aber doch wenigstens von einigen nicht hierhergehörigen Reaktionen abgrenzen.

Für die spezifische „echte“ Agglutination durch die Isoagglutinine Anti-*A* und Anti-*B* gelten folgende Kennzeichen:

1. Die Blutkörperchen heften sich mit beliebigen Teilen ihrer Oberfläche aneinander (Gegensatz zur Geldrollenbildung [Abb. 15], wobei die breiten Flächen der scheibenförmigen Erythrocyten verkleben).

2. Das normale Serum des Erwachsenen reagiert *kräftig*, die Reaktion ist mit bloßem Auge — also ohne Mikroskop — deutlich zu sehen.

Schütteln oder *Zentrifugieren* beschleunigt den Ablauf der Reaktion, die abgelaufene Agglutination wird durch Schütteln nicht aufgehoben, höchstens werden die Flocken vorübergehend feiner verteilt.

Auch *verdünnte* Suspensionen werden gut agglutiniert, nachträgliche Verdünnung der Suspension hebt die Verklumpung nicht auf.

3. Die Reaktion verläuft am kräftigsten in der Kälte oder bei Zimmertemperatur. Bei Körperwärme (37°) kann die Agglutination etwas abgeschwächt sein, sie wird aber, von seltenen Ausnahmen abgesehen, nicht aufgehoben.

4. Das agglutinierende Serum verliert im Kontakt mit den homologen Erythrocyten seine agglutinierende Fähigkeit, mit anderen Worten, es enthält ein *spezifisches bindungsfähiges Agglutinin*. Das adsorbierte Agglutinin kann — u. a. durch Erwärmen — aus seiner Bindung wieder in Freiheit gesetzt werden.

5. Die Reaktion ist *gruppenspezifisch*. Die typischen Isoagglutinine Anti-*A* und Anti-*B* wirken nicht auf Erythrocyten der gleichen Person und Gruppe, Erythrocyten der Gruppe *0* werden nicht agglutiniert, Sera der Gruppe *AB* enthalten kein Agglutinin Anti-*A* oder Anti-*B*.

Es kommen nun Reaktionen zur Beobachtung, bei denen man rein morphologisch von einer Verklumpung, Ballung oder Agglutination sprechen könnte, die aber in wesentlichen Punkten von der typischen Gruppenreaktion abweichen. Zum Teil sind diese Reaktionen als Fehlerquellen praktisch von Bedeutung, zum Teil haben sie auch ein wissenschaftliches Interesse, weil sie über das Viergruppenschema hinaus Differenzierungen ermöglichen.

Die Pseudoagglutination bei erhöhter Senkungsgeschwindigkeit des Blutes.

Das Blut von Infektionskranken, Schwangeren, Menstruierenden, auch Krebskranken, sedimentiert schneller als das Blut Gesunder. Diese seit langer Zeit bekannte Erscheinung wird seit einigen Jahren in der Klinik verwertet (SHATTOCK, WILTSHIRE, L. HIRSCHFELD, FAHRÄUS; Literatur vgl. die Monographie von LEFFKOWITZ). Die Senkungsbeschleunigung ist vom Serum abhängig, wie Vertauschungsversuche beweisen. Sie beruht darauf, daß die Erythrocyten nach der Blutentnahme nicht isoliert zu Boden sinken, sondern zu Geldrollen und Klumpen verkleben, die entsprechend ihrem größeren Radius nach der Regel von STOKES schneller zu Boden sinken als der einzelne Erythrocyt. Die hierbei entstehende Verklumpung wird von der HÖBERschen Schule „Agglutination" genannt, von den Serologen aber zweckmäßiger als „Pseudoagglutination" bezeichnet. Von der gruppenspezifischen Isoagglutination ist die Pseudoagglutination durchaus verschieden: vor allem fehlt ein absorbierbares Agglutinin (BIALOSUKNIA und HIRSZFELD). Morphologisch ist für die Pseudoagglutination die Geldrollenbildung charakteristisch. Bei sehr starker Reaktion allerdings treten Klumpen auf, die zunächst wie die der echten Agglutination aussehen. Verdünnt man, so zerteilen sich die Klumpen aber zunächst zu Geldrollen, bei noch stärkerer Verdünnung fallen auch diese auseinander. Im allgemeinen genügt überhaupt schon mäßige Verdünnung, um die Pseudoagglutination aufzuheben, so daß die Trennung von echter Agglutination praktisch keine Schwierigkeiten macht, wenn man diese Fehlerquelle überhaupt kennt. Auch Lecithinzusatz (LATTES), Kaolin (FALGAIROLLE) heben die Pseudoagglutination auf. Körperwärme verhindert die Geldrollenbildung nicht.

Kälteagglutination (im weiteren Sinn)[1].

a) Allgemeines. Die gruppenspezifischen Isoantikörper sind bei 37° wirksam, wie allein schon die Erfahrungen bei der Bluttransfusion beweisen. Von ihnen zu trennen sind Agglutinationswirkungen, die im allgemeinen nur bei niedrigen Temperaturen zur Beobachtung kommen. Man spricht deshalb von *Kälteagglutinationen*, wobei allerdings zu berücksichtigen ist, daß eine ganz scharfe Trennung von den gruppenspezifischen Isoagglutininen im Prinzip vielleicht nicht besteht. Praktisch aber läßt sich die Abgrenzung der Kälteagglutinine von den ersteren sehr wohl durchführen. Zunächst ist schon die Stärke der Kälteagglutination bei Zimmertemperatur, mit wenigen Ausnahmen, viel geringer. Bei Ablesung mit bloßem Auge ist die Kälteagglutination nicht immer zu erkennen. Untersuchern, die vor der Ablesung einigermaßen kräftig durchschütteln, wird die Kälteagglutination schon bei Zimmertemperatur nahezu regelmäßig entgehen, sicherlich wird sie bei 37° fortfallen. Zum Studium der Kälteagglutination muß man also besondere Vorsichtsmaßregeln anwenden und gerade unter Versuchsbedingungen arbeiten, die für die eigentliche Blutgruppendiagnose verpönt sind.

---

[1] Die erste Beschreibung der Kälteagglutination wurde von LANDSTEINER 1903 gegeben. Vgl. die Monographie von K. KETTEL 1930.

LANDSTEINER und LEVINE (1926) empfehlen zu 0,5 ccm zehnfach verdünnten Serums einen Tropfen einer 2—3proz. Blutkörperchenaufschwemmung hinzuzufügen und die Proben nach Aufbewahrung im Eiskasten abzulesen, während sie in Eiswasser gehalten werden. Die Ablesung erfolgt mikroskopisch, zur Beurteilung der einzelnen Reaktion ist Vergleich mit einer Skala nach Art der Abb. 16 zweckmäßig.

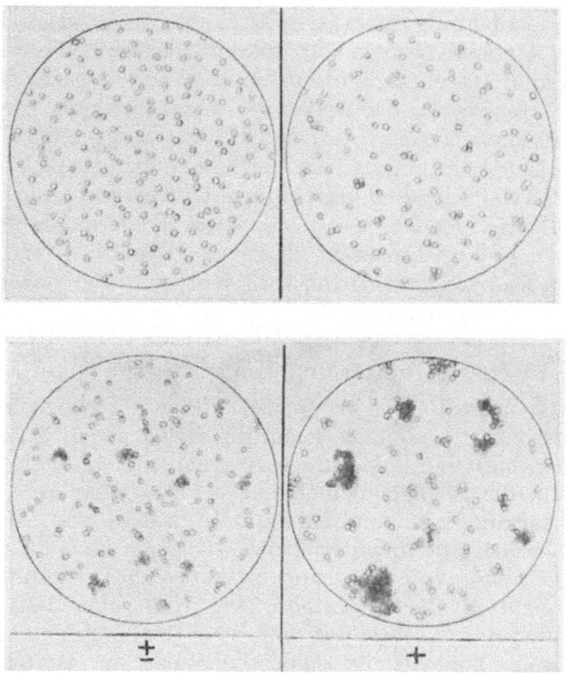

Abb. 16. Agglutinationsreaktionen schwächeren und schwächsten Grades nach LANDSTEINER-LEVINE. Links oben negative Reaktion. [Aus J. of Immun. 17 (1929).]

Unter diesen Versuchsbedingungen erhält man viel mehr Isoagglutinationen, als es dem Gruppenschema entspricht. Geht man mit der Temperatur weit genug herunter, so kommt es fast stets zu einer Agglutination. Insbesondere agglutiniert dann das Serum auch die Erythrocyten der gleichen Blutprobe. Es ist zweckmäßig, diese spezielle Form der Kälteagglutination zunächst für sich zu betrachten.

b) Autoagglutination und Autohämolyse. Die Autoagglutination in der Kälte ist eine physiologische Erscheinung. Das Agglutinin wird durch die Erythrocyten in der Kälte absorbiert. Es läßt sich schon bei sehr mäßiger Erhöhung der Temperatur wieder abspalten (LANDSTEINER 1902/03, BIALOSUKNIA und HIRSCHFELD; vgl. LATTES, KERNBACH). Das abgespaltene Agglutinin wirkt nicht etwa spezifisch auf die eigenen Blutkörperchen, sondern auch auf andere menschliche Blutproben (Panagglutinin MINO), außerdem aber auch auf Tierblutkörperchen (LANDSTEINER, ferner CHEN-PIEN, COCA 1918), ja sogar auf Bakterien (HIRSZFELD und HALBER).

Am günstigsten für die Beobachtung der Autoagglutination sind Temperaturen von 0—5°. Nur ganz ausnahmsweise kommt die Reaktion noch bei 20° oder gar 25° zustande. Es bestehen in der Wärmeamplitude[1] individuelle Unterschiede, die sowohl im Verhalten der Erythrocyten wie des Serums ihre Ursache haben können.

Eine Verbreiterung der Wärmeamplitude findet sich bei manchen Erkrankungen, so daß durch die Autoagglutination sogar die Zählung der Erythrocyten erschwert sein kann. Unter anderem wurde eine verstärkte Autoagglutination bei hämolytischem Ikterus, Lebercirrhose, Anämien, chronischer Leukämie, Trypanosmiasis, Pneumonie beobachtet (Lit. bei LEVINE S. 129f.). Von besonderem Interesse sind Angaben von IWAI und MEISAI über starke Autoagglutination bei RAYNAUDscher Krankheit. Es besteht immerhin die Möglichkeit, daß die Autoagglutination in peripheren Körpergebieten (z. B. Nasenspitze, Ohrläppchen, Zehen) für das Zustandekommen der Krankheitssymptome Bedeutung haben könnte.

Eine Parallelerscheinung zur Autoagglutination bildet die Autohämolyse. Nur ist sie regelmäßig als pathologisch anzusehen. Ihre Bedeutung für die paroxysmale Hämoglobinurie ist von DONATH und LANDSTEINER klargestellt worden (Monographie). MINO hat bei dieser seltenen Erkrankung in einem Fall auch kräftige Autoagglutination beschrieben.

Die Unterschiede zwischen Pseudo-, Auto- und gruppenspezifischer Isoagglutination sind in der umstehenden Tabelle nach LEVINE übersichtlich zusammengestellt.

c) Auf fremdes Blut wirkende Kälteagglutinine. Wie bereits erwähnt, wirken die an die eigenen Blutkörperchen gebundenen Autoagglutinine nach Abspaltung auch auf andere Personen. Eine scharfe Scheidung zwischen den als Auto- und Isoantikörpern wirkenden Kälteagglutininen ist also nicht möglich. Die Bezeich-

[1] BIALOSUKNIA und HIRSZFELD nennen die Temperaturen, bei denen die Agglutination stattfinden kann, die Wärmeamplitude des Agglutinins.

Tabelle 8.

	Pseudoagglutination	Autoagglutination	Isoagglutination
Absorption der wirksamen Substanz	Nicht absorbierbar	Absorbierbar	Absorbierbar
Temperatur-einfluß	Nicht schwächer, eher stärker wirksam bei 37° als bei niedriger Temperatur	Tritt in der Regel nur bei niederer Temperatur ein	Wird durch Temperaturänderungen zwischen 0°—37° nur wenig beeinflußt
Einfluß von Verdünnung des Serums	Wird durch geringe Verdünnung aufgehoben	Resistent gegen mäßige Verdünnung	Resistent gegen mäßige Verdünnung

nung Panagglutination von Mino soll das Fehlen einer Spezifität zum Ausdruck bringen. Zur Unterscheidung von den streng spezifischen Isoantikörpern Anti-*A* und Anti-*B* ist die Bezeichnung Minos auch ganz zweckmäßig; sie ist aber nur in erster Annäherung richtig. Das genaue Studium der Kälteagglutinine, wie es in den letzten Jahren von Landsteiner zusammen mit Witt und Levine durchgeführt wurde, hat die Existenz zahlreicher individueller Unterschiede aufgezeigt. Nicht nur bestehen zwischen den verschiedenen Sera starke quantitative Unterschiede, auch im Verhalten der Erythrocyten ergeben sich Besonderheiten, so daß man zu neuen Gruppierungen gelangt. Die Mannigfaltigkeit der bisher beobachteten Erscheinungen ist so groß, daß man noch nicht alles auf eine einfache Formel bringen kann. Einzelne Kälteagglutinine erlauben eine Unterteilung der Gruppen *A* und *AB*, andere wirken nur auf Blutkörperchen der Gruppen *0* und *B*, noch andere anscheinend auf den Faktor *P* (s. unten). Andere Kälteagglutinine aber lassen sich zunächst überhaupt noch nicht subsumieren.

Ganz schwache hierher gehörige Agglutinationen sind recht häufig, werden aber nur gefunden, wenn man eine empfindliche Methode anwendet. Stärkere Reaktionen, die auch bei der üblichen Technik zu beobachten sind, fanden Landsteiner und Levine in etwa 3% der Fälle bei der Untersuchung von Patienten einer Irrenanstalt.

Von den typischen Isoagglutininen α und β sind derartige „irreguläre Agglutinine“ durch ihre andersartige Spezifität zu unterscheiden. Während das typische Agglutinin α auf alle *A* und nur auf diese wirkt, das typische β entsprechend nur auf *B*-haltige Proben, auf diese aber ausnahmslos, wirken die

Tabelle 9.
(Nach LANDSTEINER und LEVINE, J. of Immun. **12**, 454 [1926]).
Sera verdünnt 1 : 10; Ablesung bei 0° C.

Serum der Gruppe *B*	Blutkörperchen der Gruppe *B* Nr.									
Nr.	1	2	3	4	5	6	7	8	9	10
2	±	+±	+	±	+	+	+	±	+	+±
3	Spch.	+	Sp.	Spch.	±	Spch.	Spch.	Sp.	Spch.	Sp.
4	Sp.	+	+	±	+±	+	+	+	Sp.	+
5	+	+	+	+	+±	+	±	+	+	±
11	Sp.	+	±	Sp.	+±	Sp.	++	±	+	+±
12	Spch.	Sp.	Spch.	0	Sp.	0	0	+	0	Spch.
13	+	+	+	+±	++	+	+±	+	+±	+

Grade der Agglutination: Spch. = Spürchen; Sp. = Spur; ±; +; +±; ++.

irregulären Isoagglutinine der hier besprochenen Art nur auf manche Blutproben einer Gruppe und zumeist außerdem auch noch auf Blutproben anderer Gruppen, nicht selten vor allem auch innerhalb der eigenen Blutgruppe. Selbstverständlich ist es notwendig, daß man eine größere Anzahl von Erythrocytenproben zur Untersuchung heranzieht und sich in diesen besonderen Fällen nicht etwa mit einer einzigen Probe von Testblut *A* nnd *B* begnügt. Einen Hinweis auf das Vorliegen besonderer Verhältnisse wird man zumeist bereits durch die geringe Stärke der Reaktion und durch eine Abweichung von der LANDSTEINERschen Regel erhalten.

Ein allgemeingültiges starres Schema läßt sich für die irregulären Reaktionen überhaupt nicht aufführen. Als Beispiel einer genau untersuchten Abweichung von der LANDSTEINERschen Regel sei eine Beobachtung von LLOYD und CHAMBRA erwähnt: eine stark anämische Patientin besaß die Blutkörpercheneigenschaften *A* und *B*, was auch durch Absorptionsversuche sichergestellt wurde; außerdem enthielt das Serum Agglutinine Anti-*A* und Anti-*B*, welche mit einem ebenfalls vorhandenen, aber nur in der Kälte wirksamen Autoagglutinin nicht identisch waren. (Eine Unterscheidung der beiden Untertypen der *A*-Eigenschaft wurde nicht vorgenommen.)

Unspezifische Agglutination älterer Erythrocytenaufschwemmungen (HÜBENER-THOMSEN-FRIEDENREICH).

HÜBENER hat beobachtet, daß Erythrocyten, die mehrere Tage aufbewahrt waren, durch Serum jeder Gruppe agglutiniert wurden. Auch Blutkörperchen der Gruppe *0* verfielen dieser Reaktion.

Derartige Erythrocyten müßten fälschlich in die Gruppe *AB* eingereiht werden, wenn man sie — ohne Kontrollen — nur einfach mit Testserum Anti-*A* und Anti-*B* untersucht.

Die Agglutination wurde durch ein absorbierbares Agglutinin hervorgerufen, Verdünnung hob die Reaktion nicht auf, dagegen kam die Reaktion bei 37° nicht oder doch nur ganz ausnahmsweise zustande. Die serologischen Verhältnisse konnten durch die Annahme eines in jedem beliebigem Serum vorkommenden Agglutinins π und eines in den empfindlichen Erythrocyten auftretenden Receptors Π („Panagglutinabilität") versinnbildlicht werden (SCHIFF und HALBERSTÄDTER).

THOMSEN und FRIEDENREICH und unabhängig von ihnen L. HIRSZFELD haben offenbar das gleiche Phänomen studiert und festgestellt, daß die „Panagglutinabilität" der Erythrocyten von diesen *auf neue Suspensionen übertragen werden kann.* FRIEDENREICH konnte dann einen *Bacillus* — *M* genannt — isolieren, der, auf Erythrocytenaufschwemmungen verimpft, die Veränderung der Agglutinabilität hervorruft[1].

Der Bacillus *M*, ein bewegliches Gram-positives Stäbchen, wächst am besten bei 20°, nur langsam und dann ohne Bildung von Geißeln bei 37°. Ein anderes von FRIEDENREICH gefundenes Stäbchen, Bacillus *J*, ist unbeweglich, Gram-negativ und bei 37° überhaupt nicht entwicklungsfähig. Nach seiner Wuchsform, dem Auftreten eigenartiger Winkelbildungen und Verzweigungen, rechnet ihn FRIEDENREICH zur Gruppe der Corynebakterien. Außer den beiden genannten fanden sich noch einige andere Bakterienstämme mit ähnlicher serologischer Wirkung, nämlich einige Vibrionen der Choleragruppe, ferner ein Leuchtvibrio und der ebenfalls leuchtende Coccobacillus Pierantonii. Die Transformation der Erythrocyten ist also nicht an eine ganz bestimmte Bakterienart gebunden.

Auch Filtrate von Bakterienkulturen rufen die Veränderung der Erythrocyten hervor. Die veränderten Blutkörperchen werden bei Zusatz von Komplement *hämolysiert* (SCHIFF, FRIEDENREICH).

Als Fehlerquelle läßt sich die Panagglutinabilität der Erythrocyten leicht ausschalten. Sie entfällt von vornherein, wenn die Blutproben am Tage der Entnahme untersucht werden, und sie ist auch bei nicht frisch entnommenen Proben kaum zu fürchten, wenn bei Entnahme und Aufbewahrung für Sterilität gesorgt wurde. Ist aber mit der Möglichkeit dieser Fehlerquelle zu rechnen, so empfiehlt es sich, die Untersuchung der Erythrocyten mit

[1] Für Einzelheiten des interessanten Phänomens sei auf die Monographie von FRIEDENREICH verwiesen.

Testserum in Röhrchen und bei 37° vorzunehmen. Dann bleibt fast stets die unspezifische Reaktion aus. Außerdem läßt sich die Spezifität der α- und β-Reaktion leicht dadurch kontrollieren, daß man die Erythrocyten auch mit Serum der Gruppe *AB*, am besten mit mehreren Sera dieser Gruppe ansetzt. Liegt eine unspezifische Panagglutinabilität vor, so wirken auch diese Sera agglutinierend, wobei in der Stärke der Sera individuelle Unterschiede vorkommen können. Schließlich liegt eine Kontrolle in der gleichzeitigen Untersuchung von Erythrocyten und Blutserum. Denn die LANDSTEINERsche Regel kann nicht mehr zutreffen, wenn die Erythrocyten einen neuen bakteriell bedingten Panreceptor besitzen. Man findet dann etwa für ein Blut der Gruppe *0* z. B. scheinbar die Formel $AB\alpha\beta$, wird hierdurch auf das Vorliegen besonderer Verhältnisse aufmerksam und kann dann durch Prüfung mit Serum *AB* und Ansetzen bei 37° die Fehlerquelle aufdecken und die Gruppenbestimmung richtigstellen.

9. Die gruppenspezifische Differenzierung des Gesamtorganismus.

a) Die Gruppeneigenschaften *A* und *B*. Die Gruppeneigenschaften *A* und *B* sind am sinnfälligsten in den Erythrocyten nachzuweisen, weil hier die Reaktionen der Hämagglutination und Hämolyse einen besonders günstigen Indicator abgeben. Die Mischung der Erythrocyten mit dem Antiserum führt ohne weiteres zur gruppenspezifischen Reaktion.

Will man den Nachweis gruppenspezifischer Eigenschaften an Substraten führen, die der Hämagglutination und Hämolyse nicht zugänglich sind, also für Körperflüssigkeiten und Organe, so kommt theoretisch als ebenso sinnfällige und einfache Reaktion die Präcipitinprobe in Betracht. Mit dieser Methode habe ich im *Blutserum* die Gruppeneigenschaft *A* nachgewiesen, ein Befund, der später mit anderen Methoden bestätigt und erweitert worden ist (SCHIFF und ADELSBERGER: Komplementbindung mit nativem Serum, OUCHI: Komplementbindung mit alkoholischen Serumextrakten). SACHS hat mit verfeinerter Methodik auch in stark verdünntem Serum regelmäßig die Gruppeneigenschaft *A* aufgefunden. Diese Befunde geben die Deutung für die schon seit langen Jahren bekannten Antiisolysine (MOSS, GRAFE und GRAHAM, HIGUCHI). Es ist heute nicht mehr zweifelhaft, daß die gruppenspezifische Hemmung der Isolysinreaktion der Ausdruck für die Anwesenheit gelöster Gruppenstoffe auch im Blutserum ist.

Hemmungsreaktionen verschiedener Art erlauben nun auch den Nachweis gruppenspezifischer Eigenschaften außerhalb des Blutes. Für geformte Elemente kommt die Absorption des Antikörpers, für Lösungen — mag es sich dabei um natürliche Körperflüssigkeiten oder um künstlich gewonnene Extrakte handeln — die Hemmung von Agglutination und Hämolyse, für alkoholische Extrakte daneben noch die Komplementbindungsreaktion in Betracht. *Das eindeutige Ergebnis der bisherigen Untersuchungen ist die Feststellung einer fast den gesamten Organismus durchdringenden Gruppendifferenzierung* (Yamakami, Shirai, Landsteiner und Levine; v. Dungern und Hirschfeld, Ashby, Witebsky und Mitarbeiter, Kritschewski und Mitarbeiter; Yosida; Hirszfeld, Halber und Laskowski, Brahn und Schiff, Schiff). Daß es sich nicht oder doch keinesfalls ausschließlich um Blutbeimengungen handeln kann, ergibt sich auch aus dem sehr reichlichen Vorkommen von Gruppensubstanzen in völlig blutfreien Substraten, so im Sperma, dem Speichel und Magensaft. Auch der Duodenalsaft sowie die Galle, ferner auch der Kot der oberen Darmabschnitte enthalten relativ große Mengen von Gruppenstoffen. Spärlicher finden sie sich im Harn, nur ausnahmsweise sind sie im Liquor gefunden worden.

Durch Injektion mit Speichel und Harn haben sich bei Kaninchen gruppenspezifische Antikörper gegen die Gruppeneigenschaften A und B erzielen lassen. Die Gruppensubstanzen finden sich also hier in Form echter Antigene. Von besonderem Interesse ist hierbei das Verhalten des Harns als einer eiweißfreien Flüssigkeit.

Über den Gruppengehalt der Organe sind die Angaben zum Teil widersprechend, Einigkeit besteht aber über die regelmäßige Gruppendifferenzierung von Magen, Darm, Niere, Nebenniere, Milz, Pankreas sowie Carcinomgewebe („Biochemische Metastasen", Hirszfeld). Da der Nachweis von der Empfindlichkeit und Reichweite der jeweiligen Methodik abhängt, so ist es verständlich, daß nicht alle Autoren in jedem Organ Gruppeneigenschaften nachgewiesen haben. Als sicher differenziert möchte ich nach meinen eigenen Beobachtungen noch Herz, Lunge, Skeletmuskel, Aorta, Schilddrüse, Hypophyse, Haut, Fettgewebe, vor allem aber auch die Speicheldrüsen des Kopfes sowie die zumeist an Gruppenstoffen sehr reiche Bauchspeicheldrüse nennen. Weiter sind auch Ovarien (Schwartzmann) Träger von Gruppenmerkmalen. Auch Leukocyten scheinen Gruppenmerkmale zu enthalten. Die Angabe einer gruppenspezifischen Isoagglutination der Leukocyten hat sich aber nicht bestätigt, der Nachweis muß auf anderem Wege geführt werden (Thomsen 1930).

Auffallend spärlich finden sich Gruppenstoffe im Gehirn. Ob es sich hier um Gruppeneigenschaften der Gehirnsubstanz selbst oder aber um Beimengungen von seiten des Blutes oder der Gefäße handelt, läßt sich noch nicht entscheiden. Der wenn auch nur gelegentliche Nachweis in sicher blutfreiem Liquor cerebrospinalis spricht immerhin für eine Eigendifferenzierung des Zentralnervensystems. Nicht differenziert ist nach KRITSCHEWSKI und SCHAPIRO die Linse, und schließlich werden Gruppenmerkmale regelmäßig auch in normalen festen Faeces vermißt. Durch ein Ferment (Blutgruppenferment SCHIFF und AKUNE, SCHIFF und WEILER) wird nämlich in den untersten Darmabschnitten ein Abbau vollzogen, der zu einer restlosen Vernichtung der spezifischen Substanzen führt. Im frühen *Embryonalleben* sind Gruppeneigenschaften der Organe noch nicht nachzuweisen. Nach SEMZOWA und TERECHOWA beginnt die Gruppendifferenzierung erst etwa mit Ablauf des 6. Fetalmonats. Das Fruchtwasser trägt die Gruppenmerkmale des Fetus (PUTKONEN). Die Placenta soll nach v. OETTINGEN und WITEBSKY eine Art neutraler Zone zwischen Mutter und Kind darstellen; die Autoren vermißten nämlich Gruppenmerkmale in der Placenta, während die Decidua der Mutter entsprach. Es liegen aber auch abweichende Angaben vor (BRAHN und SCHIFF 1929). Nach neuen Untersuchungen von REICH (mitgeteilt von WITEBSKY 1932), sind die Chorionzotten, also der Teil der Placenta, der mit dem mütterlichen Blute direkt in Berührung kommt, gruppenfrei, während die Decidua basalis, der der Placenta direkt aufliegende Teil, schwächer differenziert ist als die Decidua parietalis.

Die Verteilung im Organismus gibt uns noch keinen Aufschluß über die *Bildungsstätten* der Gruppenstoffe. Es ist möglich, daß es sich hier um eine primäre Eigenschaft sämtlicher oder der meisten Körperzellen handelt, es könnte sich aber auch um eine Funktion bestimmter Zellen oder Zellsysteme handeln. Auffällig ist der Reichtum der Drüsen und Sekrete an Gruppenstoffen; neben den schon genannten Drüsen ist hier noch die an Drüsen so reiche Magenschleimhaut zu nennen, in der sich — unter normalen Verhältnissen — zumeist Gruppenstoffe in großen Mengen finden. Für die *A*- und auch für die *B*-Substanz macht es keine Schwierigkeiten, in Verdünnungen, die einem Zehntausendstel der ursprünglichen Gewichtsmenge (und zwar der feuchten Magenschleimhaut) entsprechen, noch positive Reaktionen zu erhalten.

Eher als über die Produktion läßt sich über den Weg und die Ausscheidung der Gruppenstoffe ein Bild gewinnen. Sicher ist, daß der Körper vieler Menschen ständig Gruppenstoffe im Urin ausscheidet. Daneben kommt die reichliche Ausscheidung in die Verdauungswege in Betracht. Die in den Magendarmkanal gelangenden Mengen müssen die durch die Niere ausgeschiedenen Gruppenstoffe um ein Vielfaches übertreffen. Die Ausscheidung auf den genannten Wegen scheint aber keine Lebensnotwendigkeit zu sein; die ausgeschiedenen Mengen sind bei verschiedenen Personen sehr ungleich (LEHRS, PUTKONEN), ja es gibt eine größere Anzahl von Personen, in deren Harn und Speichel die Gruppensubstanzen des Blutes überhaupt fehlen, ein Verhalten, das für verwandte serologisch spezifische Stoffe in ähnlicher Weise auch bei Tieren bekannt ist (PUTKONEN, BRAHN und SCHIFF).

Nach SCHIFF und SASAKI lassen sich zwei Typen, Ausscheider und Nichtausscheider, scharf unterscheiden, wenn man entsprechend der Blutgruppe das Hemmungsvermögen von Speichelverdünnungen für die Isoagglutinine α und β prüft.

Tabelle 10.

Speichelproben		Isoagglutination							
		Anti-A—A				Anti-B—B			
		Speichelverdünnungen							
Bezeichnung	Blutgruppe	$^1/_{10}$	$^1/_{100}$	$^1/_{1000}$	$^1/_{10000}$	$^1/_{10}$	$^1/_{100}$	$^1/_{1000}$	$^1/_{10000}$
Sa.	A_1	−	−	−	+	+++	+++	+++	+++
Me.	A_1	++	+++	+++	+++	+++	+++	+++	+++
Le.	B	+++	+++	+++	+++	−	−	−	−
Kr.	B	+++	+++	+++	+++	+++	+++	+++	+++

Die Tabelle 10 zeigt in den Proben Sa. und Le. „Ausscheider" der Blutgruppen A und B; die Isoagglutination wird von diesen Speichelproben noch bei 1000- und 10000facher Verdünnung spezifisch gehemmt. Ganz anders verhalten sich die Speichelproben Me. und Kr.: die Isoagglutination wird von diesen selbst durch viel höhere Speichelmengen nicht aufgehoben.

Für die Speichelproben der Gruppen A und AB kann der Ausscheidungstypus auch mit Hilfe der *Präcipitinprobe* unmittelbar festgestellt werden. Bei Unterschichtung mit präcipitierendem Immunserum geben nur diejenigen Speichelproben, welche das Merkmal A enthalten, also von einem „Ausscheider" herrühren, den charakteristischen Ring (Abb. 17).

Der Typenunterschied ist nicht auf die A- und B-haltigen Gruppen beschränkt. Verwendet man nämlich an Stelle der Isoantikörper α und β ein System Anti-0—0-Blutkörperchen, so lassen sich zwei Typen auch bei Speichelproben der Gruppe 0 deutlich erkennen.

Tabelle 11. Agglutination von *0*-Blutkörperchen durch Agglutinin Anti-*0* in Gegenwart von zwei Speichelproben der Gruppe *0*.

Speichelproben	Speichelverdünnungen					
	$^1/_2$	$^1/_4$	$^1/_8$	$^1/_{16}$	$^1/_{32}$	$^1/_{64}$
Dr. S.	—	—	—	—	—	+
Frau S.	+++	++++	++++	++++	++++	++++

Serum ohne Speichelzusatz: ++++.

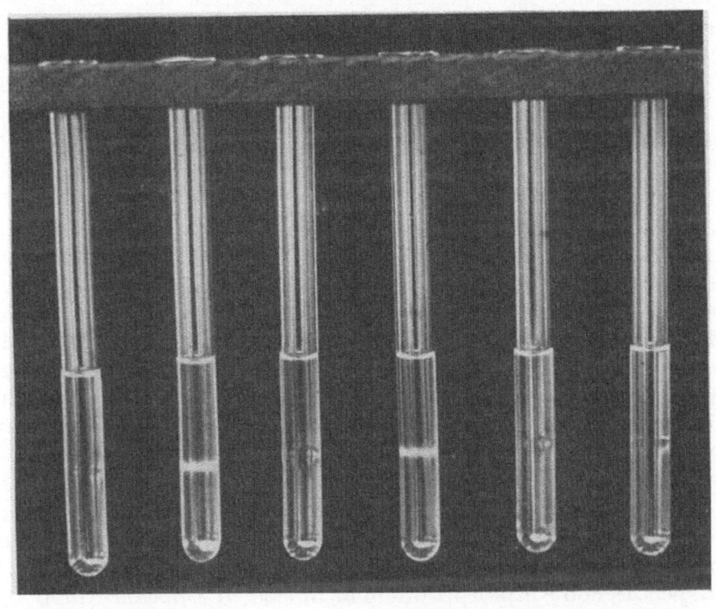

	a	*b*	*c*	*d*	*e*	*f*
Blutgruppe	*0*	*A*	*A*	*AB*	*AB*	*B*

Abb. 17. Speichelproben verschiedener Blutgruppen (Verd. 1 : 100), unterschichtet mit Immunserum Anti-*A*. *Ringbildung* bei den *A*-haltigen Speichelproben *b* und *d* („Ausscheider"). *Fehlen des Ringes* nicht nur bei den Gruppen *0* und *B*, sondern auch bei den Proben *c* und *e* von Personen, deren Erythrocyten *A* enthalten („Nichtausscheider").

Die gleiche Hemmung wie bei den Ausscheidern der Gruppe *0* erhält man für das System Anti-*0*—*0*-Blutkörperchen, auch wenn man Speichel der anderen Gruppen zusetzt, sofern diese Personen in ihrem Speichel die *A*- oder *B*-Eigenschaft ausscheiden. Vererbungsuntersuchungen, die weiter unten besprochen werden, haben es sichergestellt, daß unabhängig von der Blutgruppe ein einheitliches Prinzip die Ausscheidung oder Nichtausscheidung beherrscht.

b) Vorkommen von Antikörpern außerhalb des Blutserums. Die Isoagglutinine sind nicht auf das Blutserum beschränkt. Sie finden sich auch in zahlreichen anderen Körperflüssigkeiten, hier aber weder mit der gleichen Regelmäßigkeit noch auch in gleicher Stärke wie im Blutserum. In menschlicher Milch hat LANDSTEINER schon 1902 Isoagglutinine beschrieben; daneben fand er auch Autoagglutinine. Positive Befunde liegen ferner für Colostrum, Amnionflüssigkeit, Vaginalsekret, Lymphe, Speichel und Tränenflüssigkeit vor. Im Speichel fand PUTKONEN auf 728 Proben 103mal Isoagglutinine, in Tränenflüssigkeit bei 5 von 25 Proben. Auch für Exsudate und Transsudate sowie Cystenflüssigkeit liegen positive Befunde vor, ferner für eitrige, nicht aber normale Cerebrospinalflüssigkeit (HERMAN und HALBER u. a.). Normaler Harn ist frei von Isoagglutininen.

10. Die Natur der Gruppensubstanzen.

Über die Natur der gruppenspezifischen *Antikörper* läßt sich heute noch keinerlei nähere Angabe machen. Die Verhältnisse liegen hier nicht anders als bei anderen serologischen Antikörpern, etwa den für die praktische Medizin so wichtigen Antitoxinen oder auch sonstigen Agglutininen und Hämolysinen. Daß die Forschung auf diesem Gebiete noch nicht zum Ziele gelangt ist, hängt zu einem Teil wohl mit der großen Labilität der Antikörper zusammen, die Antikörper gehen z. B. bei Erhitzen auf 70—100° zugrunde. Wichtiger ist noch der Umstand, daß es sich offenbar um Substanzen handelt, die in ungeheuer kleinen Mengen wirksam sind. Viele Antisera reagieren noch in extrem hohen Serumverdünnungen, in denen chemische Stoffe überhaupt kaum noch nachweisbar sind. Selbst in großen Antiserummengen machen die spezifischen Antikörper offenbar nur einen winzigen Anteil aus.

Allerdings gibt uns die Methode der Adsorption an das spezifische Antigen und der nachherigen Abspaltung der Antikörper (HAHN und TROMMSDORFF, LANDSTEINER) ein Mittel, um die Antikörper zu reinigen und anzureichern, Klarheit ist aber auch auf diesem Wege noch nicht erzielt worden, und speziell ist die chemische Natur der gruppenspezifischen Antikörper noch völlig im dunkeln.

Aussichtsreicher ist die Forschung nach der Natur der gruppenspezifischen *Antigene*. Die letzten Jahrzehnte haben Schritt für Schritt unsere Erkenntnisse über die Natur der Antigene und, allgemeiner gesagt, überhaupt serologisch spezifischer Substanzen so gefördert, daß wir hoffen dürfen, in absehbarer Zeit über die Natur der gruppenspezifischen Substanzen Klarheit zu gewinnen.

Der wichtigste grundsätzliche Fortschritt der Antigenforschung im letzten Jahrzehnt war die Entdeckung LANDSTEINERS von der komplexen Natur mancher Antigene. LANDSTEINER zeigte, und zwar zunächst am Beispiel des FORSSMANschen Antigens, dann aber auch an anderen Beispielen, daß bei der Immunisierung eine spezifische, daneben aber auch eine unspezifische Komponente beteiligt ist.

Das FORSSMANsche Antigen ist eine Substanz, deren Vorkommen sich nicht auf eine einzige Tierart beschränkt. FORSSMAN hat gefunden, daß man durch Immunisierung von Kaninchen mit den Organen ganz bestimmter Tiere, z. B. Meerschweinchen, Pferd, Katze, Hund oder Huhn hochwertige Hämolysine gegen Schaferythrocyten erzeugen kann. In den Organen der genannten Tierarten sowie der anderen zum sog. Meerschweinchentypus gerechneten Tiere muß man ein und dieselbe oder doch sehr nahe verwandte Substanzen mit antigenem Charakter annehmen. Es war nun schon lange bekannt, daß die FORSSMANsche Substanz in alkoholischen Organextrakten ihre Fähigkeit zur Immunisierung verloren hat, dagegen immer noch im Reagensglas spezifische Reaktionen (Komplementbindung, Flockung) gibt. LANDSTEINER führte nun den Nachweis, daß die alkoholischen Extrakte wiederum zu Antigenen werden, wenn sie gemischt mit einem *beliebigen Eiweiß* eingespritzt werden. Derartige Stoffe, die im Reagensglas spezifisch reagieren, aber erst in Verbindung mit Eiweiß immunisieren, nannte LANDSTEINER *Haptene*.

Diese Feststellung hat grundsätzliche Bedeutung: es ist im allgemeinen — vielleicht nicht immer — zur Erzeugung von Antikörpern im Immuntier notwendig, daß Eiweiß eingespritzt wird[1]. Die Anwesenheit von Eiweiß ist die Voraussetzung für die *Antigenfähigkeit* einer Substanz. Das Eiweiß aber braucht nicht der Träger der serologischen *Spezifität* zu sein. Diese kann vielmehr durch Stoffe ganz anderer chemischer Natur bedingt sein. Für den Spezialfall des FORSSMANschen Antigens haben LANDSTEINER und LEVENE wahrscheinlich gemacht, daß die spezifische Gruppe einem Kohlehydrat angehört, ein Befund, der besonders auch in Hinblick auf die seither in bakteriellen Antigenen angetroffenen Kohlehydrate von großem Interesse ist. Die spezifische Komponente des Antigens braucht aber nicht etwa stets ein Kohlehydrat zu sein. In einer langen Reihe systematischer Untersuchungen hat LANDSTEINER mit seinen Mitarbeitern gezeigt, daß die spezifische Komponente des Antigens, diejenige

[1] Neuerdings wurde gezeigt, daß Haptene nicht nur durch Eiweiß, sondern auch durch andersartige Stoffe antigene Fähigkeit erlangen können.

also, die im Reagensglas mit geeignetem Immunserum bereits ohne Anwesenheit von eigenem Eiweiß reagiert, chemisch sehr verschiedener Natur sein kann. LANDSTEINER stellte künstliche Antigene her, indem er Eiweißkörper mit Substanzen bestimmter chemischer Beschaffenheit kombinierte, so daß feste Verbindungen entstanden. Durch Einwirkung von Säureanhydriden wurden Acylgruppen verschiedener Art erhalten, durch Einwirkung von Diazokörpern Azoverbindungen. Hierbei „zeigte es sich, daß kleine Teile des Antigenmoleküls imstande sind, die Spezifität zu definieren".

Die gruppenspezifischen Substanzen *A* und *B* sind nun ebenfalls Haptene. Behandelt man Erythrocyten mit Alkohol, so geben die Extrakte gruppenspezifische Reaktionen (Flockung, Komplementbindung, Hämolysehemmung; LANDSTEINER und WITT, LANDSTEINER, DÖLTER, WITEBSKY). Kombiniert man die alkoholischen Extrakte mit artfremdem Serum — besonders gern wird Schweineserum benutzt —, so erhält man gruppenspezifische Immunkörper (WITEBSKY, HALBER und HIRSZFELD 1926). Der Haptencharakter erlaubt gewisse Schlußfolgerungen allgemeiner Art über die Natur der Gruppensubstanzen. Es braucht sich keineswegs, wie man früher als selbstverständlich annahm, um Eiweißkörper zu handeln. Die Träger der Gruppeneigenschaften könnten vielmehr auch ganz andersartige Verbindungen, z. B. aus der Gruppe der Lipoide oder Kohlehydrate, sein. Bestimmte Feststellungen liegen nun zunächst für das Merkmal *A* vor. BRAHN und SCHIFF erhielten aus *A*-Harn nach Reinigung Präparate, welche weder Eiweiß in nachweisbaren Mengen noch auch freies Kohlehydrat enthielten. Nach Hydrolyse mit Salzsäure wurden aber deutliche Mengen eines Kohlehydrates nachgewiesen. FREUDENBERG, EICHEL und DIRSCHEL erhielten ebenfalls aus *A*-Harn eine hochwirksame Substanz — $^1/_{50}\,\gamma$ gab noch die serologische *A*-Reaktion —, welche polarisiertes Licht nach links dreht. Hochwirksame Präparate wurden ferner von BRAHN und SCHIFF unter Mitarbeit von GANZLIN und WEINMANN aus menschlicher *Magenschleimhaut* erhalten (unveröffentlichte Versuche). Weiter wurden aus tierischem Material, nämlich von BRAHN, SCHIFF und WEINMANN aus dem Pepsin des Handels, von LANDSTEINER aus Pferdespeichel, Präparate dargestellt, welche serologisch dem *A* des Menschen sehr nahestehen. Ein gereinigtes Präparat aus Pepsin (BRAHN-SCHIFF mit GANZLIN-WEINMANN) enthielt: 42,80% C, 8,41% H, 4,63% N, 1,43% Asche. Durch Behandlung mit Salpetersäure ließ sich reine Schleimsäure gewinnen, die auf eine Verbindung aus der Galaktosereihe hinweist. Für die Bindungsart des N in der Substanz ist bemerkenswert, daß mit α-Naphthol und Natriumhypochlorid Rotfärbung eintritt (Reaktion nach SAKAGUCHI). Die üblichen Reaktionen auf Eiweißabbauprodukte verliefen negativ. Eine serologische Reaktion wurde noch mit $1/200\,\gamma$ erhalten. LANDSTEINERS Präparat gab noch eine schwache Biuretreaktion bei einem Gehalt von 7,43 Stickstoff. Der Gehalt an Kohlehydrat betrug, auf Glykose bezogen, sowohl bei den Präparaten aus Pepsin wie aus Pferdespeichel nahezu 50%.

Aus den *Erythrocyten* lassen sich die Gruppensubstanzen zum Teil mit Alkohol, zum Teil mit Wasser extrahieren. Die wasserlösliche und die alkohollösliche Form können sich in serologischen Hemmungsversuchen gegenseitig ergänzen, es sind also in beiden Formen offenbar die gleichen Molekülgruppen wirksam. Dies Verhalten erinnert daran, daß auch die FORSSMANsche Substanz, im nativen Zustand alkohollöslich und deshalb gewöhnlich als „Lipoid" bezeichnet, nach Reinigung wasserlöslich wurde, allerdings, wie durch Hydrolyse gezeigt wurde, noch Fettsäuren enthielt (LANDSTEINER und LEVENE). Die alkohollösliche Form ist ein Hapten, das in Mischung mit Eiweiß als Antigen wirkt; der wasserlöslichen Form scheint dieses Vermögen abzugehen, eine Immunisierung gelang bisher selbst in Mischung mit Eiweiß nicht mehr. In vitro wird die wasserlösliche, eiweißfreie Form durch Immunserum präcipitiert, sie gibt auch noch starke Hemmungsreaktionen, dagegen nicht oder nur schwach die Komplementbindungsreaktion.

Die bisherigen Untersuchungen über die chemische Natur des Gruppenmerkmals *A* lassen erkennen, in welcher Richtung sich die Forschung zunächst weiterbewegen wird. Es gilt jetzt zuerst die Konstitution jener kohlehydratreichen Verbindung näher aufzuklären, die zum Merkmal *A* in Beziehung steht. Die zweite Aufgabe wird es dann sein, die Konstitution der anderen serologischen Typensubstanzen *B*, *M*, *N* usw. festzustellen. Dabei wird sich dann von selbst ergeben, worauf die Typen*unterschiede* beruhen.

Dem Auftreten der Kohlehydrate kommt deshalb besonderes Interesse zu, weil wir, wie oben erwähnt, auf einem scheinbar weit entfernten Gebiet, bei Bakterien, Kohlehydrate als Träger der Spezifität, und zwar nicht der Art-, sondern gerade der *Typen*spezifität bereits kennen. Bei den Pneumokokken haben AVERY und HEIDELBERGER verschiedene, für den jeweiligen Typus charakteristische Polysaccharide beschrieben, und seither hat die Forschung eine große Mannigfaltigkeit bakterieller typenspezifischer Verbindungen aufgedeckt. In Parallele hiermit hat sich auch die Anzahl der serologischen Typen gerade bei den besonders gründlich untersuchten Pneumokokken vervielfacht, so daß dort heute mehr als 30 Typen unterschieden werden. Die Parallele zu dem Gebiet der Blutgruppen, wo sich die Zahl der Typen ebenfalls von Jahr zu Jahr vergrößert hat (vgl. Abschnitt II, S. 47), liegt klar zutage; es handelt sich hier um mehr als eine bloß formale Analogie, die tiefere Übereinstimmung liegt darin, daß chemische Verbindungen verwandter Konstitution als Träger serologischer Typenmerkmale offenbar in der belebten Natur weitverbreitet sind.

11. Konstanz der Blutgruppe. Blutgruppe und Krankheit.

In der grundlegenden Arbeit Landsteiners ist ein wesentlicher Punkt die Feststellung, daß die Gruppeneinteilung für den *gesunden* Menschen gilt und mit Krankheit an sich nichts zu tun hat. „Über Agglutinationserscheinungen normalen menschlichen Blutes" hat deshalb Landsteiner seine Arbeit betitelt. Schon Landsteiner und Richter haben betont, daß der einzelne Mensch seine Gruppenzugehörigkeit dauernd beibehält, und seither sind Beobachtungen in nicht großer, aber ausreichender Zahl bekannt geworden, die die Unveränderlichkeit der Blutgruppe über mehrere Jahrzehnte dartun (Landsteiner, Decastello, Lattes, Hirszfeld, *eigene Beobachtungen*).

Nachdem wir die Gruppenmerkmale als Bestandteile fast aller Zellen und Säfte kennengelernt haben, erscheint uns die Konstanz der Blutgruppe fast als eine aprioristische Forderung. Es müßte der ganze Chemismus des Körpers sich ändern, wenn auf einmal die Gruppensubstanzen aus dem Körper verschwinden oder neue vorher nicht aufgetretene Gruppenstoffe erscheinen sollten. Äußere Einflüsse mit einer derartig durchgreifenden Wirkung lassen sich schwer vorstellen; die einzigen vielleicht noch in Betracht kommenden, nämlich alimentäre, an die man im Hinblick auf den Diabetes und verwandte Stoffwechselstörungen vielleicht noch denken könnte, sind ohne Einfluß auf die Manifestation der Gruppeneigenschaften.

Auch innersekretorische Momente, die die Ausbalancierung des Antigen-Antikörpersystems umstoßen würden, sind nicht bekannt. Ebensowenig hat man jeweils unter dem Einfluß von Bestrahlungen verschiedenster Art, Medikamenten oder Erkrankungen eine Änderung der Blutgruppe zuverlässig beobachtet. Allerdings liegen, besonders aus früheren Jahren, Mitteilungen über angebliche Blutgruppenveränderungen vor, keine dieser Angaben aber hat einer sorgfältigen Kritik standgehalten. Die Befunde über angebliche Änderungen der Blutgruppe sind früher mit einer Naivität und Selbstverständlichkeit erhoben worden, die an der Bedeutung des Problems vorbeiging. Man hat sich dabei niemals die Mühe gemacht, die Gruppendiagnose mit jenen Kautelen zu erheben, die heute als unerläßlich gelten. Insbesondere hat man es stets unterlassen, Erythrocyten und Serum unabhängig voneinander zu prüfen und so zunächst die eigene Untersuchungstechnik zu kontrollieren. So sind die Angaben über vermeintliche Änderungen der Blutgruppe im Lichte der seitherigen Erfahrungen eigentlich nur als Ausdruck der mangelhaften Untersuchungsmethodik zu werten.

Am ehesten kann eine „Änderung" wohl dann vorgetäuscht werden, wenn es sich um ein physiologisch schwach entwickeltes Antigen handelt, wie wir das speziell für die Gruppeneigenschaft *A* kennen. So hat Hübener ein Blut beschrieben, das nach dem Verhalten der Erythrocyten zunächst zur Gruppe *0* zu gehören schien, bei dem später aber ein schwaches, doch deutliches *A* nachgewiesen wurde. Es ist nicht auszuschließen, daß physiologisch gewisse Schwankungen des *A*-Spiegels bestehen, die für gewöhnlich bei der qualitativen Diagnose nicht störend sind, sich aber bemerkbar machen, wenn der normale *A*-Spiegel sehr niedrig liegt. Noch wahrscheinlicher ist es mir heute aber, daß im Falle von Hübener bei Anwendung stärkerer Sera schon bei der ersten Untersuchung der *A*-Nachweis gelungen wäre. Verwendet man nämlich für derartige Blutproben austitrierte Sera, so sieht man regelmäßig positive Reaktionen nur bei besonders kräftigem Antiserum. Als eine „Änderung der Blutgruppe" kann der Fall von Hübener schon deshalb nicht angesehen werden, weil das Verhalten der Agglutinine von vornherein für die Gruppe *A* typisch war. Eben hierdurch wurde die Aufmerksamkeit auf die Blutkörpercheneigenschaften gelenkt. Entsprechendes gilt auch für die Gruppe *AB*, bei der „Änderungen der Blutgruppe" von Ungeübten anscheinend besonders häufig beobachtet werden. Hier kommt noch hinzu, daß Pseudoreaktionen überhaupt besonders leicht zu einer Fehldiagnose Gruppe *AB* führen.

Einen indirekten aber gleichwohl zwingenden Beweis dafür, daß im allgemeinen die Blutgruppe während des ganzen Lebens die gleiche bleibt, bilden die Tatsachen der Blutgruppenvererbung. Bei der Untersuchung von Familien wie auch bei der populationsstatistischen Analyse der Blutgruppenverteilung haben sich Gesetzmäßigkeiten gefunden, die in dieser Art nicht bestehen könnten, wenn Blutgruppenänderungen auch nur annähernd mit der Häufigkeit auftreten würden, wie es manche Autoren angegeben haben (Näheres vgl. Abschnitt D).

Bestehen nun auch keine direkten Beziehungen zwischen Blutgruppe und Krankheit in dem Sinne, daß die angeborenen Gruppeneigenschaften unter dem Einfluß einer Erkrankung umspringen könnten, so wären tiefere Zusammenhänge immerhin denkbar. Es könnten abnorme serologische Verhältnisse nach Art von *Mißbildungen* vorliegen. Pathologische Veränderungen der Erbfaktoren könnten zu pathologischen serologischen Befunden führen, ähnlich wie etwa die Farbenblindheit oder die Stoffwechselanomalie des Diabetes auf pathologischen Erbfaktoren beruhen. Bekanntgeworden sind derartige serologische Mißbildungen höheren Grades nicht. Die Beobachtungen von GUTHRIE und HUCK bei einer seltenen, nur bei Negern beschriebenen Blutkrankheit, der Sichelzellenanämie, dürften, soweit es sich nachträglich noch sagen läßt, am ehesten in das Gebiet der Untertypen der A-Eigenschaft gehören, also nichts Pathologisches darstellen. Eher könnte man sog. Defekttypen, diejenigen seltenen Fälle, in denen ein erwartetes Agglutinin fehlt, als pathologisch ansehen. Der Übergang vom Normalen zum Pathologischen ist hier aber durchaus fließend — ganz ebenso wie es willkürlich ist, ob man etwa Sommersprossen mit den älteren Pathologen als etwas „abnormes" oder mit den heutigen Vererbungsforschern als eine durch ein keineswegs krankhaftes Gen bedingte Besonderheit ansehen will. Praktisch wichtig ist nur, daß man auf derartige Besonderheiten sofort aufmerksam wird, sobald man die Blutgruppendiagnose an der LANDSTEINERschen Regel kontrolliert.

Eine ganz andere Art von Beziehung zwischen Blutgruppe und Krankheit wäre dann gegeben, wenn die Träger eines bestimmten Blutmerkmals für gewisse Krankheiten besonders empfänglich wären.

Im letzten Jahrzehnt sind zahlreiche Untersuchungen angestellt worden, welche dieser Frage auf *statistischem* Wege nachgehen wollten. Man geht so vor, daß man die Blutgruppenverteilung bei bestimmten Kategorien von Kranken mit der bei Gesunden vergleicht. Dabei hat man nicht selten aus relativ geringen Unterschieden Schlüsse auf eine Beziehung zwischen Blutgruppe und Krankheit herleiten wollen. Die große Mehrzahl der angestellten Vergleiche hat aber bei kritischer Betrachtung ein im positiven Sinne verwertbares Ergebnis nicht gehabt. Man kann vielmehr dem bisherigen Material entnehmen, daß die Blutgruppenverteilung bei Kranken der verschiedensten Art keine andere ist als bei Gesunden. Als Beleg führe ich die Ergebnisse der sehr sorgfältigen Untersuchungen von STRENG und seinen Mitarbeitern aus Finnland an. Die folgende Tabelle entstammt einer Arbeit von SIEVERS (1929). Sie bezieht sich auf 17000 Personen, nämlich 10647 Gesunde und 6726 Kranke.

Tabelle 12. Blutgruppenverteilung bei verschiedenen Krankheiten. Beobachtungen in Finnland (STRENG, RYTI, SIEVERS). Nach SIEVERS. (Gekürzt.)

	Anzahl	Blutgruppen in Proz.			
		0	*A*	*B*	*AB*
Gesunde	6726	32,63	43,58	17,16	6,63
Infektionskranke	1,336	36,00	40,64	16,84	6,51
darunter:					
Lungenkatarrh	204	34,80	43,63	15,69	5,88
Lungenentzündung	421	34,68	40,14	16,86	8,31
Polyarthritis	243	32,51	42,80	18,11	6,58
Tuberkulöse	1,048	29,48	44,85	17,56	8,11
Herzkranke	454	33,48	41,85	15,64	9,03
Nervenkranke	292	36,65	41,10	13,70	8,56
Leberkranke	125	32,80	44,80	16,00	6,40
Anämie	124	20,16	56,45	16,13	7,26
Carcinom + Sarkom	138	28,99	47,10	16,67	7,25
Arteriosklerose	223	34,08	39,91	19,28	6,72
Syphilis	635	34,17	39,84	18,43	7,56

Die (vollständige) Tabelle zeigt, daß die Prozentwerte im allgemeinen von den Durchschnittswerten für die Gesunden nicht sehr weit entfernt sind. Wo die Abweichungen erheblich sind, sind die absoluten Zahlen niedrig. So schwanken z. B. die Werte für die Gruppe *A* zwischen 27 und 52%. Diese beiden extremen Werte finden sich aber gerade bei den kleinen Gruppen von nur 42 und 56 Personen.

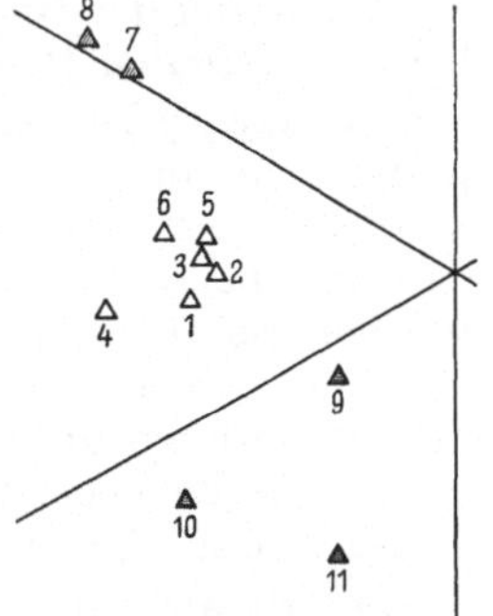

Abb. 18. Blutgruppenverteilung Gesunder und Kranker in Finnland bei Eintragung in das Dreieck von STRENG (vgl. S. 223).

1 10746 Gesunde, *2* 1336 Infektionskranke, *3* 434 Nervenkranke, *4* 454 Herzkranke, *5* 292 Nierenkranke, *6* 235 Geschwulstkranke [zum Vergleich: Nr. *7* Schweden, Nr. *8* Norweger, Nr. *10*, *11* Russen). [Nach O. SIEVERS, Finska Läk.sällsk. Hdl. **71**, 844 (1919)].

Auch dort, wo der Fehler der kleinen Zahl keine Rolle spielt, können aber noch zwischen den Gruppen der Kranken und dem Vergleichsmaterial der Gesunden Unterschiede vorliegen, die nicht auf eine besondere Beziehung zwischen Blutgruppe und Krankheit hinweisen müssen. Es kommt nämlich häufig vor, daß das Vergleichsmaterial nicht streng vergleichbar ist, weil es eben doch nicht aus denselben Kreisen der Bevölkerung und demselben Landesteil stammt.

Für einige größere Gruppen hat SIEVERS aus den Zahlen der Blutgruppenverteilung die relative Häufigkeit p, q, r der drei Gene berechnet und nach dem Dreikoordinatensystem von STRENG graphisch dargestellt (Abb. 18; vgl. Abschnitt G). Man sieht hier sehr schön, daß die sechs finnischen Untersuchungsreihen von Kranken in dasselbe Gebiet der Karte fallen wie die Gruppe der gesunden Personen. Sie liegen sämtlich auf dem Sektor, der von den Schweden einerseits und den Russen andererseits begrenzt ist.

Dieses Verhalten der Kranken in Finnland ist typisch überhaupt für alle bisher untersuchten Gruppen von Erkrankungen. Man kann infolgedessen überall dort, wo man zu anthropologischen Zwecken die Blutgruppenverteilung untersuchen will, unbedenklich auch Blutproben von Kranken einbeziehen, sofern die Kranken nicht etwa aus anderen Gründen eine besondere Auslese darstellen. Das gilt insbesondere auch für sog. Wassermannproben, Blutproben, die zur serologischen Syphilisdiagnose den Untersuchungsämtern zugeschickt werden. Eine andere statistisch nachprüfbare Frage ist die, ob eine Korrelation zwischen Blutgruppe und *Heilungstendenz* besteht.

Amsel und Halber haben unter Leitung von Hirschfeld 2900 Blutproben nach dem Ergebnis der Wassermannschen Reaktion und der Blutgruppenzugehörigkeit geordnet. Sie fanden bei der gesunden Bevölkerung die gleiche Verteilung wie bei den auf Syphilis Untersuchten. Die Autoren trennten dann ihr Material je nachdem, ob es sich um unbehandelte oder behandelte Syphilis handelte. Sie meinen aus ihrem Material entnehmen zu sollen, daß die behandelten Fälle, welche rasch Wassermann-negativ werden, relativ häufig zur Gruppe *0* gehören.

Trotz der imponierenden Gesamtzahlen, die jetzt schon vorliegen, halte ich die bisherigen Befunde weder nach der positiven noch nach der negativen Seite hin für beweisend: es ist immerhin möglich, daß die Menschen der Gruppe *0* auf Behandlung am raschesten Wassermann-negativ werden, ein überzeugender Beweis dafür steht aber noch aus[1].

Eine Beziehung besonderer Art zwischen Blutgruppe und Krankheit, die einzige, welche überhaupt sichergestellt ist, hat sich bei der *künstlichen Infektion mit Malaria* ergeben, welche zu Heilzwecken, insbesondere zur Behandlung der progressiven Paralyse, heute vielfach angewandt wird. Wie zuerst Wendlberger gesehen hat, wird bei nichtpassender Blutgruppe, d. h. dann, wenn die zugeführten Erythrocyten auf spezifische Gruppenantikörper des Patienten stoßen, die Inkubationszeit verlängert, nach umfangreichen Beobachtungen von H. R. Müller im Durchschnitt um 2 Tage. Außerdem hat das Passen oder Nicht-

[1] Vgl. Straszynski, Gundel (1927, 1928), Karnaurchowa und Finjakowa, Gurewitch und Gellermann-Gurewitch, Ikara und Yanagihashi, Kumagai und Namba, Naito, Poehlmann u. a.

passen der Blutgruppen einen Einfluß auf den Fiebertypus: während im allgemeinen bei Paralytikern und bei Gruppengleichheit das Quotidianfieber am häufigsten ist, erhöht sich die Zahl der Tertianafälle bei nichtpassender Gruppe. Offenbar führt die Schädigung der Erythrocyten auch zu einer solchen der Erreger, was sich in verspätetem Angehen der Infektion und dem milderen Fieberverlauf kundgibt. Da der Tertianatypus des Fiebers für den Patienten schonender ist, so hat die Aufdeckung dieser Zusammenhänge auch eine gewisse praktische Bedeutung (vgl. auch WETHMAR, WAGNER-JAUREGG u. a.).

Schließlich sei schon hier erwähnt, daß auch die Frage einer „Koppelung" im genetischen Sinne zwischen Blutgruppen und Krankheitsanlagen vielfach erörtert worden ist. Hierauf soll weiter unten noch eingegangen werden.

II. Vom Viergruppenschema unabhängige serologische Typen.

1. Die Faktoren *M* und *N* (LANDSTEINER und LEVINE).

Im Fall der vier Blutgruppen wird das Reagens zum Nachweis der charakteristischen Substanzen von der Natur selbst in Form der Isoantikörper fertig zur Verfügung gestellt. Wie wir aber gesehen haben, sind die Gruppeneigenschaften A und B *Antigene*, sie vermögen also von sich aus beim Immuntier Antikörper zu erzeugen; wir sind also zum Nachweis der Gruppeneigenschaften keineswegs ausschließlich auf die Isoantikörper angewiesen. Wenn zufällig der Mensch zu jenen Spezies gehören würde, deren Serum frei von Isoantikörpern ist, so wäre gleichwohl die Einteilung in die vier Blutgruppen durchzuführen, nur daß man eben regelmäßig *Immunsera* benutzen müßte.

Es liegt nun kein Grund dafür vor, daß die zufällig durch Isoantikörper nachweisbaren charakteristischen Substanzen die einzigen ihrer Art sein müßten. Es ist vielmehr sehr gut möglich, daß noch andere serologische Typenstoffe existieren, mit anderen Worten, daß es Menschen gibt, welche sich durch den Besitz serologisch nachweisbarer, von den Gruppenstoffen A und B verschiedener Substanzen unterscheiden.

Die unterscheidenden Substanzen könnten sich ebenso wie die Gruppenstoffe in den Erythrocyten und den Organen finden, es wäre aber auch möglich, daß sie nur im Blut oder nur in den Organen auftreten. Die Erfahrungen mit einer dem Serologen sehr vertrauten Substanz, dem FORSSMANschen Antigen, warnen davor, die Untersuchungen allzu schematisch etwa nur auf die Erythrocyten zu beschränken. Das FORSSMANsche Antigen verhält sich bei verschiedenen Tierarten sehr ungleich, beim Schaf ist es nur in den roten Blutkörperchen, beim Pferd nur in den Organen enthalten, wiederum in anderen Fällen findet es sich in Erythrocyten und Organen, wobei wiederum im Gehalt der Organe an spezifischer Substanz große Unterschiede bestehen können.

Daß in der Tat eine über das Viergruppenschema weit hinausgehende Differenzierung im Bereich der Möglichkeit liegt, lehren die Beobachtungen an Tieren, die in einem besonderen Abschnitt behandelt werden sollen. Bei Rindern haben sich mit geeigneter Methodik für jedes Individuum serologische Besonderheiten zeigen lassen, und für den Menschen habe ich vor Jahren gelegentlich der Untersuchung eines Paares von eineiigen Zwillingen eine über das Viergruppenschema weit hinausgehende Differenzierung angetroffen. Mit geeigneter Methodik ließ sich von acht Vergleichspersonen jede einzelne von jeder anderen unterscheiden, während die eineiigen Zwillinge noch Übereinstimmung zeigten. Es war also zu vermuten, daß noch neue Typenunterschiede, welche gleich den Blutgruppenunterschieden genotypisch bedingt sind, aufzufinden sein müßten (vgl. auch v. DUNGERN und HIRSCHFELD 1910; BROCKMANN).

Der exakte Nachweis mehrerer neuer serologisch scharf definierter Typenstoffe ist von LANDSTEINER und LEVINE geführt worden. LANDSTEINER und LEVINE bedienten sich des Verfahrens der Tierimmunisierung. Sie spritzten einer Anzahl von Kaninchen die roten Blutkörperchen bestimmter Menschen ein. Nimmt man eine solche Einspritzung mehrfach im Abstand von einigen Tagen vor, und entnimmt man etwa eine Woche nach der letzten Einspritzung dem Versuchstier Blut, so findet man im Serum des Kaninchens Antikörper gegen Menschenblut. Diese Antikörper sind, wie wir oben gesehen haben, artspezifisch; hat man aber Blutkörperchen *A* oder *B* zur Immunisierung benutzt, so können neben den Artantikörpern auch gruppenspezifische Antikörper auftreten. Wie der Versuch S. 17 erkennen läßt, ist es durch elektive Absorption mit *A*- oder *B*-freien Erythrocyten möglich, die gruppenspezifische Quote des Antikörpers für sich allein zur Wirkung zu bringen.

In gleicher Weise läßt sich nun auch prüfen, ob gegen hypothetische noch nicht aufgefundene Typensubstanzen, z. B. eine Substanz *X*, Antikörper gebildet werden. Wir immunisieren Kaninchen mit den roten Blutkörperchen bestimmter Menschen und erhalten agglutinierende Immunsera. Angenommen nun, einer dieser Menschen enthält neben dem allen Menschen gemeinsamen Antigen noch ein besonderes Antigen X, so wird der Nachweis des Antigens und die Auffindung des korrespondierenden Agglutinins Anti-X gelingen, wenn wir das Immunserum im Absorptionsversuch mit den Erythrocyten einer Person, *welche die Substanz X nicht enthält*, behandeln.

Ein derartiger Versuch von LANDSTEINER und LEVINE sei nachstehend besprochen. Ein Kaninchen war mit Menschenblut immunisiert worden. Es enthielt nunmehr ein Immunagglutinin für Mensch in seinem Blutserum. Das Blutserum wurde 20fach verdünnt und mit den Erythrocyten eines bestimmten Menschen NN. versetzt. Nach einer Verweilzeit wurden die Erythrocyten entfernt. Die verbleibende Flüssigkeit, das absorbierte Immunserum, wurde nunmehr gegen die Erythrocyten von zwölf verschiedenen Menschen geprüft. Das Ergebnis zeigt die folgende Tabelle, welche bei den einzelnen Versuchspersonen auch die Blutgruppenzugehörigkeit angibt. Wir sehen, daß das Blut NN., außerdem aber auch das Blut von drei anderen Versuchspersonen, nicht mehr agglutiniert wird, während die verbleibenden acht Proben eine positive Reaktion gaben.

Tabelle 13.

Agglutination menschlicher Erythrocyten durch Kaninchenimmunserum nach elektiver Absorption mit geeignetem Menschenblut NN. (Nach LANDSTEINER und LEVINE 1928; gekürzt.)

Blut Nr. Gruppe	815 *0*	816 *0*	819 *B*	822 *0*	825 *B*	826 *0*	829 *B*	830 *0*	831 *A*	832 *0*	833 *A*	834 *0*
Immunserum Anti-M..	++±	+±	++±	0	+++	++±	0	0	+++	++±	+++	++±

Die drei negativen Blutproben repräsentieren die Blutgruppen 0 und B, bei Ausdehnung der Versuche zeigt sich, daß die hier auftretende Differenzierung in keiner Beziehung zu dem Viergruppenschema steht. Das Versuchsergebnis ist am einfachsten durch die Annahme zu erklären, daß die acht positiven Blutproben einen Faktor X enthalten, welcher dem absorbierenden Blute NN. und ebenso den drei anderen auf das absorbierte Serum nicht mehr ansprechenden Blutproben fehlt. Diese Annahme hat sich in zahlreichen späteren Versuchen bestätigt. Für den hier nachgewiesenen positiven Faktor haben LANDSTEINER und LEVINE die Bezeichnung M gewählt.

Wichtig ist die sichere Identifizierung des Faktors. Er war zunächst nur definiert durch das Verhalten des Blutes NN. und einiger anderer Personen gegenüber dem Serum eines bestimmten Kaninchens. Andere Untersucher, die an anderen Versuchspersonen gleichartige Versuche anstellen, können ebenfalls zu einer Einteilung in zwei Klassen, Blutproben mit einem Faktor *X* und ohne einen solchen, gelangen. Es ist aber nicht ohne weiteres gesagt, daß dieser anderwärts aufgefundene Faktor mit dem Faktor *M* von Landsteiner und Levine identisch sein muß. Es könnte sich ebensogut auch um neue Faktoren handeln. Deshalb ist es notwendig, anderwärts erhobene durch direkten Vergleich mit den Blutproben NN. usw. zu kontrollieren.

Derartige Untersuchungen mit aus Amerika übersandten Blutproben sind in Europa ausgeführt worden. Es hat sich gezeigt, daß wir durch Immunisierung europäischer Kaninchen mit dem Blute von Europäern in manchen Fällen in der Tat Immunsera erhalten, welche mit aller Sicherheit zum Nachweis des von Landsteiner und Levine mit *M* bezeichneten Faktors zu verwenden sind. Es wurden eine Anzahl von Personen gefunden, die serologisch mit dem Blute NN. übereinstimmen. Es fehlt ihnen demnach der Faktor *M*, und ihr Blut kann nun als Standard für die weiteren Untersuchungen in Europa dienen.

Der Wirkungsbereich ist bei den verschiedenen Anti-*M*-Sera stets der gleiche, Unterschiede bestehen nur in der Wirkungsstärke. Außerdem muß man damit rechnen, daß ein solches Immunserum neben dem artspezifischen Antikörper („Anti-Mensch") und dem Antikörper Anti-*M* noch andere typenspezifische Antikörper enthalten könnte, z. B. gegen die Gruppensubstanzen *A* oder *B*. Es könnten also gelegentlich Unregelmäßigkeiten zur Beobachtung kommen, die sich bei näherer Untersuchung durch die gleichzeitige Gegenwart einer Vielheit von Antikörpern aufklären lassen.

Neben den Sera vom Typus Anti-*M* fanden sich nun Kaninchenimmunsera, welche in ganz ähnlicher Weise einen zweiten neuartigen Antikörper enthielten. Sie wurden als Anti-*N* bezeichnet, der ihnen entsprechende Blutkörperchenanteil als der Faktor *N*.

Die Verschiedenheit von *M* und *N* und die Unabhängigkeit von der Blutgruppe mag ein Versuchsbeispiel erläutern.

Tabelle 14. Agglutination menschlicher Erythrocyten durch Kaninchenimmunsera Anti-*M* und Anti-*N* nach Absorption mit geeignetem Menschenblut. (Gekürzt nach Landsteiner und Levine.)

Blut Nr. Gruppe	815 *0*	816 *0*	819 *B*	822 *0*	825 *B*	826 *0*	829 *B*	830 *0*	831 *A*	832 *0*	333 *A*	334 *0*
Immunserum 1 Anti-*M*	++±	+±	++±	0	+++	++±	0	0	+++	++±	+++	++±
Immunserum 18 Anti-*N*	0	±	+±	++±	++±	±	++±	++±	+	+±	0	++

Auch das Agglutinin Anti-N kann *neben* anderen typenspezifischen Antikörpern vorhanden sein. So findet man bisweilen bei Kaninchen, denen mehrfach ein Gemisch von Blutkörperchen verschiedener Menschen eingespritzt wurde, die Agglutinine Anti-M und Anti-N nebeneinander.

Tabelle 15.

Gleichzeitiges Auftreten der Agglutinine Anti-M und Anti-N in einem Kaninchenimmunserum. (Immunserum K 11 wird in 50facher Verdünnung mit Blutkörperchen verschiedener Personen vorbehandelt.)

	Agglutinierende Wirkung des absorbierten Immunserums für Blutkörperchen der Gruppe *0*						
Name	F. S.	F. T.	L. L.	K. M.	E. G.	K. M.	P. R.
MN-Typus	MN	MN	M	N	MN	M	N
Absorption mit Erythrocyten							
MN	—	—	—	—	—	—	—
M	+	+	—	+	+	—	+
N	+	+	+	—	+	+	—

Ebenso wie bei den Gruppensubstanzen A und B wird man auch hier eine Einteilung der Menschen je nach dem Auftreten von M und N vornehmen können. Nach den Regeln der Kombinatorik sind wiederum vier Klassen zu erwarten, nämlich zwei, welche einen der beiden Faktoren enthalten, eine dritte, welche die beiden Faktoren nebeneinander führt und endlich als vierte eine „Nullklasse", welche diejenigen Menschen umfassen würde, denen sowohl M wie N fehlt. Auffallenderweise aber existiert diese letzte Klasse nicht. Bei Untersuchungen in Amerika und Europa zusammen, die jetzt annähernd 20000 Personen umfassen, wurde sie stets vermißt. Es gibt also praktisch nur die drei folgenden Klassen:

Tabelle 16.

	Serologisches Verhalten	Bezeichnung
Klasse I	Nur M ist vorhanden; N fehlt	M oder + —
Klasse II	Nur N ist vorhanden; M fehlt	N oder — +
Klasse III	M und N sind nebeneinander vorhanden	MN oder + +

Als kurze unmißverständliche Bezeichnung verwenden LANDSTEINER und LEVINE die in der letzten Spalte aufgeführten Symbole. Die Buchstaben können ohne Nachteil weggelassen werden, sobald es klar ist, daß von M und N die Rede ist, man kann aber auch die Buchstaben allein verwenden, wobei es unter Umständen zweckmäßig ist, das *alleinige* Auftreten von *M* oder *N* durch den Zusatz „rein" zu bezeichnen.

Das Fehlen einer vierten Klasse „— —" ist theoretisch von großem Interesse. Es beweist, daß die beiden Eigenschaften *M* und *N* in irgendeiner Beziehung zueinander stehen müssen; in welcher, hat sich bei dem Studium der weiter unten zu besprechenden Vererbungsverhältnisse ergeben. Die Erbanlagen für *M* und *N* bilden nämlich zusammen ein Paar mendelnder Faktoren. Dies ist der Grund, weshalb die beiden Eigenschaften gemeinsam besprochen werden dürfen.

Von *serologischen Einzelheiten* sei hier kurz angeführt: die beiden Faktoren sind, wie schon aus der Art ihrer Nachweisbarkeit hervorgeht, echte Antigene. Sie sind bisher beim Gesunden nur in den Erythrocyten, nicht im übrigen Körper nachgewiesen worden, sollen sich aber auch in Tumoren finden. Untersuchungen über ihre chemische Natur liegen noch nicht vor. Isoantikörper sind bisher nicht bekannt geworden. Am stärksten ausgeprägt sind die Eigenschaften *M* und *N* dort, wo sie *allein* vorkommen, also in den Klassen +— bzw. —+, ein Verhalten, das ebenfalls durch die Vererbungsverhältnisse befriedigend erklärt wird.

Die beiden Eigenschaften bilden sich schon in der Fetalzeit, bei Neugeborenen sind sie bereits kräftig ausgeprägt. Alsdann halten sie sich während des ganzen Lebens konstant, Wechsel der Klassenzugehörigkeit unter äußeren Einwirkungen oder im Verlaufe von Erkrankungen sind nach den bisherigen Beobachtungen nicht anzunehmen.

Die Häufigkeit der beiden Eigenschaften ergibt sich in großen Zügen aus den obigen Versuchstabellen: betrachten wir *M* und *N* für sich, so sind Personen, welchen die Eigenschaften fehlen, seltener als solche mit der betreffenden Eigenschaft. Die Personen mit *M* machen rund 80, die mit *N* rund 70% der Bevölkerung aus. Die Häufigkeit der drei Klassen bei verschiedenen Völkern zeigt Tab. 17.

2. Der Faktor *P* (Landsteiner und Levine).

Bei ihren Immunisierungsversuchen an Kaninchen fanden Landsteiner und Levine noch eine weitere serologische Eigenschaft menschlicher Erythrocyten, die sie *P* benannten. Der Nachweis wird in der gleichen Weise wie für *M* und *N* geführt, außerdem aber kann man auch normale Pferdesera heranziehen. Normales Pferdeserum pflegt menschliche Blutkörperchen jeder Art zu agglutinieren; durch elektive Absorption mit Erythro-

Tabelle 17.
Häufigkeit der drei MN-Klassen in verschiedenen Ländern.

	Autor	Anzahl	M %	N %	MN %
I. Weiße					
Deutsche					
Berlin und Umkreis.	Schiff	8144	29,7	19,6	50,7
darunter Einzelpersonen[1] aus Berlin selbst	Schiff	3635	30,65	19,5	49,75
Frankfurt a. M.. . .	Laubenheimer[2]	2000	30,0	20,0	50,0 (rund)
Hamburg, Einzelp. .	Lauer[2]	1293	29,46	19,27	48,87
Köln	Blaurock	2000	29,4	21,5	49,1
Stuttgart	Mayser[2]	2053	28,05	23,44	48,51
Danzig	Wagner[2]	1500	29,6	19,2	51,2
Wolgadeutsche . . .	Schiff	180	23,4	27,8	48,8
Dänen	Thomsen-Clausen	1485	29,96	21,15	48,89
darunter Einzelpersonen	Thomsen-Clausen	335	28,3	26,3	45,4
Schweden, Einzelp. . .	Wolff[2]	410	35,6	17,1	47,3
Finnländer	Elovuori	400	23,0	17,5	59,5
Polen	Amzel	480		22,3	
Belgier (Löwen) . . .	Shockaert	559		27,2	
	Shockaert	557	38,96		
Franzosen (Paris) . . .	Kossovitch	400	33,0	21,2	45,8
Italiener	Lattes-Garrasi	430	27,2	15,3	57,4
Nordamerikaner (New York)	Landsteiner-Levine	1708		19,1	
	Landsteiner-Levine	532	26,1	20,3	53,6
	Wiener-Vaisberg	904	30,53	21,24	48,23
	Wiener-Rothberg-Fox	958	29,33	20,15	50,52
II. Japaner . . .	Shigeno (2. u. 3. Serie)	202	30,2	23,8	46,0
III. Neger (New York) . .	Landsteiner-Levine	181	27,6	24,9	47,5
		730		28,1	
IV. Indianer . . .	Landsteiner-Levine	205	60,0	4,9	35,1

[1] In manchen Serien sind Mütter und Kinder oder Eltern und Kinder mit enthalten, die Bezeichnung „Einzelpersonen" bedeutet, daß Familienmaterial lt. ausdrücklicher Angabe nicht mit verwertet wurde. — [2] Persönl. Mitteil.

cyten, welchen der Faktor P fehlt, gelingt es aber häufig, ein Serum zu gewinnen, welches nur noch Blutkörperchen P agglutiniert.

Sehr nahe mit der so zu erhaltenden Einteilung berührt sich auch die Einteilung durch ein sog. irreguläres Agglutinin mancher menschlicher Sera, das sog. Extraagglutinin 1 von Landsteiner und Levine. Als Beispiel diene eine Tabelle dieser Autoren.

Tabelle 18.
Blutkörperchen Gruppe *0*. (Nach LANDSTEINER und LEVINE.)

Serum Nr.	Gruppe	34	46	200	201	202	248	509	538	1021	1036
740	*A*	+	0	+	0	±	±	Spch.	0	+	0
1048	*B*	+	Spch.	+	Sp.	+	±	Spch.	Spch.	±	0

Der Faktor *P* ist weitverbreitet und nach LANDSTEINER und LEVINE in starker Ausprägung bei Negern häufiger als bei Weißen. Da alle Übergänge zwischen einem starken *P* und dem Fehlen von *P* vorkommen, so ist das Studium der *P*-Eigenschaft besonders bezüglich der Vererbungsverhältnisse und der Frequenz schwieriger als bei den Eigenschaften *A*, *B* und *M*, *N*.

3. Sonstige Typenunterschiede des Blutes.

Neben den Blutkörpercheneigenschaften *0*, *A*, *B* sowie *M*, *N* und *P* existieren noch andere typendifferenzierende „Faktoren". Das läßt sich auf Grund von mehr gelegentlichen Beobachtungen mit Sicherheit sagen, nur ist es noch nicht möglich, diese anderen Faktoren routinenmäßig im Laboratorium nachzuweisen, weil die Reagenzien hierfür nicht ständig bereitgestellt werden können. Eine von den sonst bekannten abweichende Typeneinteilung erhielten OTTENBERG und JOHNSON, als sie das Blutserum einer bestimmten Person der Gruppe *B* auf zahlreiche Blutproben der Gruppen *0* und *B* einwirken ließen. Die Mehrzahl der Proben wurden dann von dem Serum *B* mäßig oder schwach, jedenfalls aber deutlich, agglutiniert. Nach Absorption mit geeignetem Blut *A* wirkte das Serum in gleicher Weise auch auf die meisten Blutproben der Gruppe *A* (LANDSTEINER und LEVINE).

Einen anderen typenspezifischen Antikörper haben LANDSTEINER, LEVINE und JANES bei einem Patienten der Gruppe *0* im Anschluß an zwei Bluttransfusionen auftreten sehen, zu denen beidemal das Blut des gleichen Spenders (Gruppe *0*) gedient hatte. Unter Anwendung einer empfindlichen Untersuchungsmethode und nach elektiver Absorption der gewöhnlichen Isoantikörper wurden für manche Personen aller Blutgruppen noch Agglutinine nachgewiesen, und zwar mit nebenstehender Häufigkeit.

Gruppe	+	−
0	20	40
A	16	12
B	6	9
AB	3	6
	45	67

Der Faktor war nicht identisch mit *M*, *N* oder *P*; zu dem Faktor von OTTENBERG und JOHNSON bestanden gewisse

Beziehungen, in manchen Fällen aber auch deutliche Unterschiede.

Ein anderer selbständiger Faktor — *H* genannt — wurde von Schiff durch elektive Absorption eines Hammelserums nachgewiesen. Der Faktor fand sich bei 127 Personen in 68%, er ist erblich (vgl. S. 186).

Ein weiterer Faktor besonderer Art wurde mit Hilfe eines Kaninchenimmunserums Anti-*N* gefunden. Nach Absorption mit ganz bestimmten seltenen Blutproben wurde unabhängig

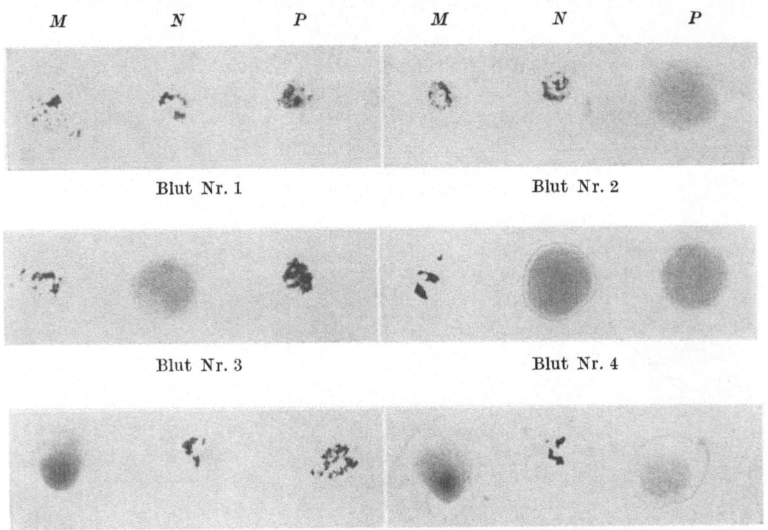

Abb. 19. Sechs ausgewählte Blutproben der Gruppe *0*, geprüft mit den Agglutininen Anti-*M*, Anti-*N* und Anti-*P*. Objektträgerprobe, mäßig verkleinert.

von der Anwesenheit eines *N* noch Agglutination beobachtet. Der Faktor unterscheidet sich von den bisher genannten durch seine große Häufigkeit; faktorfreie Blutproben sind so selten, daß gerade hierin die Hauptschwierigkeit für den Nachweis liegt. Außerdem zeigten die Blutproben der Gruppe *0* ein besonderes Verhalten: sie werden, auch wenn sie den Faktorantikörper zu absorbieren imstande sind, also den Faktor in sich enthalten, von dem Antikörper nicht agglutiniert. Der Faktor erhielt die Bezeichnung *G* (Schiff).

Lassen wir alle diese nicht routinenmäßig nachweisbaren Faktoren außer acht, so kommen wir doch auch schon erheblich über das Schema der vier Blutgruppen hinaus. Die Unterteilung der

A-Eigenschaft führt von den vier Blutgruppen durch Aufteilung der Gruppen *A* und *AB* zu sechs Klassen, die Eigenschaften *M* und *N* liefern die drei Klassen *M*, *N* und *MN*, so daß sich aus der Kombination $6 \times 3 = 18$ Klassen oder Bluttypen ergeben. Da jedesmal die Eigenschaft *P* vorhanden ist oder aber fehlt, so er-

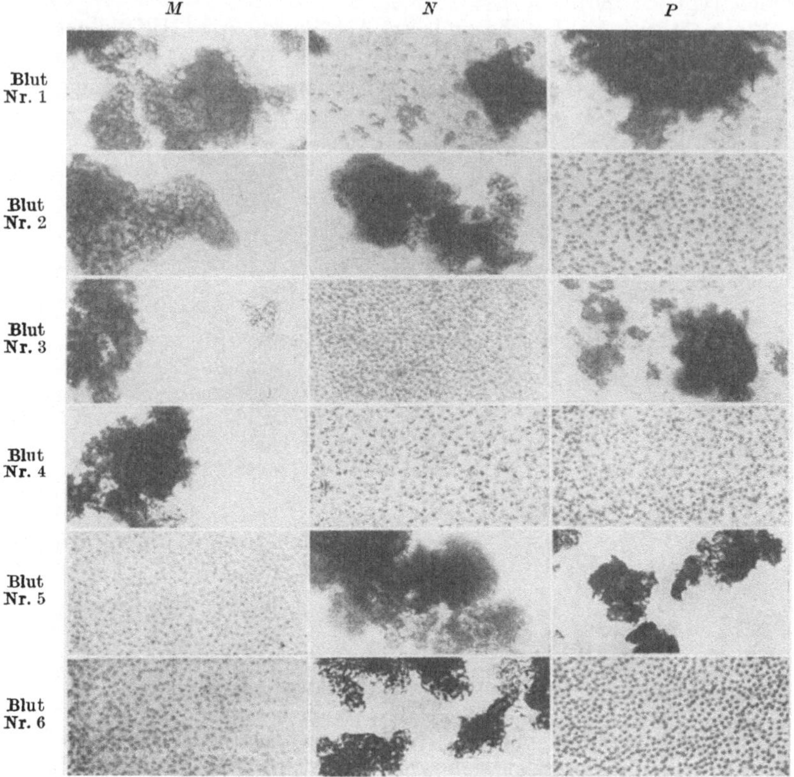

Abb. 20. Die gleichen Proben wie Abb. 19 bei 250facher Vergrößerung. Abb. 19 und 20 nach LANDSTEINER und LEVINE: J. of exper. Med. **1928**, Nr 5.

halten wir 36 Klassen. Die Abb. 19 und 20 (nach LANDSTEINER und LEVINE) zeigen, wie scharf die Abgrenzung serologisch möglich ist.

4. Der Ausscheidungstypus.

Eine weitere Differenzierung, die nicht die Erythrocyten betrifft, aber hier erwähnt werden soll, weil sie auf serologischem Wege erkennbar ist, wird erhalten, wenn man die oben (S. 36) besprochenen Unterschiede in der Ausscheidung der Gruppenmerkmale berücksichtigt. Da man nach dem Verhalten des Speichels zwei Typen, „Ausscheider" und „Nichtausscheider", unterscheiden kann, so verdoppelt sich hiermit die Zahl der auf anderem Wege gewonnenen serologischen Typen. War oben auf Grund der Merkmale $0, A_1, A_2, B, M, N, P$ von 36 Klassen die Rede, so würde man nunmehr zu 72 Klassen gelangen. Berücksichtigt man dazu noch die Faktoren G und H und die beiden Faktoren von OTTENBERG und JOHNSON sowie von LANDSTEINER, LEVINE und JONES, so erhält man mehr als 1000 serologische Klassen. Es liegt kein Anlaß vor, anzunehmen, daß wir hiermit an der Grenze der serologisch durchführbaren Unterteilungen angelangt wären.

B. Bluttransfusion.

I. Zur Geschichte.

Die Entwicklung der Bluttransfusion bildet ein besonders anziehendes Kapitel in der Geschichte der Medizin. SCHEDE, DIEFFENBACH, LANDOIS, KÖHLER u. a. haben die einzelnen Etappen des weiten Weges reizvoll geschildert. Nicht die Blutzufuhr an Verblutende, sondern Verjüngung scheint ursprünglich das Ziel der Transfusion gewesen zu sein. Ägyptischen Priestern schrieb man solche Verjüngungskünste zu und von ihnen soll MEDEA das Geheimnis gelernt haben. OVID schildert anschaulich, wie MEDEA nach umständlichen Vorbereitungen ihrem Schwiegervater ANCHISES Tierblut in die Adern einflößt und wie sich unmittelbar unter dem Einfluß des einströmenden Blutes der Greis verjüngt. Diese Schilderung gehört freilich ebenso in das Gebiet des Märchens wie etwa die mittelalterlichen Darstellungen des Jungbrunnens, gleichwohl aber muß man zugeben, daß das Aufblühen eines fast Verbluteten unter dem Einfluß einer Transfusion, ein Ereignis, das wir heute oft genug erleben, in der Tat einen zauberhaften Eindruck macht und eine Erfüllung jenes alten Wunschtraumes bedeutet, ja ihn noch übertrifft, denn es wird nicht die entschwundene Jugend, sondern das Leben selbst wiedergegeben.

Merkwürdigerweise haben wir noch bis in den Beginn des 17. Jahrhunderts hinein Schilderungen von Bluttransfusionen, welche anscheinend reine Phantasieprodukte sind, aber doch erkennen lassen, daß der *Gedanke* der Bluttransfusion manche Köpfe beschäftigte — nicht ohne auf den Widerspruch der ernsthaften Wissenschaft zu stoßen. So hat ANDREAS LIBAVIUS, Arzt und Chemiker aus Halle (1540—1616), kritisch zu den Ausführungen eines nicht namentlich genannten Autors, wie vermutet wird, des MAGNUS PEGELIUS, Stellung genommen. Dieser hatte die Bluttransfusion empfohlen, um alte und kranke Menschen, jung und gesund zu machen.

Von Spender und Empfänger heißt es: Adsit juvenis robustus, sanus, sanguine spirituoso plenus; adest exhaustis viribus tenuis macilentus vix animam trahens.

Die Transfusion soll mit Hilfe von zwei silbernen, ineinanderpassenden Kanülen vorgenommen werden. Zuerst wird eine Arterie des Spenders eröffnet und hier die eine („männliche") Kanüle eingeführt, alsdann wird entsprechend bei dem Kranken die weibliche Kanüle eingelegt und nun werden die beiden Kanülen ineinandergeschoben. „Jam" — so heißt es weiter — „ex sano sanguis arterialis calens et spirituosus saliet in aegrotum unaque vi fontem affert, omnemque languorem pellet. Idque etiam sine alterius in hisce minutione seu detrimento."

Schließlich wird noch einmal des Spenders gedacht: „Sed quomodo ille robustus non languescet? Danda ei sunt bona confortantia et cibi, medico vero helleborum."

„Dem Arzt aber gebe man Nießwurz." Mit diesem ironischen Rat schließt die interessante Stelle, ein Zeichen dafür, wie wenig ernst die Spekulationen über die Transfusion genommen wurden.

In der Tat fehlte damals noch eine Voraussetzung für eine wissenschaftlich begründete Transfusion, die genaue Kenntnis des Blutkreislaufs.

Die wirkliche Geschichte der Bluttransfusion beginnt deshalb erst mit dem Jahre 1628, in dem HARVEYS große Entdeckung bekanntgegeben wurde. Hierdurch angeregt, haben englische Physiologen zunächst in Tierversuchen exakte Grundlagen für die Bluttransfusion geschaffen. Man arbeitete — infolge der technischen Schwierigkeiten mit wechselndem Erfolg — an Hunden und anderen Tieren, bis RICHARD LOWER eine wirklich brauchbare Methode angab. Seine Anweisung, die uns in Form eines Briefes an BOYLE, den berühmten Physiker, erhalten ist, gibt zum erstenmal genaue, die kleinste Einzelheit berücksichtigende Vorschriften für die Ausführung der Bluttransfusion (vgl. Abb. 21). LOWER verband die Carotis des Blutspenders durch eine Kanüle mit der Jugularvene des Empfängers und ließ soviel Blut überlaufen, bis der Spender verblutet war. Von Zeit zu Zeit wurde dem Spender aus der anderen Jugularvene Blut abgelassen.

Diese Versuche erregten großes Aufsehen. Offenbar durch sie angeregt, gingen bald darauf Denys und Emmerez in Paris dazu über, auch Blut auf den Menschen zu transfundieren. Im gleichen Jahr (1667) folgten Lower und King in England. Als Blutspender nahm man gewöhnlich Schafe oder Rinder. Die ersten Erfolge grenzten ans Wunderbare, bald aber traten Enttäuschungen ein, denn das Blut löste ohne ersichtlichen Grund schwere Krankheitserscheinungen aus, und normale Patienten starben offensichtlich

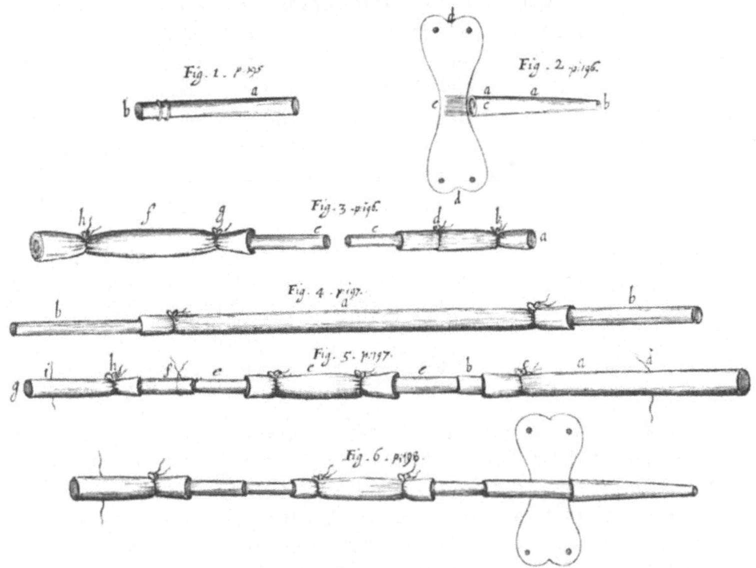

Abb. 21. Richard Lowers Instrumentarium zur Bluttransfusion. (Aus Tractatus de corde· Amsterdam 1669.)

Fig. 1. *a* silbernes Röhrchen, *b* der in die Arterie oder Vene einzuführende Teil mit doppeltem Ringwulst für die Ligatur.

Fig. 2. Silbernes Röhrchen für die Zufuhr in die Armvene des Menschen. *aa* das silberne Röhrchen, *b* der engere Teil, welcher in die Armvene eingeführt wird, *c* der weitere Teil zur Aufnahme des Blutes. Das Ende des Röhrchens ist in zwei Folien *dd* aufgespalten, welche mit je zwei Löchern zur Durchführung eines Fadens versehen sind. Der Faden fixiert die Silberfolien und damit die Kanüle am Arm. In der Mitte zwischen den beiden Folien bei *e* ist zur leichteren Aufnahme des einzuführenden Röhrchens eine Eindellung (Sinus excavatus) in der Art wie die Einsenkung in der Mitte der menschlichen Oberlippe. Die darunterliegende Vene wird so stark komprimiert, daß kein Blut austreten kann.

Fig. 3. Vereinigung des zuführenden bzw. abführenden Gefäßes mit dem Rohr.

Fig. 4. Cervicalarterie (*a*) von Pferd oder Rind. Die beiden Enden sind mit den silbernen Röhrchen *bb* fest vereinigt.

Fig. 5. Die vollständige Vorrichtung zur Bluttransfusion von Tier zu Tier. *a* die zum Herzen des empfangenden Tieres führende Jugularvene, *b* die in der Vene befestigte Kanüle, *c* Ligatur, *d* offener Faden, *eee* Zwischenstück, bestehend aus Cervicalarterie und zwei Kanülen, als Verbindung zwischen den bei Spender und Empfänger befestigten Kanülen, *f* silbernes Röhrchen zur Aufnahme des Blutes aus der Arterie des Spenders, *g* Arterie des spendenden Tieres, *h* feste, *i* lockere Ligatur zur Befestigung der Kanüle *f* in der Arterie des Spendertieres.

Fig. 6. Der entsprechende Apparat zur Transfusion vom Tier auf den Menschen.

an der Bluttransfusion. Es ist deshalb wohl verständlich, daß sich die Bluttransfusion damals nicht durchsetzen konnte. Allerdings waren die Bedenken, die von den Gegnern angeführt wurden, nicht immer wissenschaftlich begründet: man fürchtete, nach Infusion von Schaf- oder Ochsenblut könnten bei dem Empfänger Hörner wachsen, nach Zufuhr von Katzenblut sollte ein Mädchen eine Katzennatur behalten haben (Irenäus Vehr 1668), man holte auch Gegengründe aus der Bibel und dem Pythagoras, aber es war doch wohl aus der damaligen Gefährlichkeit des Eingriffs ohne weiteres zu begreifen, wenn der Professor Major in Kiel als erste unter seinen neun Transfusionsregeln aufführt: der Arzt solle sich, um auf den schlimmsten Ausgang gefaßt zu sein, zuvor mit einer obrigkeitlichen Erlaubnis versehen. Ein italienischer Autor (Santinelli 1678) wandte pathetisch das auf die Gladiatorenspiele geprägte Wort Senecas jetzt auf die Bluttransfusion an: homo, res sacra, jam per lusum et jocum occiditur.

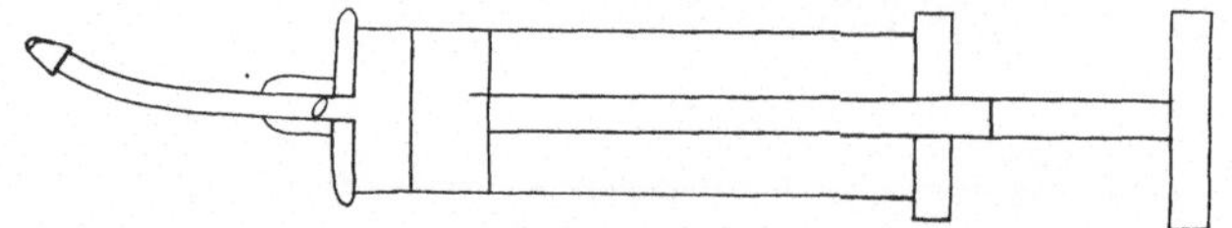

Abb. 22. Injektionsspritze von Blundell zur Transfusion von Menschenblut. Inhalt 60—90 ccm.

Waren auch die Ablehnungsgründe mitunter grotesk, die Ablehnung selbst und sogar gesetzliche Verbote der Transfusion, die hier und dort ergingen, waren im Kern berechtigt. Dabei lehnte man, und zwar ohne eigene Erfahrung zu besitzen, auch die Bluttransfusion von Mensch zu Mensch ab. „Das Blut der Tiere und selbst auch der einzelnen Menschen", so schrieb Doläeus 1690, „sei zu verschieden, um ohne Nachteil von einem Menschen in den anderen geleitet zu werden."

Immerhin wurde die Bluttransfusion nicht völlig aufgegeben. Die Freunde der Transfusion versuchten die Gefahren durch verbesserte Technik zu vermeiden. Dabei galten die Bemühungen sowohl der Art der Überführung als solcher wie auch der Behandlung und Wahl des Blutes.

Die *Art der Überführung* folgte zunächst dem Beispiel der englischen Physiologen: man stellte eine Verbindungsröhre von Gefäß zu Gefäß her, wobei man außer Metallröhrchen auch tierisches Material, Blutgefäße, die Luftröhre der Ente u. a. m. benutzte, ein Verfahren, das bekanntlich viel später seinen technischen Höhepunkt in den Methoden der direkten Gefäßnaht (Carrel und Guthrie, Crile) erreicht hat, aber heute verlassen ist.

Im 17. und 18. Jahrhundert blieb die direkte Überleitung von Ader zu Ader die herrschende Methode. Ein neues Prinzip führte erst BLUNDELL 1818 ein, indem er das Blut mit der Injektionsspritze übertrug. Seine Spritze faßte 2—3 Unzen Blut (Abb. 22). Das Blut wurde durch Aderlaß entnommen und in einem konischen Gefäß aufgefangen; aus dem Gefäß wurde die Spritze gefüllt. Zur Injektion mußte die Vene des Empfängers freigelegt werden, damit die „Pfeife", der Mundteil des Ansatzstückes, gut in der Vene fixiert werden konnte.

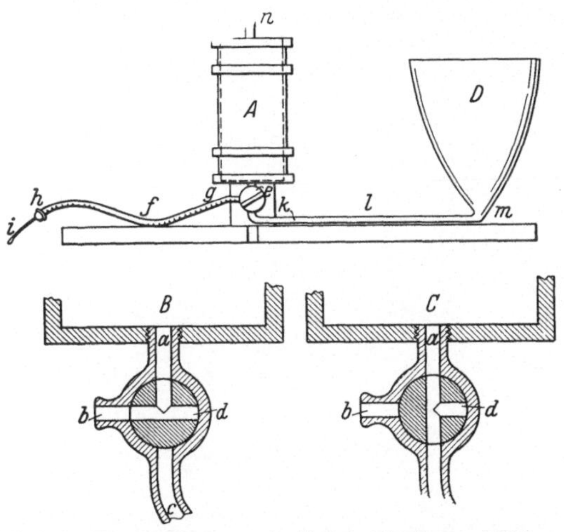

Abb. 23. J. BLUNDELLs Transfusionsapparat mit fester Spritze und Mehrwegehahn. (Aus v. BELINA-SWIONTKOWSKI 1869.) Die kupferne Spritze *A* faßt 11 Drachmen (ca. 500 ccm). *D* Reservoir zum Auffangen des Blutes. *mlk* Messingröhre, die das Blut zum Dreiwegehahn *e* führt. *gfh* ledernes Ausflußrohr, auf den Hahn aufgeschraubt. Am anderen Ende läuft es in das Röhrchen *i* aus, welches zum Einlegen in die Vene bestimmt ist.

Das Vorgehen BLUNDELLs ist von klassischer Einfachheit und sein Verfahren gerade auch bei dem von BLUNDELL bevorzugten Anwendungsgebiet, den bedrohlichen Blutverlusten bei der Geburt, gut durchzuführen. Später hat BLUNDELL auch einen Apparat mit fester Spritze und einem Mehrwegehahn angegeben (Abb. 23) und damit das Grundmodell für viele spätere Apparate geschaffen. Eine andere Apparatur des erfinderischen Mannes zeigt Abb. 24, den „Impellor", ein mit einer Spritze in origineller Weise verbundenes Infusionsgefäß mit Wärmemantel. Ein System von Ventilen ersetzt hier den verstellbaren Hahn.

Die zahllosen Apparate, die das 19. Jahrhundert gebracht hat, haben alle die Spritze oder ein Infusionsgefäß, etwa nach Art der Klystierapparate, zur Grundlage. LANDOIS bediente sich einer einfachen Bürette. Nur als Beispiel dafür, wie umständlich derartige Konstruktionen sein konnten, diene der Apparat von GESELLIUS. Die Abb. 25 zeigt die Blutentnahme und die gesamte Apparatur. Das Fleisch des Spenders wurde so kräftig angesaugt, daß die Schmerzen erheblich gewesen sein müssen. Das Einschneiden der 19 Schröpfkopfmesserchen wurde infolge der einsetzenden Entspannung als Erleichterung empfunden. Diese Art der Blutentnahme wurde vorgeschlagen, um das Anschneiden der Vene zu umgehen und damit Venenentzündungen zu vermeiden (keine Asepsis!).

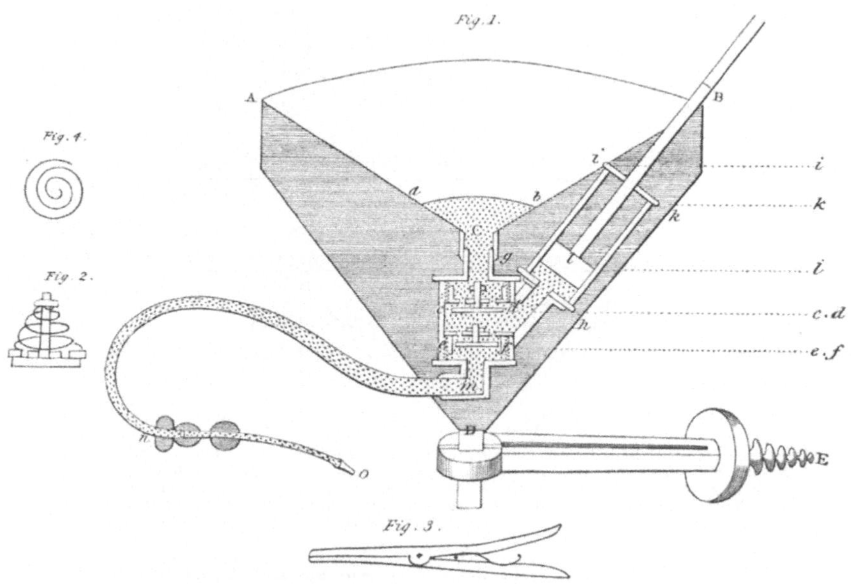

Abb. 24. BLUNDELLs Impellor, Apparat zur Transfusion von Menschenblut. (Aus Researches physiological and pathological on transfusion of blood. London 1824.)

Fig. 1. *ACB* innerer Behälter für das Blut (Blut punktiert gezeichnet). *ADB* äußerer Behälter: Wärmemantel gefüllt mit heißem Wasser (schraffiert). *DE* Schraubvorrichtung zur Befestigung des Apparates an einem Stuhl. *ab* höchstes zulässiges Niveau des Blutes. *cd* oberes, *ef* unteres Ventil. *mn* Schlauch zur Verbindung des Blutbehälters mit *no*, einem zur Vene des Empfängers leitenden Röhrchen. Alle Verbindungsstellen, an denen Luft eindringen könnte, befinden sich unter Wasser, so daß der Apparat luftdicht ist. Zuerst wird *no* in die Vene des Empfängers eingeführt, alsdann der vorher mit Wasser durchspülte Apparat bei *n* mit *no* verbunden. Der Spender hat auf dem Stuhl Platz genommen, an welchem der Apparat befestigt ist. Das durch Venaesectio gewonnene Blut fällt von oben in den Blutbehälter und wird durch die Spritze hochgesaugt, wobei sich das untere Ventil schließt. Wird der Stempel dann niedergedrückt, so öffnet sich dieses, das Blut fließt über *m* zum Patienten; Rückfluß des Blutes wird durch Schluß des oberen Ventils verhindert. Sollte Luft eindringen, so wird die Transfusion unterbrochen, die Verbindung bei *n* gelöst und die Luft entfernt. Die Menge des Blutes kann durch die Zahl der Spritzenstöße gemessen werden.

Fig. 2. Ventil mit Spiralfeder. Fig. 3. Federnde Klemme. Fig. 4. Spiralfeder.

Wichtig bei der Technik der Überleitung war auch die *Vermeidung der Blutgerinnung.*

Gegen *Gerinnung* suchte man sich durch rasches Arbeiten und Warmhalten des Blutes zu schützen. DENIS arbeitete in einem überheizten Zimmer, vielfach wurden die Gefäße mit Mänteln für warmes Wasser versehen. Auch chemische Zusätze wurden frühzeitig angeraten, so empfahl schon LOWER (1666) Salmiakgeist, MAJOR in seiner „Clysmatica nova" Erwärmung von außen und daneben ebenfalls diesen oder flüchtiges Hirschhornsalz. Eine wesentliche Förderung erfuhr die Transfusionstechnik durch die Feststellung, daß auch durch Schlagen defibriniertes Blut (PRÉVOST und DUMAS, PANUM) noch zur Übertragung geeignet ist. Später wurde aber auch das Defibrinieren als zu gefährlich wieder verlassen und vielfach durch die auch heute häufig angewendete Citratlösung ersetzt (HUSTIN 1914). Für die Verzögerung der Gerinnung durch Paraffinieren des Gefäßes oder durch die Verwendung bernsteinartigen Materials (LAMPERT) sei auf S. 155 verwiesen.

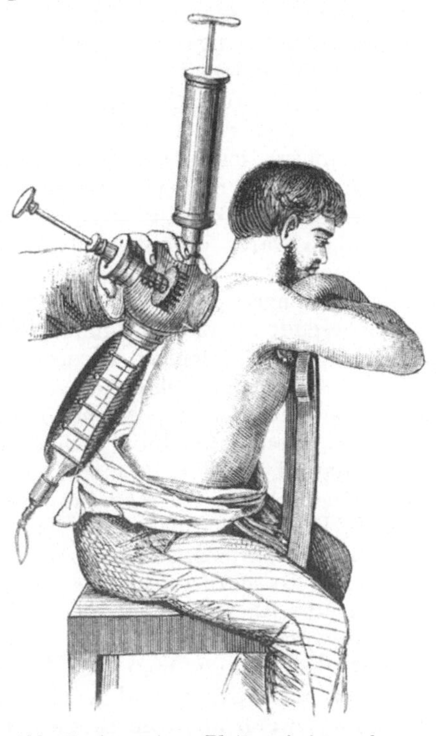

Abb. 25. Apparat zur Bluttransfusion nach GESELLIUS. (Aus GESELLIUS.)

Eine entscheidende Rolle in der Geschichte der Bluttransfusion spielt die *Wahl des Blutes.* Die ersten Transfusionen wurden mit Tierblut ausgeführt. Das geduldige Lamm erfreute sich besonderer Beliebtheit, aber auch Rinderblut wurde vielfach verwendet. Schon im 17. Jahrhundert ist auch wiederholt von der Überführung von *Menschenblut* die Rede, so z. B. bei MAJOR, und auch im 18. Jahrhundert und zu Beginn des 19. wird es mehrfach als am zweckmäßigsten und dem Tierblut überlegen empfohlen (ERASMUS DARWIN, HUFELAND), es ist aber nicht sicher, ob Transfusionen von Mensch zu Mensch damals schon wirklich ausgeführt wurden. Der erste, welcher Menschen Menschenblut eingespritzt hat, scheint vielmehr wiederum BLUNDELL (1818) gewesen zu sein. Seine Schrift schildert zahlreiche Versuche an Hunden und die ersten Transfusionen am Menschen. Nachdem er in einer großen Reihe sorgfältig durchgeführter Tierversuche Erfahrungen gesammelt hatte, führte er 1818 die erste Transfusion von *Menschenblut* auf den Menschen aus. Da es sich um nahezu hoffnungslose Fälle handelte, blieben dieser wie auch mehreren folgenden Transfusionen zunächst der Erfolg versagt. Endlich, im Jahre 1825, wurde bei einer durch schweren Blutverlust aufs äußerste entkräfteten Wöchnerin der erste unzweifelhafte Erfolg erzielt. Die Transfusion wurde von BLUNDELL zusammen mit DOUBLEDAY ausgeführt. Die heftige Gebärmutterblutung war vor 6 Stunden zum Stillstand gekommen. Gesicht und Hände waren eiskalt, und alle Vorboten des Todes hatten sich eingestellt, als sich BLUNDELL zur Transfusion entschloß. Es wurden zuerst 14 Unzen (ca. 420 ccm) Blut, welches mehrere der Anwesenden hergaben, binnen 10 Minuten eingespritzt. Schon nach den ersten 2 Unzen wurde das Aussehen lebendiger, nach 4 Unzen schlug der Puls voller, das Auge öffnete sich mehr und der Blick wurde freier. Nachdem 6 Unzen übergeführt waren, sagte die Kranke, sie fühle sich schon so stark wie ein starker Hund, darauf wurden in mehreren Absätzen die noch übrigen 10 Unzen eingespritzt. Die Frau genas vollkommen.

Daß BLUNDELL nicht etwa nur ein ingeniöser Techniker, sondern auch ein begnadeter *Arzt* gewesen sein muß, ersieht man aus seinen Vorschriften für die Ausführung der Bluttransfusion. Man darf weder zu schnell noch zu langsam vorgehen, sondern muß „mit mäßiger Eile“ infundieren. „Indem man den Stempel vorwärts drückt, hefte man seine Augen von Augenblick zu Augenblick auf das Antlitz, und wenn alles wohlgeht, so fahre man dreist fort; wenn aber die Lippe bebt oder das Augenlid zittert oder wenn Unruhe und Erbrechen stattfindet“, so rät er, die Operation auszusetzen, bis die Erscheinungen geschwunden sind und alsdann einen neuen Blutspender zu nehmen. Wir haben hier also schon die Forderung der „biologischen Vorprobe“, die wir heute mit Recht mit dem Namen OEHLECKERS verbinden. BLUNDELL hat sie — ohne die serologischen Zusammenhänge zu ahnen — intuitiv aus der klinischen Beobachtung erschlossen.

Zweifellos bedeutete das Auftreten BLUNDELLS einen gewaltigen Fortschritt. Gleichwohl aber war das Ziel noch nicht erreicht und weiter entfernt, als BLUNDELL ahnte. Der Aufschwung, den die Transfusionsbehandlung damals und dann noch einmal in den 60er und 70er Jahren nahm, war eine Scheinblüte. Die Transfusion hatte ihre Gefährlichkeit behalten. Eine Sammelstatistik, die GESELLIUS 1873 zusammenstellte, verzeichnete unter 263 Transfusionen 146 = 56% mit tödlichem Ausgang. Zum Teil war diese ungeheuerliche Quote darin begründet, daß man ein so heroisches Mittel überwiegend bei eigentlich schon aufgegebenen Kranken anwandte, mitunter war es auch das Fehlen der Asepsis, das noch nachträglich zu Infektionen und zum Tode führte, eine nicht geringe Anzahl von Menschen ist aber offenbar durch die Transfusion selbst getötet worden.

Hatte noch SCANZONI, der berühmte Geburtshelfer, geäußert, die Transfusion werde nie mehr als ein Schaustück für Kliniken werden, so wurde es doch immer klarer, daß auch diese Ablehnung noch zu milde war, und daß die Transfusion in der damals geübten Art überhaupt verworfen werden mußte. Bald wiesen v. BERGMANN in Berlin, BILLROTH in Wien auf eine Anzahl von Todesfällen hin, die ohne die Transfusion sicherlich nicht erfolgt wären, Unglücksfälle, für die es eine Erklärung damals nicht gab.

BILLROTH hat es klar ausgesprochen, daß hier das noch ungelöste Problem der Transfusion lag. Auch bei bester Technik erlebe man manchmal — warum, war unerklärlich — jene erschütternden Todesfälle. Er erkannte, daß nicht das Blut eines jeden Menschen in das Gefäßsystem eines anderen übergeführt, fähig ist, fortzuleben, sondern daß das transplantierte Blut auch unter den scheinbar günstigsten Verhältnissen zugrunde geht.

Die Bemühungen, durch Reagensglasversuche die Verhältnisse zu klären, waren zunächst gescheitert. Wohl hatte man bei Mischung von Menschenblut mit Tierblut und von Tierblut mit dem Blute einer anderen Spezies die Erscheinungen der Hämolyse und der Agglutination kennengelernt (PANUM, LANDOIS, CREITE), aber die Frage, warum manchmal Menschenblut vom Menschen nicht vertragen wird, war damit noch nicht beantwortet.

Hatten diese älteren Versuche dem Einfluß normaler Tier- und Menschensera auf artfremde Blutkörperchen gegolten, so vertiefte die zu Ende des Jahrhunderts aufblühende Immunitätsforschung die Kenntnisse über die Blutverschiedenheiten der Tierarten. Daß aber auch *innerhalb* der Art tiefgehende Blutunterschiede vorliegen können, wurde erst durch die Beobachtungen LANDSTEINERS (1900) an Menschenblut und die Isolysinversuche von EHRLICH und MORGENROTH an Ziegen (1900) aufgedeckt. LANDSTEINER zog schon im nächsten Jahr die Konsequenzen, die sich aus seinen Beobachtungen für die Bluttransfusion ergeben. Die von ihm festgestellten Erscheinungen der Isolyse und Isoagglutination *normaler* Menschensera „vermögen die wechselnden Folgen von Bluttransfusionen zu erklären“.

Die Klinik hat sich die neue Erkenntnis nur zögernd zu eigen gemacht. Der erste, der die Blutgruppenunterschiede für die Spenderauswahl berücksichtigte, dürfte R. Ottenberg-New York (1908) gewesen sein. Ihm ist auch die Feststellung zu verdanken, daß nicht jedes Zusammentreffen zweier gruppenverschiedener Blutsorten gefährlich ist, daß vielmehr die zugeführten Serumantikörper im allgemeinen harmlos sind, ist eine wichtige Beobachtung, weil sich hierauf die Anwendung der sog. Universalspender gründet (s. S. 68). In Deutschland kam unabhängig Werner Schultz ebenfalls dazu, in erster Linie als Voruntersuchung die Prüfung der Spendererythrocyten mit Patientenserum zu fordern. Großen Aufschwung nahm dann die Transfusionsbehandlung im Weltkrieg, und seither hat ihre Anwendung noch erheblich zugenommen, wobei neben die „Kriegsindikationen“ des akuten Blutverlustes und schweren Verwundungsshocks ganz andere friedensgemäße Indikationen getreten sind. Die Technik der Transfusion, die in früheren Jahrhunderten wohl nur von einzelnen wirklich gemeistert wurde, hat vielfache Verbesserungen und Vereinfachungen erfahren, und die Ausführung der serologischen Voruntersuchung zur Auswahl des Blutspenders ist standardisiert und durch Bereitstellung käuflicher Testsera erleichtert worden.

Blicken wir heute auf die Entwicklung der Bluttransfusion zurück, so können wir vier Etappen unterscheiden:

1. Die Transfusion von *Tier zu Tier* durch die englischen Physiologen des 17. Jahrhunderts. Die Tierversuche zeigten, daß die Blutüberführung technisch durchführbar, und daß ein Tier nach Verlust des eigenen Blutes durch fremdes Blut dauernd am Leben gehalten werden könne.

2. Die Transfusion von *Tier zu Mensch* (Denys und Emmerets, Lower und King 1667).

3. Die Transfusion von *Mensch zu Mensch* (Blundell 1818, Blundell und Doubleday 1825).

4. Die *Entdeckung der Blutgruppen* (Landsteiner 1900, 1901) und damit die Transfusion von *serologisch geeignetem Menschenblut*.

Dieser letztere Fortschritt ist entscheidend dafür gewesen, daß die Bluttransfusion ihre früheren Schrecken verloren hat und — unterstützt durch die verbesserte Technik — zu einer wirklich wertvollen Behandlungsmethode ausgebaut werden konnte.

II. Die serologischen Grundlagen der Spenderauswahl.

Auch nach der Entdeckung der Blutgruppen sind noch zahlreiche Transfusionsunfälle beobachtet worden, und gerade diese Unfälle bilden das Experimentum crucis dafür, daß es wirklich die Blutgruppenunterschiede sind, welche den typischen schweren Transfusionsunfall verursachen. Besonders überzeugend sind jene Fälle, in denen aus Zeitmangel eine Gruppenbestimmung unterbleiben mußte oder bei denen, z. B. infolge unzulänglicher Reagenzien, Irrtümer über das serologische Verhalten unterliefen. Wo eine Nachprüfung vorgenommen werden konnte, hat sich dann in den allermeisten Fällen gezeigt, daß Spender und Empfänger serologisch nicht zueinander paßten. Und umgekehrt überblicken heute viele Kliniken, die sorgsam auf die serologische Eignung des Spenders achten, Hunderte, ja bisweilen mehrere Tausende von erfolgreich ausgeführten Transfusionen ohne einen ernsten Zwischenfall.

Welches sind nun die Voraussetzungen dafür, daß ein Blut ohne Gefahr zugeführt wird? Die Antwort ist einfach:

Die Bluttransfusion ist serologisch unbedenklich, wenn gefährliche Isoreaktionen zwischen Spender und Empfänger nicht stattfinden können. Diejenige Isoreaktion, die in erster Linie zu fürchten ist, ist die Hämolyse (vgl. S. 3). Ob auch die Isoagglutination für sich allein gefährlich ist, bleibt heute noch fraglich. Für praktische Zwecke empfiehlt es sich aber, nicht die Hämolyse, sondern die Agglutination als Indicator für das Nichtpassen eines Blutspenders zu wählen. Ein Serum, welches Hämolysin enthält, wirkt immer auch agglutinierend; abweichende Angaben, die sich in der älteren Literatur mehrfach vorfinden, dürften darauf beruhen, daß eine kräftige Isolysereaktion gelegentlich die Agglutination verdeckt. Umgekehrt aber würde man bei mäßigem Isolysingehalt den Antikörper leicht übersehen können. Man tut deshalb gut, Hämolyse und Agglutination als Wirkung des gleichen Prinzips anzusehen, praktisch aber nach dem Agglutinin zu fahnden. Ein Spender ist hiernach jedenfalls dann unbedenklich, wenn bei Untersuchung in vitro zwischen ihm und dem Empfänger bei kreuzweiser Prüfung jede Agglutination unterbleibt, d. h. wenn weder das zugeführte Serum mit den Empfängererythrocyten noch auch die zugeführten Blutkörperchen mit dem Empfängerserum reagieren. Diese Forderung ist nur dann erfüllt, *wenn Spender und Empfänger zur gleichen Blutgruppe gehören.*

Die klinische Erfahrung hat nun gezeigt, daß Gruppengleichheit nicht unbedingt erforderlich ist. Gefährlich ist nicht jede beliebige serologische Reaktion zwischen Spender und Empfänger, sondern in erster Linie nur die Reaktion zwischen *zugeführten Erythrocyten und dem Serum des Empfängers* (W. Schultz, Ottenberg und Kaliski). Harmlos ist es demnach im allgemeinen, wenn mit unempfindlichen Blutkörperchen ein Serum zugeführt wird, welches Antikörper für die Erythrocyten des Empfängers enthält. Man erklärt dies allgemein damit, daß die zugeführten Serumantikörper sich auf eine solche Überzahl von Erythrocyten zu verteilen haben, daß sie für eine schädliche Wirkung zu schwach sind. Bedenkt man, daß auch das Blutplasma sowie die fixen Zellen des Körpers, vor allem wohl die Gefäßendothelien, zur Absättigung der Antikörper beitragen, so ist die Gefahr einer Hämolyse durch zugeführte Antikörper noch erheblich geringer, als es auf Grund von Berechnungen erscheint, die lediglich die Wechselbeziehung zwischen Blut und Blut berücksichtigen. Es hat aber den Anschein, als ob doch nicht wahllos jedes Blut der Gruppe *0* gut vertragen wird. Vereinzelt findet man Personen, deren Blutserum ganz ungewöhnlich reich an Isoantikörpern ist, und mehrfach sind bei der Transfusion derartigen Blutes Schädigungen der Empfänger aufgetreten (Levine und Mabee, Robertson, Brown und Simpson, Freeman und Whitehouse, Jones und Glynn u. a.). Man bemüht sich deshalb, derartige „gefährliche Universalspender“ von vornherein auszuschalten. In New York erhalten nur diejenigen Personen der Blutgruppe *0* die Erlaubnis, als *Universal*spender zu fungieren, bei denen die Prüfung des Serums ergeben hat, daß die Menge der Isoantikörper sich in normalen Grenzen hält. Entsprechendes gilt natürlich auch für die Zufuhr von anderem gruppenfremden Blut, also für Empfänger der Blutgruppe *AB*. Will man hier Personen einer anderen Gruppe als Spender verwenden, so muß man ebenfalls darauf achten, daß nicht allzu reichlich Antikörper Anti-*A* und Anti-*B* vorhanden sind (Coca, Grove).

Die besonderen Umstände des Einzelfalles müssen hierbei mit berücksichtigt werden. Die Gefahr, daß ausnahmsweise doch einmal ein nach seinen Erythrocyten zulässiges, aber gruppenfremdes Blut schädlich wirken könnte, ist um so größer, je mehr Blut zugeführt wird. Ist der Patient stark ausgeblutet, so wird die Transfusion einer relativ kleinen Blutmenge doch schon verhältnismäßig viele Antikörper zur Wirkung bringen, ebenso wird die Wirkung stark sein, wenn die Blutkörperchen des Kranken an sich schon unterwertig und leicht der Hämolyse zugänglich sind.

Für die Auswahl der Blutspender ergeben sich demnach zwei Regeln:

1. Unbedingt zulässig sind Spender der gleichen Blutgruppe.

2. Im allgemeinen erlaubt, aber doch nicht ideale Spender, sind diejenigen, deren Blutkörperchen im Blute des Empfängers nicht auf Antikörper stoßen. Das sind

a) ganz allgemein die Angehörigen der Blutgruppe *0*, sie heißen deshalb auch Universalspender,

b) für Empfänger der seltensten Blutgruppe *AB* die Angehörigen aller Blutgruppen.

Wer zur Blutgruppe *AB* gehört, ist deshalb „Universalempfänger".

Eine Einschränkung erfahren diese Regeln bei *wiederholten* Transfusionen. Man sollte hier stets mit dem allerdings nur seltenen Fall rechnen, daß der Empfänger seit der letzten Transfusion und als Folge der Transfusion neue, nicht in das Gruppenschema passende Antikörper gebildet haben könnte.

Praktisch stehen für die Spenderauswahl zwei Wege zur Verfügung:

1. Direkte Mischungsproben zwischen Spender- und Empfängerblut. a) Stellt man fest, daß bei kreuzweiser Prüfung die Agglutination ausbleibt, so hat man einen gruppengleichen Spender vor sich. Es sind die strengsten Bedingungen, und zwar auch für den Fall, daß es sich um eine wiederholte Transfusion handelt, erfüllt.

b) Prüft man nur das Verhalten der Spendererythrocyten und findet man, daß diese vom Empfängerserum nicht agglutiniert werden, so liegt eine im allgemeinen zulässige Kombination vor, man wird — jedenfalls in eiligen Fällen — nicht mit Suche nach einem anderen Spender Zeit verlieren.

2. Die Blutgruppenbestimmung. a) Gehören Spender und Empfänger zur gleichen Blutgruppe, so ist die Transfusion jedenfalls zulässig.

b) Bestimmt man nur die Blutgruppe des Spenders und gehört er zur Gruppe *0*, so gilt das gleiche wie unter **1** b.

Praktisch empfiehlt es sich, die beiden Proben nebeneinander auszuführen, weil sie sich gegenseitig kontrollieren und ergänzen. Fehler, die bei der einen unterlaufen konnten, werden durch den Ausfall der anderen Probe nahezu mit Sicherheit aufgedeckt. Unentbehrlich ist die direkte Probe bei Wiederholung der Transfusion, und zwar auch dann, wenn der gleiche Spender früher gut vertragen wurde.

Vor Anwendung der LANDSTEINERschen Reaktion hat man bei wahlloser Heranziehung der Spender recht häufig guten Erfolg gesehen. Die gefürchteten Transfusionsunfälle waren keineswegs die Regel. Das ist verständlich, da ja auch zufällig ohne serologische Auswahl der Spender eine erlaubte Kombination von Spender und Empfänger vorliegen kann. Das gleiche gilt natürlich auch, wenn eine serologische Vorprobe ausgeführt wird, aber in fehlerhafter Weise. Auch dann *kann* die Transfusion glücklich verlaufen. Es wäre aber falsch, wenn ein Untersucher aus dem guten Ausgang einiger Transfusionen den Schluß ziehen wollte, daß seine Untersuchungen richtig gewesen seien und seine Methodik also einwandfrei sein müsse. Es ist deshalb nicht ohne Interesse, zu wissen, wie häufig bei rein zufälliger Wahl des Spenders ein geeigneter vorliegen wird.

Wir wollen hierfür unterscheiden

1. die *idealen* Spender, das sind diejenigen, welche zur gleichen Gruppe gehören wie der Empfänger;

2. die *allenfalls geeigneten*, das sind die gruppenverschiedenen Spender, die nach der Regel von OTTENBERG verwendet werden (Universalspender der Gruppe *0*, Personen beliebiger Gruppe für Empfänger der Gruppe *AB*).

Die Chancen des Zusammentreffens zweier Gruppen ergeben sich aus der Häufigkeit der einzelnen Gruppen. Legen wir die in Berlin beobachteten Zahlen zugrunde, so erhält man die folgenden Daten:

Tabelle 19.

Spender gleicher Gruppe (ideale Kombination)		Erlaubte Spender ungleicher Gruppe (allenfalls zulässige Kombination)	
Gruppe	%	Gruppe	%
Sp—E		*Sp—E*	
0—0	12,96	*0—A*	15,48
A—A	18,49	*0—B*	5,4
B—B	2,25	*0—AB*	2,3
AB—AB	0,41	*A—AB*	2,8
Im ganzen	34,11	*B—AB*	0,96
		Im ganzen	26,94

Zusammen:

Ideale Kombinationen . . . . . . 34,11 }
Allenfalls zulässige Kombinationen 26,94 } 61,05%.

Es sind also rund 60% der blind gewählten Kombinationen nahezu unbedenklich. In 40% aber besteht Lebensgefahr, wenn es auch bekannt ist, daß nicht jeder serologisch ungeeignete Spender einen Unglücksfall herbeiführt (PLEHN u. a.).

Diese konkreten Zahlen sagen dem Praktiker deutlicher noch als allgemeine Überlegungen, daß es sehr gewagt wäre, in dem glücklichen Ausfall einiger Transfusionen den Beweis zu erblicken, daß die serologische Vorprobe richtig vorgenommen wurde.

Etwas günstiger liegen die Aussichten, wenn Spender und Empfänger *blutsverwandt* sind. Da aber auch die Blutsverwandtschaft eine Sicherheit dafür, daß der Spender ungefährlich ist, nicht abgibt, *so ist dringend davor zu warnen*, mit Rücksicht auf eine vorliegende Verwandtschaft etwa die serologische Vorprobe zu unterlassen. Als Beispiel sei ein Fall engster Blutsverwandtschaft, der Spezialfall einer Transfusion in der direkten Deszendenz oder Aszendenz betrachtet: ein Kind will für Mutter oder Vater Spender sein.

Tabelle 20. Das Kind als Spender für Mutter oder Vater.

Ideale Kombinationen			Allenfalls zulässige Kombination		
Kind	Mutter oder Vater	%	Kind	Mutter oder Vater	%
0	*0*	24,47	*0*	*A*	10,98
A	*A*	27,96	*0*	*B*	3,53
B	*B*	5,14	*0*	*AB*	
AB	*AB*	0,94	*A*	*AB*	2,30
		58,51	*B*	*AB*	1,82
					18,63

Zusammen:

Ideale Spender 58,51%
Allenfalls geeignete Spender 18,63%
77,14%

Glatt ungeeignet also rund 20%!

Bei dem hier untersuchten Spezialfall von Blutsverwandtschaft steigt also die Chance, daß der Spender geeignet ist, von rund 60 auf 80%. Die Aussicht, einen „idealen" Spender, nämlich aus der gleichen Gruppe, zu bekommen, steigert sich relativ noch mehr (von 34 auf 58%). Genau die gleichen Chancen gelten auch, wenn umgekehrt die Eltern für ihr Kind Spender sein wollen.

Darf man also die serologische Vorprobe auch nicht unterlassen, so wird man doch schon wegen der guten Aussicht, rasch einen geeigneten Spender zu finden, gerade in eiligen Fällen nach Möglichkeit auf nahe Blutsverwandte zurückgreifen.

Selbst bei *Zwillingen* ist die serologische Vorprobe nicht entbehrlich. Bei zweieiigen Zwillingen — und diese sind in der Mehrzahl — trifft man Gruppenverschiedenheit bei etwas mehr als 50% der Paare. Nur wenn die Zwillinge *sicher* „identisch" sind, wäre die Vorprobe entbehrlich. Gleiches Geschlecht allein ist noch kein Zeichen sicherer Eineiigkeit und auch der Geburtsbefund ist nicht völlig beweisend (vgl. v. VERSCHUER). Man muß auch damit rechnen, daß der angebliche Vater gar nicht wirklich der Vater ist. Ich habe persönlich anläßlich der Vorprobe zu einer Bluttransfusion einmal eine illegitime Abstammung aufgedeckt. Natürlich fällt ein derartiger Befund unter das ärztliche Berufsgeheimnis. Der Arzt wird niemand davon Mitteilung machen.

Die organisierte Bereithaltung von Blutspendern mit Hilfe der LANDSTEINERschen Reaktion.

Die Gruppenbestimmung sagt uns nicht nur im einzelnen Fall, ob eine bestimmte Person ohne Gefahr als Spender verwendet werden darf, sondern sie erleichtert uns auch die Auswahl der Blutspender aus einem größeren Kreis von Personen. Würde man ohne Kenntnis der Blutgruppen beliebige Personen daraufhin prüfen, ob sie für einen bestimmten Kranken als Spender in Frage kommen, so würde man, wie soeben ausgeführt, recht häufig zunächst auf ungeeignete Personen stoßen und so kostbare Zeit verlieren. Dies läßt sich vermeiden, wenn man vorsorglich bei einer größeren Anzahl von Menschen, die zum Spender ihres Blutes bereit und geeignet sind, die Blutgruppe bestimmt. Da die Transfusion häufig ohne Verzug ausgeführt werden muß, so liegt hierin ein ganz besonderer Wert der Gruppeneinteilung. Hat man sich eine Liste von verfügbaren Personen aller vier Blutgruppen aufgestellt, so genügt im gegebenen Fall eine einzige Gruppenbestimmung, die des Empfängers, um alsdann sofort eine geeignete Person herbeirufen zu können. Diese eine Blutgruppenbestimmung ist rasch ausgeführt. Es genügen im Notfall hierzu zwei diagnostische Testsera, die man sich selbst aussuchen und aufbewahren kann, die aber heute in bequemen Packungen in allen Ländern auch käuflich zu erhalten sind. Die gute Qualität der Sera muß allerdings sichergestellt sein.

Bei der Zusammenstellung der Spenderliste muß man der ungleichen Häufigkeit der vier Blutgruppen Rechnung tragen. Spender der Gruppe *0* und *A* werden am häufigsten gebraucht und sind auch am leichtesten verfügbar. Die selteneren Gruppen *B* und *AB* machen zusammen nur etwa 20% der Bevölkerung aus; will man für Notfälle gerüstet sein, so muß man auch Personen dieser selteneren Gruppen als Spender zur Verfügung haben. Die Auswahl muß erfolgen, ehe der Bedarf da ist, denn man würde sonst mit dem Suchen nach Angehörigen der seltenen Gruppen kostbare Zeit verlieren.

In sehr dringenden Fällen kann es ausnahmsweise vorkommen, daß Zeit oder Gelegenheit zur serologischen Untersuchung des Empfängers fehlen. In der Hauptsache auf diese Ausnahmefälle sollte man die Benutzung von Personen der Gruppe *0* als *Universalspender* beschränken. Dabei ist es wünschenswert, wie das in New York geschieht, bei der Aufstellung der Spenderliste von vornherein diejenigen Personen der *0*-Gruppe als möglicherweise gefährlich auszuschalten, welche einen abnorm starken Antikörpergehalt aufweisen (s. oben; COCA). Selbstverständlich genügt es nicht, daß der Spender schnell erreichbar ist und er zur richtigen Gruppe gehört, darüber hinaus muß Gewähr dafür bestehen, daß er gesund ist.

Die Gefahr der Übertragung von Infektionskrankheiten soll weiter unten besprochen werden. Auch hiervon abgesehen, muß gefordert werden, daß der Spender ein vollwertiges Blut liefert. Personen, die durch zu häufiges Spenden anämisch geworden sind, sollen ebensowenig verwendet werden wie solche mit anderen Krankheitszeichen. Das liegt auch im Interesse der Spender, damit sie nicht etwa durch die Blutentziehung an ihrer eigenen Gesundheit schaden leiden[1]. Für gesunde Personen ist nach den recht umfangreichen Erfahrungen, die man besonders an den gewerbsmäßigen Blutspendern in Nordamerika gesammelt hat, eine Schädigung nicht zu befürchten (GIFFINS u. HAINES; JONES, WIDING u. NELSON). Wiederholt ist berichtet worden, daß die Spender im Anschluß an die Transfusion erheblich an Gewicht zugenommen haben, vielleicht nicht eine unmittelbare Folge des Aderlasses, sondern die Wirkung der guten Pflege, die sie sich mit Rücksicht auf den Blutverlust angedeihen lassen,

Zur Schonung der Spender soll der Operateur es vermeiden, die Venen anzuschneiden und sich mit einer einfachen Punktion begnügen. Spender, bei denen das ausnahmsweise nicht möglich ist, sind nur in Notfällen zu verwenden und jedenfalls nicht in die Spenderliste aufzunehmen. Blutmengen über 500 ccm, bei Frauen über 400 ccm, sollten auf einmal nicht entzogen werden, obwohl auch eine Reihe von Beobachtungen vorliegt, daß die Entnahme der doppelten Blutmenge ohne Schaden vertragen wurde. Es ist aber vorsichtiger, wenn man für die Transfusion größerer Blutmengen zwei Spender heranzieht.

Oft stehen als Spender Angehörige zur Verfügung. Auch bei ihnen muß natürlich die serologische Eignung und Freisein von ansteckenden Krankheiten festgestellt sein. In manchen Kranken-

[1] Empfehlenswert ist die Vorschrift an einer nordamerikanischen Universität, daß jeder Student im Semester höchstens einmal Blut spenden darf.

anstalten sind bei Ärzten, Schwestern und Pflegern die Gruppen bestimmt, dort, wo häufig Transfusionen ausgeführt werden, empfiehlt es sich aber, auf das Heilpersonal nur in Ausnahmefällen zurückzugreifen, weil der einzelne sonst zu häufig beansprucht wird. In Gebäranstalten hat man mit den Hausschwangeren als Spenderinnen gute Erfahrungen gemacht. Besteht ein regelmäßiger Bedarf an Spendern, so muß man sich auf weitere Kreise stützen, wobei sich Einzelheiten aus den örtlichen Verhältnissen und Bedürfnissen von selbst ergeben. In Wien hat man die Angehörigen zahlreicher städtischer Betriebe „gruppiert" und ihnen zur Vermeidung von Verwechslungen und zur sofortigen Erkennung die Gruppe in den Oberarm eintätowiert (Corvin). Diese Spender stehen in erster Linie ihren Kameraden bei Berufsunfällen zur Verfügung — der Verunglückte wird von Leuten der gleichen Gruppe zur Unfallstation gebracht —, sie sind aber in Notfällen auch sonst als Spender verfügbar. Ein Vorbild boten schon die Vorkehrungen der amerikanischen Armee im Weltkrieg: die Blutgruppe wurde ins Soldbuch eingetragen, der Spender mit einem 14tägigen Erholungsurlaub in die Etappe belohnt.

In manchen Orten ist es gelungen, umfangreiche Spendernachweise rein auf die Nächstenliebe weiter Bevölkerungsschichten zu gründen und auf bezahlte gewerbsmäßige Spender zu verzichten. Das hat medizinisch einen großen Vorteil: der Spender, der sich nicht des Erwerbs wegen anbietet, hat kein Interesse, Krankheiten zu verheimlichen, die Gefahr der Krankheitsübertragung wird dadurch sehr herabgesetzt, denn eine ärztliche Untersuchung allein kann ja einen absoluten Schutz nicht bieten. Eine Syphilis kann ausnahmsweise einmal auch bei negativer WaR., eine Malaria bei negativem Blutbefund übertragen werden.

Großzügig und in vieler Hinsicht vorbildlich durchgeführt ist eine solche Organisation freiwilliger Spender in London. Die ursprünglich von privater Seite auf Veranlassung des Arztes P. L. Oliver gegründete Organisation wurde bald vom Roten Kreuz übernommen. Als Spender wurden hauptsächlich Angehörige der verschiedenen Jugendorganisationen, aber auch Einzelpersonen gewonnen, die Liste wird ständig ergänzt und besondere Aufmerksamkeit ist notwendig, damit auch zum Weekend und an Sommersonntagen Spender in genügender Anzahl erreichbar sind. Die Polizeibehörden sind bei der Benachrichtigung der Spender behilflich, Telephongespräche dürfen zur Anforderung der Spender unterbrochen werden. Der Name des

Blutempfängers bleibt dem Spender unbekannt, Geldentschädigungen sind verboten, erlaubt höchstens kleine Andenken. Zur Erinnerung erhält der Spender eine Urkunde (Abb. 26), nach 10 maligem Spenden eine Medaille. Die Spender sind versichert, zur Zeit steht ein Stamm von 1300 Personen, darunter 260 Frauen, zur Verfügung.

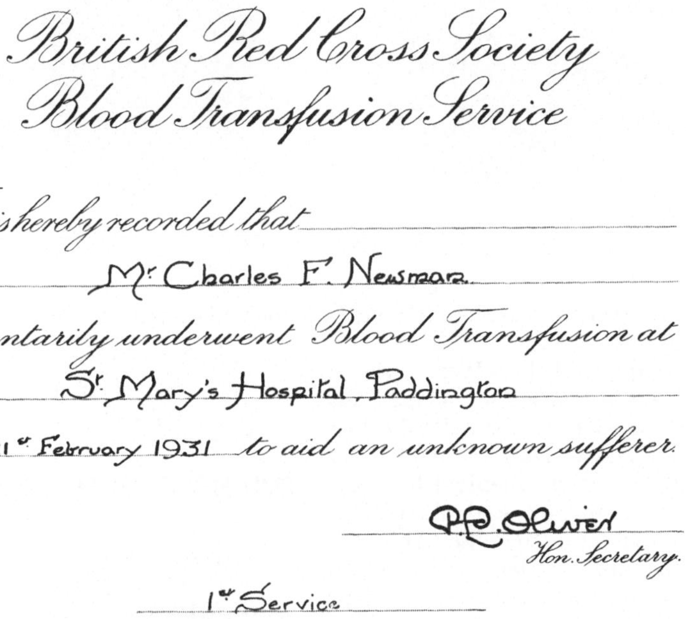

British Red Cross Society
Blood Transfusion Service

It is hereby recorded that
Mr. Charles F. Newman
voluntarily underwent Blood Transfusion at
St. Mary's Hospital, Paddington
on 21st February 1931 to aid an unknown sufferer.

P. L. Oliver
Hon. Secretary.

1st Service

Abb. 26. Urkunde des Roten Kreuzes in London für Blutspender. Eine materielle Entschädigung wird nicht gewährt.

Die wachsende Inanspruchnahme zeigt die folgende Tabelle. Heute sind fast alle Krankenhäuser dem Bloodtransfusion Service des Roten Kreuzes angeschlossen.

Tabelle 21. Anzahl der vom Bloodtransfusion Service London jährlich vermittelten Blutspender (vgl. S. 111).

1921	1	1925	428	1929	1360
1922	12	1926	737	1930	1627
1923	13	1927	1298	1931	2078
1924	62	1928	1333		

Als „sehr dringend“ waren etwa ein Drittel der Anforderungen bezeichnet, nicht immer aber wurde der Spender wirklich dringend benötigt. Da über die einzelnen Transfusionen sorgfältig Buch geführt wird, so kommt allmählich ein stattliches Material zur Beurteilung der Erfolge zusammen. Für die 1333 Transfusionen

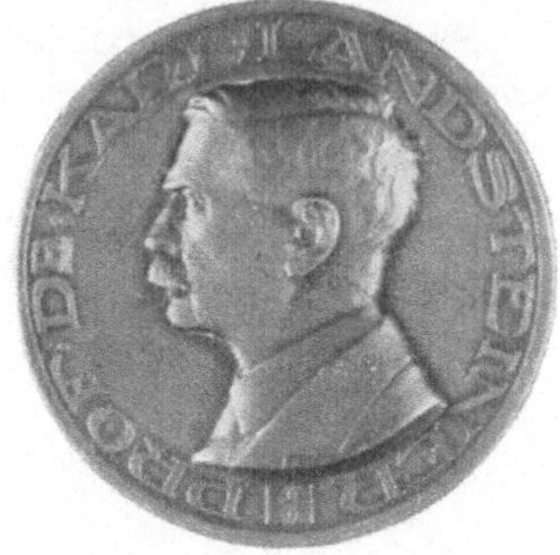

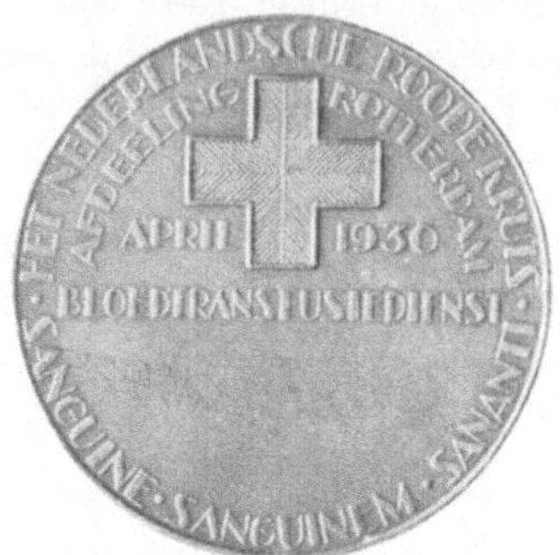

Abb. 27. Medaille mit dem Bildnis LANDSTEINERS. Transfusionsdienst des Roten Kreuzes Rotterdam.

des Jahres 1928 wurde 610 mal, also in über der Hälfte der Fälle, angegeben, daß allein die Transfusion unzweifelhaft lebensrettend gewirkt habe.

In ähnlicher Weise wie in London arbeitet auch das Rote Kreuz in Rotterdam (Dr. H. VAN DIJK). Die Spender stellen sich unentgeltlich zur Verfügung, als Andenken erhalten sie eine Medaille (Abb. 27). Spender werden nur solchen Ärzten nachgewiesen, welche die Bedingungen des Transfusionsdienstes anerkennen (keine Venenpunktion beim Spender, nochmalige serologische Prüfung vor der Transfusion, Verwendung nur gruppengleicher Spender u. ä. m.). Die Gruppenbestimmung der Spender erfolgt an *zwei* Stellen. Die in allen Einzelheiten gut durchdachte Organisation arbeitet prompt und vermeidet manche Gefahrenquellen, die anderenorts nicht immer berücksichtigt werden.

25-3322-30-Bt.

DEPARTMENT OF HEALTH
CITY OF NEW YORK

CERTIFICATE OF REGISTRATION

This is to certify that John Doe

whose photograph and signature are affixed hereto and imprinted with the seal of the Department of Health has been registered as a Blood Donor by this Department.

(Signed) Bernard F. Plunkett
Secretary, Department of Health

Date of registration April 2. 1931

Registration number — 1106 —

The validity of this certificate expires April 2, 1933

1

Abb. 28a.

Dem Londoner System, das man als Amateursystem bezeichnen kann, steht das Professionalsystem der bezahlten gewerbsmäßigen

Spender gegenüber, wie es sich nach dem Weltkrieg in Nordamerika und anderwärts entwickelt hat. Bei dem ursprünglichen „freien System“ wurden die Spender von den Krankenhäusern durch Zeitungsinserate oder aber durch besondere Büros vermittelt. Hierbei hatten sich allmählich starke Mißstände herausgebildet: die Gruppenbestimmung der Spender war nicht zuverlässig, eine ärztliche Kontrolle ihres Gesundheitszustandes nicht gewährleistet (COCA). Dazu kam, daß Ringbildungen unter den Spendern die Preise so hoch trieben, daß für minderbemittelte Patienten Spender nur schwer zu beschaffen waren. Insbesondere den Bemühungen COCAs im Verein mit der New Yorker Gesundheitsverwaltung ist es zu danken, daß die Hauptmißstände beseitigt werden konnten. Das Spenderwesen ist jetzt unter amtliche Kontrolle gestellt. Gesetzliche Bestimmungen sehen eine Meldepflicht der Vermittlungsstellen und eine Lizenz für die Spender selbst vor. Der Spender erhält sie nur nach sorgfältiger ärztlicher Untersuchung; die klinische Untersuchung muß durch einen approbierten Arzt erfolgen, die serologische Untersuchung auf Syphilis

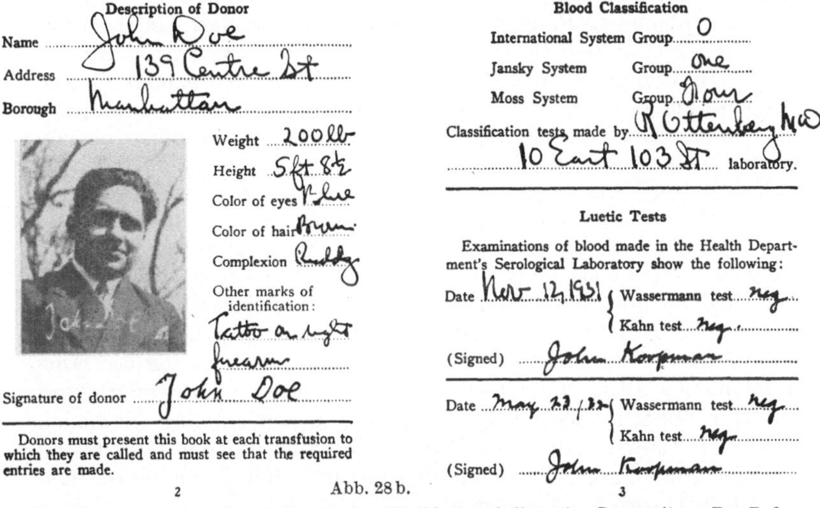
Description of Donor

Name John Doe

Address 139 Centre St

Borough Manhattan

Weight 200 lb

Height 5 ft 8½

Color of eyes Blue

Color of hair Brown

Complexion Ruddy

Other marks of identification: Tattoo on right forearm

Signature of donor John Doe

Donors must present this book at each transfusion to which they are called and must see that the required entries are made.

2

Blood Classification

International System Group O

Jansky System Group One

Moss System Group Four

Classification tests made by R Ottenberg MD

10 East 103 St laboratory.

Luetic Tests

Examinations of blood made in the Health Department's Serological Laboratory show the following:

Date Nov 12 1931 { Wassermann test neg. / Kahn test neg.

(Signed) John Korpman

Date May 23 /32 { Wassermann test neg. / Kahn test neg.

(Signed) John Korpman

3

Abb. 28b.

Abb. 28a und b. Spenderpaß New York. Titelblatt und die ersten Innenseiten. Der Paß enthält noch Raum für spätere Eintragungen über den Gesundheitszustand und die ausgeführten Transfusionen.

und die Blutgruppenbestimmung im städtischen Gesundheitsamt (Abb. 28). Als Universalspender wird nur der eingetragen, dessen Serum einer besonderen Prüfung genügt (Ausschließung der „gefährlichen“ Spender mit allzu hohem Antikörpergehalt; vgl. S. 68).

Die Zahl der Transfusionen in New York beläuft sich im Jahr etwa auf 10000.

In Deutschland wird bisher nicht in gleich großem Maßstab transfundiert. Einzelne Stellen, die die Transfusion sehr häufig verwenden, haben sich ihre eigenen Organisationen geschaffen, so daß ein Mangel an Spendern im allgemeinen nicht vorhanden ist. Besonders für ländliche Verhältnisse, aber auch für manche Großstädte wäre eine straffere Organisation wünschenswert. Denn es sollte heute nicht mehr vorkommen, daß eine für notwendig erachtete Transfusion unterbleibt, weil ein geeigneter Spender nicht rechtzeitig beschafft werden kann.

In *Paris* hat man sich nicht mit der Bereitstellung von Spendern begnügt. Das *Œuvre de la transfusion sanguine d'urgence* der Pariser Krankenanstalten stellt vielmehr gleichzeitig auch den Arzt, da früher mehrfach Spender durch unzulängliche Transfusionstechnik geschädigt wurden. Es stehen aus dem Kreise der Krankenhausärzte 16 spezialistisch vorgebildete „Techniciens" als „transfuseurs de garde d'urgence" zur Verfügung. Einige von ihnen sind jederzeit durch eine Zentrale zu erreichen. Ebenso ist für dringendste Fälle ein Jourdienst von Spendern eingerichtet, die für die Zeit der Bereitschaft im Krankenhaus untergebracht sind. In weniger dringenden Fällen werden die Spender, sofern Angehörige nicht in Betracht kommen, Listen entnommen, die in den einzelnen Krankenhäusern aushängen und ständig auf dem laufenden gehalten werden. Die Spender sind mit einem Paß versehen, sie werden einer genauen klinischen Untersuchung unterzogen, die Blutgruppe wird an drei verschiedenen Stellen untersucht.

Besondere Institute für Bluttransfusion wurden in *Rußland* eingerichtet, so als erstes das Institut ALEXANDER BOGDANOFF in Moskau und das unter der wissenschaftlichen Leitung des Chirurgen E. HESSE stehende Institut für Bluttransfusion in Leningrad. Diese Stellen sollen nicht nur Zentren für die Ausführung der Bluttransfusion, die Beschaffung von Spendern und die Heranbildung speziell geschulter Ärzte sein, sondern sie dienen auch der wissenschaftlichen Erforschung aller mit der Transfusion in Zusammenhang stehenden Fragen und sind dementsprechend mit Laboratorien ausgestattet.

Da Blutspender nicht unter allen Umständen sofort verfügbar sind, hat man — so auch im Weltkrieg — gelegentlich *konserviertes* Blut transfundiert. Nach S. JUDINE-Moskau ist Zitratblut bei kühler Aufbewahrung (+1 bis 2°) wochenlang haltbar, und zwar nicht nur vom Lebenden gewonnenes, sondern auch *Leichenblut*, sofern es spätestens 8 Stunden nach dem Tode entnommen wurde. Auf Grund von Erfahrungen an 130 Transfusionen erklärt JUDINE das Leichenblut dem Frischblut für gleichwertig.

Sorgfältige Gruppenbestimmung und negative WaR sind selbstverständlich auch hier unerläßlich. Die Gefahr einer nachträglichen Verunreinigung des Spenderblutes sei praktisch ohne Bedeutung. Für Einzelheiten sei auf das Buch von JUDINE verwiesen, wenngleich das Verfahren für deutsche Verhältnisse nicht in Betracht kommt.

III. Wirkungsweise der Bluttransfusion.

Ursprünglich sollte die Transfusion nicht nur die Jugendkraft des Spenders auf den Empfänger übertragen, sondern man erhoffte auch eine Einwirkung auf den Geist. CARDANUS erwartete eine „mutatio morum“ bei sittlich verkommenen jungen Leuten, und der Leibarzt des großen Kurfürsten hat einen Blutaustausch empfohlen, um feindliche Brüder und streitsüchtige Eheleute friedlich zu vereinigen. Mit einer solchen Auffassung hängt es auch zusammen, daß gerade in ihren Anfängen die Transfusion besonders häufig bei Gemütskranken ausgeführt wurde. Man hat sich aber bald überzeugt, daß derartige Wirkungen nicht zu erzielen sind. Auch die Fabel eines modernen Romans, in dem eine Frau nach der Transfusion einer unwiderstehlichen Neigung zu dem Blutspender verfällt, hat in der Erfahrung keine Stütze. Heute ist der erste Zweck der Transfusion der *Ersatz* verlorenen Blutes.

Schon im 17. und dann zu Beginn und in der Mitte des 19. Jahrhunderts (BICHAT, PANUM) hat man sich in Tierversuchen davon überzeugt, daß es ein Stadium des Blutverlustes gibt, in welchem nur noch die Auffüllung mit *Blut*, nicht mit anderen „leeren“ Flüssigkeiten das Leben erhalten kann. Auch die Verbesserungen der sog. physiologischen Lösungen, wie man sie seither versucht hat, haben prinzipiell hieran nichts geändert. Physiologische Kochsalzlösung, RINGERsche Lösung, Normosal, Traubenzuckerlösungen — Gummizusatz wurde als zu gefährlich bald wieder verlassen — sind nur bei geringeren Blutverlusten nützlich, bei *großen* Blutverlusten bringt die Auffüllung der Gefäße wohl zunächst einen Scheinerfolg, aber keine Rettung. In exakter Weise werden diese Verhältnisse durch Tierversuche von BAYLISS illustriert. Katzen vertrugen einen Blutverlust von 25% ohne Zufuhr von Flüssigkeit. Wurde nachträglich Ringerlösung infundiert, so erholten sie sich noch bei einem Blutverlust von 40%, und bei Zufuhr von Gummilösung wurde sogar eine 60proz. Blutentziehung vertragen. Bei noch stärkerer Blutentziehung war eine Rettung nur noch durch Bluttransfusion möglich. Man soll deshalb in schwersten Fällen von Blutverlust sofort eine *Blut*transfusion ausführen. Die zauberhafte Wirkung ist oftmals beschrieben worden. Als Beispiel greife ich einen Bericht COENENS aus dem Weltkriege heraus. Der Patient hatte durch einen Granatschuß einen schweren Blutverlust erlitten. „Die Herzkraft läßt schnell nach, Puls 120—130. Gegen 12 Uhr hat der halbsomnolente Mann Todesahnungen, spricht von seiner Sterbestunde, von dem Paradies und seinen Eltern. Erbrechen wiederholt sich. Ängstliches schlafsüchtiges Gebahren, blaue Lippen, weißes Antlitz, verschwindender bebender Pulsschlag.

Die Transfusion wird eingeleitet. Nach 25 Minuten beobachtet man rote Lippen statt der vorher blauen. Zugleich geht der Puls aus 28 Schläge herab. Nach 30 Minuten sieht man bei dem Schwerverwundeten ein sich rötendes Antlitz. Schon mehrere Minuten vorher geht eine Wandlung der Psyche vor sich. Der Patient faßt sich, sieht neben sich den Blutspender liegen, begreift den Vorgang, und statt der vorherigen dumpfen Klagen fängt er an, sich regelrecht zu unterhalten. Nach 45 Minuten empfindet er Schmerzen im amputierten Bein, Atmung regelmäßiger und nicht mehr so blasend wie vorher. Nach 55 Minuten Beendigung der Transfusion. Gleich nach der Transfusion nimmt der Patient Tee zu sich, ohne wieder zu brechen.“

Die subjektive Wirkung der Transfusion hat OEHLECKER geschildert. Die Patienten geben an, daß eine wohlige Wärme den Körper durchrieselt, manche Patienten sehen am Schluß der Transfusion geradezu blühend aus und die Kranken bewundern mit Freude das Wiederrosigwerden ihrer Fingerspitzen.

Wo es sich bei akuten schwersten Blutverlusten einfach um einen *Blutersatz* handelt, da bedarf es zur Erklärung der Wirkung keiner besonderen Theorien. Gehörte der Spender zu einer passenden Gruppe, so ist die Wirkung eine dauernde. *Die fremden Blutkörperchen halten sich Wochen, ja Monate im Kreislauf des Empfängers.*

Bedenkt man, daß Transplantationen von Gewebsstücken einer anderen Person außer bei eineiigen Zwillingen (K. H. BAUER) wohl nie zur endgültigen Einheilung kommen[1], so setzt die Langlebigkeit transplantierter Erythrocyten in Erstaunen. Gleichwohl muß man sie als Tatsache anerkennen. Schon längst ließ sich das Überleben gelegentlich nachweisen, wenn *markierte* Erythrocyten eingespritzt worden waren. Selbstverständlich kann es sich um keine künstliche Markierung, etwa eine Färbung, handeln, weil diese die Blutkörperchen schädigen würde. Eine natürliche Markierung liegt aber vor, wenn das Spenderblut von Patienten mit Polycythämie stammt, also besonders intensiv gefärbte

[1] Die zahlreichen Versuche, die Erfolge der Gewebstransplantation durch Berücksichtigung der Blutgruppen zu verbessern, haben bisher noch zu keinen eindeutig günstigen Ergebnissen geführt. Eine ausführliche Übersicht findet sich bei KETTEL (1929).

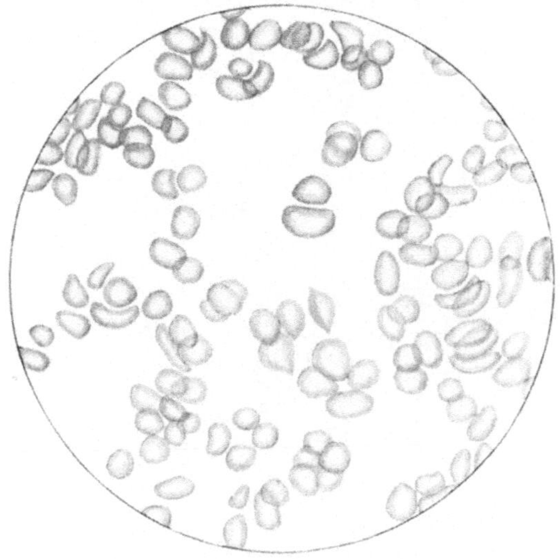

Abb. 29. Anämisches Blutbild der Empfängerin.

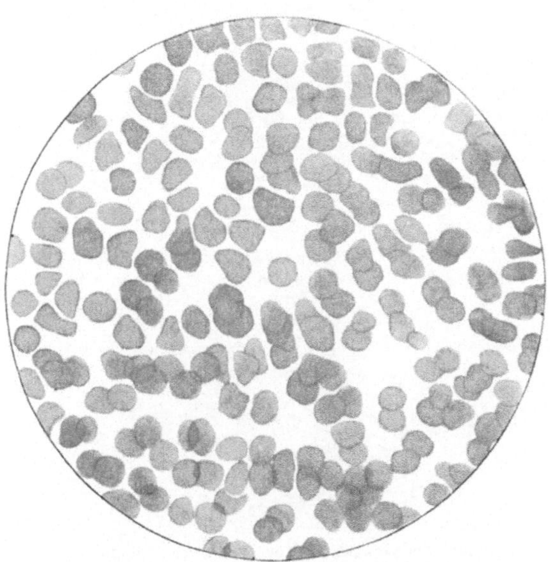

Abb. 30. Polycythämisches Blutbild des Spenders.

Erythrocyten aufweist. Ist der Empfänger stark anämisch, so lassen sich die beiden Blutkörperchensorten auf den ersten Blick

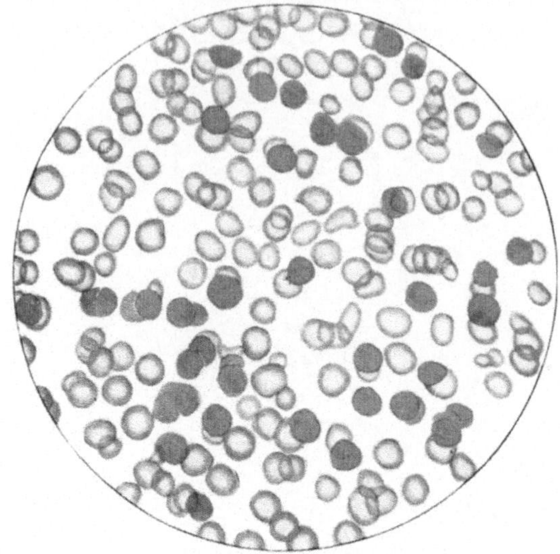

Abb. 31. Mischblut 2 Stunden nach Transfusion von polycythämischem in anämisches Blut.

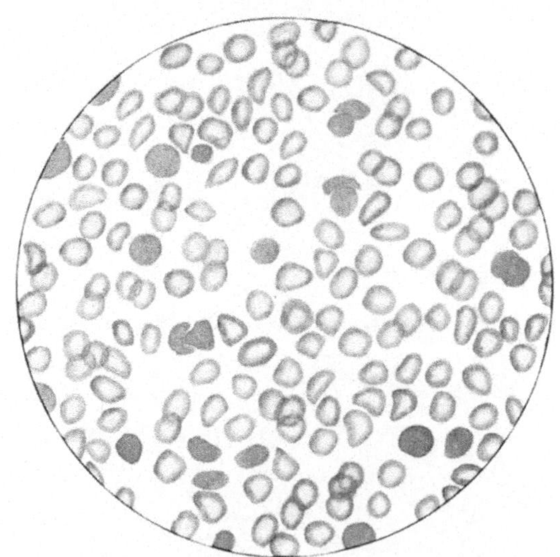

Abb. 32. Mischblut wie Abb. 30, 14 Tage nach der Transfusion.
(Abb. 29–32 aus WILDEGANS, Arch. klin. Chir. **139**.)

unterscheiden, und man kann verfolgen, wie lange die fremden Blutkörperchen überleben (PLEHN, WILDEGANS; Abb. 29—32).

Mit Hilfe der LANDSTEINERschen Reaktion kann das Überleben aber noch besser verfolgt werden, sofern Spender und Empfänger verschiedenen Gruppen angehören, am häufigsten also dann, wenn der Spender als Universalspender zur Blutgruppe *0* gehört, der Empfänger dagegen zu einer der drei anderen Gruppen. Entnimmt man nach einem Vorschlag von ASHBY zu verschiedenen Zeiten nach der Transfusion dem Empfänger Blutproben und setzt ihnen ein spezifisches agglutinierendes Serum zu, so werden

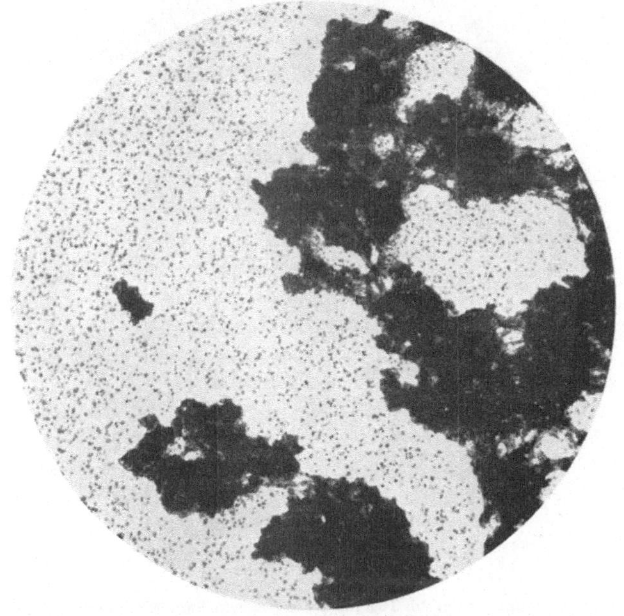

Abb. 33. Blut eines Empfängers der Gruppe *A*, 3 Tage nach der Transfusion von Blut *0*. Zu dem entnommenen Blutstropfen wurde agglutinierendes Serum Anti-*A* zugesetzt: Die Erythrocyten des Empfängers *A* bilden grobe Klumpen, die des Spenders *0* sind nicht agglutiniert.

nur die Blutkörperchen des Empfängers, nicht aber die inagglutinablen *0*-Blutkörperchen des Spenders agglutiniert (Abb. 33). Die Zahl der fremden Erythrocyten läßt sich durch Zählung recht genau ermitteln, und man kann verfolgen, wie sie schließlich nach einigen Wochen verschwinden.

Auch Tierversuche sind mit ähnlicher Methodik ausgeführt worden. DEROM hat 75 Transfusionen bei Hunden nach dem Prinzip von ASHBY verfolgt. Er fand durchschnittlich eine Lebensdauer von 15—20 Tagen mit einem einmal beobachteten Maximum von 45 Tagen.

Einen prinzipiellen Fortschritt und gleichzeitig eine neue Bestätigung der früheren Beobachtungen bedeutet die Anwendung der neuen Faktoren *M* und *N* durch LANDSTEINER, LEVINE und JANES. Man kann nunmehr auch die Lebensdauer *gruppengleichen* Blutes verfolgen, sofern sich nämlich Spender und Empfänger in bezug auf *M* oder *N* unterscheiden (Abb. 34). Außerdem läßt sich das *zugeführte* Blut jetzt unter Umständen auch durch eine

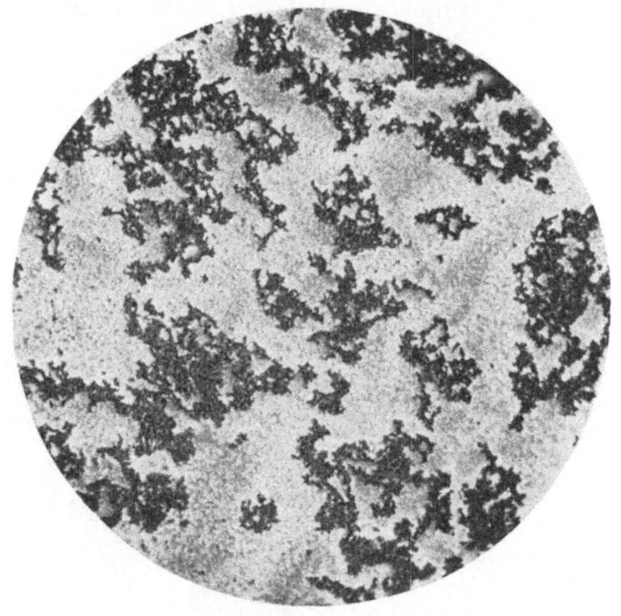

Abb. 34. Blut entnommen am 10. Tag nach der Transfusion. Empfänger *M*, Spender *N*. Zusatz von Immunserum Anti-*M*: die Blutkörperchen des Empfängers sind agglutiniert.

positive serologische Reaktion erkennen (Abb. 35). In einem bestimmten Fall sahen die genannten Autoren ein Zirkulieren des Spenderblutes noch 3 Wochen nach der Transfusion.

Die mit der Methode von ASHBY gewonnenen Feststellungen sind physiologisch sehr interessant, denn sie werfen ein Licht auf die umstrittene Frage nach der Lebensdauer der körpereigenen Erythrocyten. Man wird annehmen müssen, daß sie zumindest ebensolange im Kreislauf erhalten bleiben wie die körperfremden. LANDOIS-ROSEMANN nehmen mindestens 70 bis 90 Tage an. RUBENER berechnet auf Grund des gesamten ausgeschiedenen Stickstoffs eine noch höhere Lebensdauer. Im

Gegensatz hierzu kam eine Berechnung von BRUGSCH und RETZLAFF nur auf 15 Tage. Die Erfahrungen bei der Bluttransfusion bestätigen die Annahme von RUBENER.

Es wäre nun aber verfehlt, wahllos bei jeder klinisch befriedigend verlaufenen Transfusion mit einem Fortleben der Spenderblutkörperchen zu rechnen. Eine etwa beobachtete Zunahme der Erythrocytenzahl oder des Hämoglobingehaltes be-

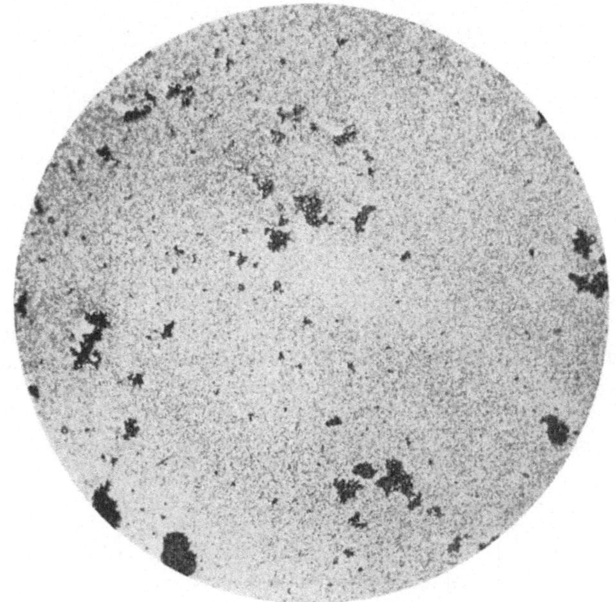

Abb. 35. Das gleiche Blut wie Abb. 33 nach Zusatz von Immunserum Anti-*N*: die überlebenden Blutkörperchen des *Spenders* sind agglutiniert.

weist für sich allein nichts, wie mehrfach, am eingehendsten wohl von KÜHL, betont worden ist.

Fehlt also der serologische Nachweis des Überlebens, so wird man auch bei gutem klinischen Erfolg der Transfusion eine Substitution nicht als bewiesen ansehen dürfen. Das gilt z. B. für KAMBE und KOMIYA, die Citratblut, welches 30 Tage gestanden hatte, mit „gutem Erfolg" transfundiert haben. Der Erfolg wird — entgegen der Annahme der Autoren — schwerlich auf eine Substitution zurückzuführen sein (vgl. auch S. 78).

Auch für *intraperitoneale* und *intramuskuläre* Blutzufuhr fehlt der Nachweis wirklicher Substitution. Zwar ist durch Versuche mit Taubenerythrocyten am Kaninchen bewiesen worden, daß die Erythrocyten sehr schnell in den Kreislauf gelangen (SIPERSTEIN), über das weitere Schicksal arteigener Erythrocyten im Kreislauf wissen wir aber noch nichts. Auffällig ist, daß die guten Erfolge bei Kindern, über die insbesondere von L. F. MEYER berichtet wurde, von der Blutgruppe unabhängig sein sollen.

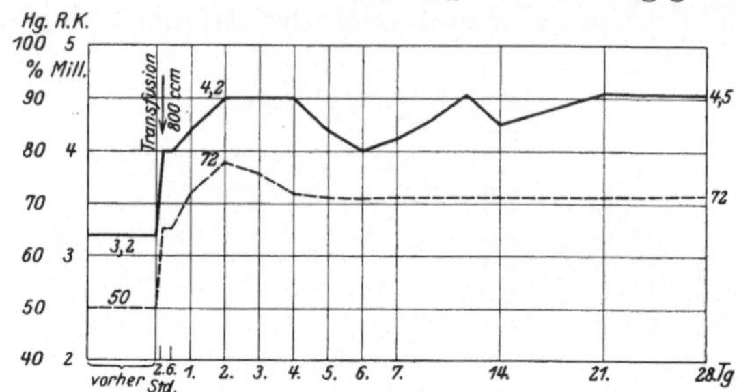

Abb. 36. Erythrocyten und Hämoglobinanstieg nach direkter Transfusion von 800 ccm *R.K.* = ——, *Hb* = – – –. (Nach WILDEGANS.)

Wohl kann man verstehen, daß der relativ langsame Übergang gruppenfremder Erythrocyten in die Blutbahn ohne die stürmischen Erscheinungen erfolgt, die wir von der intravenösen Injek-

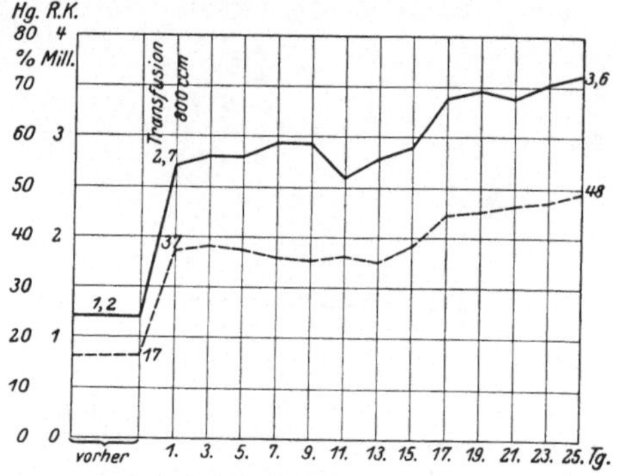

Abb. 37. Erythrocyten und Hämoglobinanstieg nach direkter Transfusion von 800 ccm und anschließende Blutregeneration. *R.K.* = ——, *Hb* = – – –. (Nach WILDEGANS.)

tion her kennen, es ist aber kaum denkbar, daß die Erythrocyten einer ungeeigneten Gruppe sich im Kreislauf längere Zeit halten. Wenn wirklich die Erfolge von der Gruppenverträglichkeit unabhängig sind, so wird man sie durch eine Substitution nicht erklären können, soweit nicht das Überleben mit der Methode von ASHBY direkt nachgewiesen wurde.

Die reine Substitution wenigstens der morphologischen Elemente und die Auffüllung des Kreislaufs mit Flüssigkeit ist nun in der Tat nicht immer der einzige und wesentliche Effekt der Transfusion. Bei Anämien tritt, wie MORAWITZ schon 1907 beschrieben hat, der Haupteffekt oftmals nicht unmittelbar im Anschluß an die Transfusion, sondern erst einige Tage später auf. Hier muß die Transfusion also neben der Substitutionswirkung noch eine andere vermutlich wichtigere Wirkung ausüben. Wie MORAWITZ annahm, handelt es sich um einen *Reiz auf die blutbildenden Organe*. Die Abb. 36 und 37 zeigen die *Substitution* an dem Ansteigen und bleibendem Hochstand der Erythrocytenzahl in dem ersten Fall, die *Reizwirkung* an der auch einige Zeit nach der Transfusion noch anhaltenden Zunahme der Erythro-

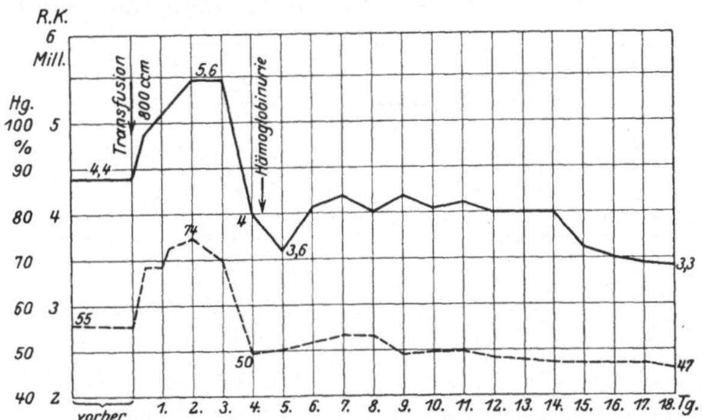

Abb. 38. Hämoglobin- und Erythrocytensturz bei Hämoglobinurie nach direkter Transfusion von 800 ccm. *R.K.* = ——, *Hb* = – – –. (Nach WILDEGANS.)

cytenzahl. Besonders deutlich sieht man diesen nachträglichen Effekt der Transfusion, wie MORAWITZ schon 1907 betont hat, bei Anämien. Das Bild einer nicht erfolgreichen Transfusion bietet Abb. 38.

Eine wichtige weitere Wirkung der Bluttransfusion ist die *Förderung der Blutgerinnung*. Bei Blutungen, die nicht aus den großen Gefäßen, sondern aus dem Gewebe und den kleineren Gefäßen erfolgen, ist die Bluttransfusion eines der wirksamsten Stillungsmittel, die wir heute kennen. So sah z. B. WILDEGANS in 10 Transfusionsfällen dieser Art 7mal eine sofortige Blutstillung, 2mal wenigstens eine vorübergehende und nur einmal blieb jeder Erfolg aus. Die Wirkung scheint auf der Übertragung des Gerinnungsfermentes zu beruhen. WILDEGANS sah unmittelbar nach der Transfusion einen starken Anstieg an Thrombin im

Blute des Empfängers. Erst nach 10—12 Tagen sank der Thrombingehalt wieder auf den früheren Wert (Abb. 39). Zur Blutstillung dürften im allgemeinen geringere Blutmengen erforderlich sein als dort, wo es sich um die Ausgleichung großer Blutverluste handelt. Mengen von 3—400 ccm dürften zumeist ausreichen. Auch bei der Blutkrankheit hat man von der Transfusion befriedigende Erfolge gesehen.

Als ferneres besonders wichtiges Anwendungsgebiet für die Bluttransfusion sind *Shockzustände* zu nennen. Sowohl im Anschluß an Verwundungen und Organverletzungen wie auch bei Operationen, insbesondere an den Bauchorganen, kommt es nicht selten zu lebensbedrohlichen Shock- und Kollapszuständen, die durch ein Versagen des Kreislaufs gekennzeichnet sind. Die Bluttransfusion führt zu einer Auffüllung des Kreislaufs, sichert

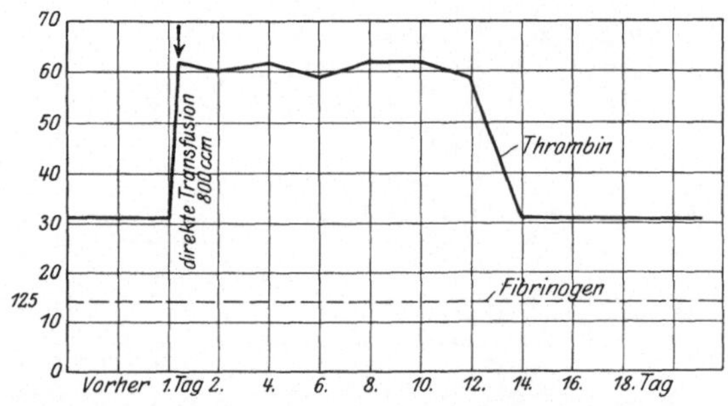

Abb. 39. Thrombinzuwachs nach direkter Transfusion. (Nach WILDEGANS.)

erneut die Blutversorgung der lebenswichtigen Organe und beseitigt fast schlagartig die Gefahr. Auffüllung mit anderen Flüssigkeiten ist weniger wirksam, weil diese schnell aus dem Kreislauf verschwinden. Da die Shockgefahr bei schlechtem Allgemeinzustand und darniederliegendem Kreislauf am größten ist, so wird die Bluttransfusion häufig schon vor einer Operation, also prophylaktisch, ausgeführt.

Weiter wird die sog. *entgiftende*, in ihrem Mechanismus noch nicht genauer geklärte Wirkung der Bluttransfusion bei manchen Krankheitszuständen herangezogen. Hierher gehört vielleicht die Wirkung bei schweren Verbrennungen, soweit nicht die Shockbekämpfung hier das Wesentliche ist, bei schwersten chronischen Darmprozessen und bei Eklampsie (vgl. auch S. 118).

Schließlich sei die *Übertragung von Immunstoffen* erwähnt. Soweit es sich hier um die Überführung von Schutzstoffen des Serums handelt, müßte eigentlich auch die Zufuhr blutkörperchenfreien Serums die gleiche Wirkung ergeben, und es sei in diesem Zusammenhang erwähnt, daß einzelne Autoren, so insbesondere KALLIUS, überhaupt die Wirkung der Bluttransfusion in erster Linie dem Serum zuschreiben. Man hat in den letzten Jahren, einer Anregung von A. WRIGHT folgend, den Versuch gemacht, die Bluttransfusion zu einer Immunotransfusion umzugestalten. Zu diesem Zwecke werden gesunde Spender gegen bestimmte Bakterienarten immunisiert, allerdings ohne daß man für den Immunkörpergehalt einen brauchbaren Maßstab hätte. In Paris werden derartige Spender gegen eine erhöhte Taxe von dem Spenderdienst zur Verfügung gestellt. Für Kranke mit unsicherer Ätiologie hat man polyvalent immunisierte Spender. Bewährt soll sich die Immunotransfusion unter anderem beim Abdominaltyphus haben, wobei allerdings daran erinnert sei, daß man früher auch mit der einfachen Bluttransfusion und andererseits auch mit einer Vaccinationsbehandlung Günstiges gesehen haben wollte.

IV. Gefahren der Bluttransfusion.

Die Bluttransfusion war in früheren Zeiten so gefährlich, daß man sie unter die heroischen Heilmittel rechnen mußte. Zu der in ihren Ursachen nicht erkannten Hauptgefahr, der Verwendung eines serologisch nichtpassenden Spenders, kam noch die Möglichkeit technischer Fehler — z. B. der Einspritzung von Luftblasen und Gerinnseln — und der Übertragung von Krankheiten[1]. Heute haben wir es gelernt, diese Gefahren zum größten Teil zu beherrschen. Der schwere, mit Hämolyse einhergehende Transfusionsshock ist eine seltene Erscheinung geworden, die nur wenige der jüngeren Mediziner aus eigener Anschauung kennen, und das, obwohl heute unvergleichlich mehr Transfusionen ausgeführt werden als in früheren Jahren.

Gänzlich gefahrlos ist die Transfusion aber auch heute noch nicht. Es ereignen sich immer noch nicht ganz wenige Unglücks-

[1] Durch Bluttransfusion sind bereits die verschiedensten Infektionskrankheiten übertragen worden. Auf Freiheit des Spenders von Infektion ist deshalb ganz besonders zu achten. Praktisch besonders wichtig ist es, Syphilis auszuschließen. Hierfür ist eine genaue klinische Untersuchung neben der serologischen notwendig; denn auch bei negativer WaR. ist Übertragungsgefahr vorhanden. Die Transfusionssyphilis wird als „Syphilis d'emblée“ ohne Primärerscheinungen im allgemeinen nach 1—2 Monaten bemerkbar. Eine Übersicht der veröffentlichten Fälle hat kürzlich SALKIND gegeben. Auch Malaria ist wiederholt übertragen worden, und zwar auch von Spendern ohne oder doch nur mit sehr spärlichem Parasitenbefund im Blut.

fälle, die auf technischen Fehlern beruhen und in einem höheren Sinne vermeidbar wären. Immerhin gibt es aber auch sehr selten andere, deren Ursache noch nicht befriedigend klargestellt ist. Beide Arten erfordern eine ausführliche Besprechung; denn die vermeidbaren Transfusionsunfälle werden um so seltener werden, je mehr sich die Kenntnis der Gefahrenquellen verbreitet, und die zur Zeit noch unerklärlichen Unglücksfälle sind wahrscheinlich wenigstens zum Teil nur deshalb ungeklärt, weil die genauen Verhältnisse des Einzelfalles nicht genügend analysiert werden konnten. Je sorgfältiger künftig die Besonderheiten der wenigen noch zur Beobachtung kommenden Unfälle untersucht werden, desto rascher wird es gelingen, dieses letzte Dunkel, das die Transfusion immer noch umschwebt, zu beseitigen.

Zahlenmäßig lassen sich die Transfusionsschäden naturgemäß nicht genau erfassen. Das gilt vor allem für die leichteren und rasch vorübergehenden Beschwerden. Transfusions*todesfälle* sind eher festzustellen; auf Schwierigkeiten stößt aber bisweilen die Abgrenzung der der Transfusion selbst zur Last fallenden Unfälle von jenen, die sich im Anschluß an die Transfusion ereignen, aber im wesentlichen von ihr unabhängig durch das Grundleiden bedingt sind. Eine Zusammenfassung veröffentlichter Statistiken verschiedener Kliniken bietet keine Gewähr für ein ganz richtiges Bild, weil immerhin die Möglichkeit besteht, daß günstige Ergebnisse häufiger bekanntgegeben werden als ungünstige. Die Erfahrungen einzelner Stellen, welche seit Jahren zahlreiche Transfusionen ausführen, sind aber jedenfalls deshalb lehrreich, weil sie zeigen, wie groß oder besser wie gering die Gefahrenquote derjenigen Anstalten ist, welche sich auf die Transfusion und eine sachgemäße Spenderauswahl eingearbeitet haben. Als Beispiel führe ich an, daß TIBER-New York unter 1467 Transfusionen, die in $3^1/_2$ Jahren ausgeführt wurden, nur zwei Todesfälle verzeichnet, davon einen infolge eines Irrtums bei der Gruppenbestimmung, den zweiten bei Verwendung eines Universalspenders für ein sehr herabgekommenes Kind.

In derselben Größenordnung halten sich auch die Zahlen von BRINES, die der Mayoklinik und die von BECK-Kiel (nach LANDSTEINER, Nobelvortrag 1930). Die Durchschnittsverhältnisse der Transfusionspraxis lassen sich aus den Übersichten des Londoner Spenderdienstes erkennen, weil hier die Erfahrungen aller Stellen, welchen Spender vermittelt wurden, berücksichtigt sind. Für die Zeit von 1923—1928 sind vier Todesfälle auf 5000 Transfusionen verzeichnet, also keineswegs ungünstigere Ziffern als die obengenannten. Diese Todesfälle werden ausdrücklich als vermeidbar bezeichnet, weil serologisch unzulässige Spender benutzt wurden und die vom Spendernachweis geforderte Verträglichkeitsprobe zwischen Spender- und Empfängerblut unterblieben war.

Will man zu einem Verständnis der Transfusionsunfälle gelangen, so muß man die besonderen Umstände des Falles berücksichtigen. Die Beurteilung ist ganz anders, je nachdem ob es sich um gruppengleiche oder gruppenverschiedene Spender und um eine erstmalige oder wiederholte Transfusion gehandelt hat. Wir betrachten zunächst

1. die Transfusionsschäden bei erstmaliger Transfusion.

a) Leichtere Beschwerden bei gruppengleichem Spender. Auch die serologisch einwandfreie Transfusion verläuft nicht immer völlig ohne Störungen. Bisweilen kommt es im Anschluß an die Transfusion zu Schüttelfrost und Temperaturanstieg. Auch Urticariaquaddeln können auftreten. Diese sog. Serumerscheinungen gelten als harmlos, sie gehören aber auch, wie RÜDEL hervorhebt, zum Symptomenkreis des echten Hämolyseunfalls. Auffällig ist der nach den Autoren stark schwankende Prozentsatz (zwischen 80 und 5%). Er findet zum Teil darin seine Erklärung, daß die Zählung leichter Symptome stark vom subjektiven Ermessen abhängt. Da aber mehrfach die gleichen Beobachter über Seltenerwerden bei zunehmender Einarbeitung berichtet haben, so spielen sicher technische Momente eine Rolle. Besonders häufig werden leichtere Störungen der *Citrat*methode zur Last gelegt. So verzeichnet unter anderen BERNHEIM nach Übergang zur direkten Transfusionsmethode einen Rückgang der leichteren Störungen von 20—40 auf 5% (ähnlich BRINES, LEDERER, LANDON u. a.). Bei besonders sorgfältiger Ausführung sind aber auch bei der Citratmethode die leichteren Störungen großenteils zu vermeiden (METZLER, MERKE, CHRIST).

Unvollkommene Gerinnungshemmung und Beimengung von Fibrinpartikelchen, wie sie bei mangelhafter Paraffinierung vorkommen, bewirken wohl manche Störungen auch bei der direkten Transfusion. Daneben spielt eine individuelle Empfindlichkeit der Empfänger bisweilen sicherlich eine Rolle. In Betracht kommen sowohl Reaktionen auf das körperfremde Serum selbst wie auch auf Stoffe, insbesondere Nahrungsbestandteile, die akzidentell dem Serum beigemengt sind und gegen die bei dem Empfänger eine Idiosynkrasie besteht (Milch: Fall von DUKE und STOFER). Von BREM, ZEILER und HAMMACK ist empfohlen worden, die Spender vor der Transfusion fasten zu lassen; es sollen dann die leichten Störungen großenteils ausbleiben.

Eine eigenartige, übrigens relativ harmlose Spätschädigung würde der Fall von RAMIREZ darstellen. Ein Patient bekam zwei Wochen nach der Transfusion einen Anfall von Pferdeasthma, als er Pferden exponiert war. Er hatte früher an derartigen Zuständen nie gelitten, dagegen war der Spender, der 600,0 ccm gespendet hatte, pferdeempfindlich. Diese Beobachtung ist aber nicht ganz eindeutig, und es ist immerhin auffällig, daß seither — die erwähnte Beobachtung liegt schon fast ein Jahrzehnt zurück — Ähnliches kaum wieder beschrieben wurde, obwohl unter den vielen Personen, die inzwischen Blut gespendet haben, sicherlich eine Anzahl an ähnlichen Überempfindlichkeiten gelitten haben.

b) Schwere Erscheinungen bei gruppengleichem Spender. *Schwere Erscheinungen bei gruppengleichem Spender gehören zu den allergrößten Ausnahmen.* Bei der Mehrzahl der in der Literatur aufgeführten Fälle ist die Zuverlässigkeit der Gruppenbestimmung mehr als zweifelhaft. Eine nachträgliche Überprüfung ist oft unterlassen worden, was um so bedauerlicher ist, weil auch die Angaben über die primär ausgeführte Untersuchung zumeist nicht befriedigen. Es ist keineswegs ein Beweis für die Zuverlässigkeit der Untersuchung, wenn sich, wie es gelegentlich heißt, mehrere Ärzte von der Richtigkeit der Diagnose überzeugt haben oder wenn die Reaktion mit verschiedenen Testsera ausgeführt wurde, die allein maßgebenden Kontrollen, nämlich die auf Wirksamkeit der gebrauchten Sera und die Prüfung auf Isoagglutinine, aber unterblieben sind. Man wird jedenfalls bei Ersttransfusionen unbedenklich die Gruppengleichheit ablehnen dürfen, wenn es zu einem Shock unter den typischen Zeichen der Hämolyse gekommen ist.

Bei anderen Symptomen braucht eine Gruppenverschiedenheit nicht immer vorzuliegen. *Eine* Gruppe von Schädigungen dürfte in das Gebiet der Idiosynkrasien hineingehören; sie reiht sich damit einer Klasse der obenerwähnten leichteren Schädigungen an. Seiner Symptomatik nach gehört ein ätiologisch nicht geklärter Fall von CARRINGTON und LEE hierher: bei einem 75jährigen Mann mit schwerer Anämie kam es eine Stunde nach der Transfusion zu einem schweren asthmatischen Anfall, gleichzeitig zu Stuhl- und Harnabgang. Tod 10 Stunden nach der Transfusion (Lungenödem). Keine Hämoglobinurie. Leider fehlt ein Obduktionsbefund, so daß eine Klärung nicht möglich erscheint.

Einen schwersten Asthmaanfall im Anschluß an eine Transfusion beschrieb auch WOLFE. Hier war zwei Tage vorher bereits eine erste Transfusion vorhergegangen. Für eine anaphylaktische Sensibilisierung ist das Intervall zu kurz, so daß sich diese Beobachtung der von CARRINGTON und LEE anreiht. Auffallenderweise haben die letzten Jahre trotz der zunehmenden Anwendung der Bluttransfusion ähnliche Beobachtungen, soweit ich sehen kann, kaum mehr gebracht.

Endlich sind einige Todesfälle bei schwer Herzkranken (BIESENBERGER) und bei Nierenkranken (BOARDLEY, BRINES, SCHUHMACHER) zu erwähnen. Die Transfusion ist für den Schwerkranken kein gleichgültiger Eingriff. Es werden an den Regulationsmechanismus des Körpers Anforderungen gestellt, die ein geschädigter Organismus nicht immer erfüllen kann.

2. Transfusionsschäden bei ungleicher Blutgruppe.

a) Der typische Hämolyseunfall bei „falscher" Blutgruppe des Spenders. Die Hauptgefahr der Bluttransfusion ist der mit Hämolyse des Spenderblutes einhergehende Transfusionsshock (Hämolyseunfall). Er ist die Ursache derjenigen Todesfälle, die früher die Transfusion immer aufs neue in Verruf gebracht haben. Der typische Hämolyseunfall kommt dann zustande, wenn die zugeführten Erythrocyten im Körper des Kranken auf zirkulierende Serumantikörper stoßen, also kurz gesagt, wenn ein „falscher" Spender verwendet wird. In zahlreichen Fällen hat sich noch nachträglich zeigen lassen, daß der ursprünglich für passend gehaltene Spender in Wirklichkeit ungeeignet war. Gelegentlich sind grobe Verwechslungen — der 3. Strich einer III wurde z. B. übersehen, weil er mit einer senkrechten Linie der Fiebertafel zusammenfiel — oder sogar Fälschungen[1] die Ursache, häufiger noch serologische Fehlbestimmungen, z. B. infolge mangelhafter Schulung des Untersuchers oder Verwendung unbrauchbarer oder falsch bezeichneter Testsera. Es kommt aber auch vor, daß ein serologisch ungeeignetes Blut ohne Beschwerden vertragen wird, wie ja auch die Zufuhr von Tierblut nicht immer schwere Erscheinungen macht. In einem Fall von GROVE und CRUM waren die Agglutinine des Empfängers in vitro für das Spenderblut zwar bei Zimmertemperatur, nicht aber bei 37° wirksam (vgl. auch BURNHAM).

[1] Ein Spender, der als zur Gruppe *AB* gehörig nur selten benutzt wurde, veränderte die Gruppenbezeichnung „I" seines Ausweises in „IV" (Bezeichnung nach MOSS), wodurch er — wenigstens auf dem Papier — zum Universalspender wurde.

Die *klinischen Erscheinungen* des Hämolyseunfalles sind nahezu eben solange bekannt wie die Bluttransfusion selbst. Das Tierblut, das in der Anfangszeit der Transfusion ausschließlich zugeführt wurde, verfällt häufig in ganz ähnlicher Weise wie ungeeignetes Menschenblut der Hämolyse, und so kann es auch hier zum Hämolyse*unfall* kommen. Wenn sich auch die Symptome bei Zufuhr von Menschen- und Tierblut nicht völlig gleichen, so ist die Übereinstimmung doch eine so große, daß einige charakteristische Stellen eines alten Berichtes unser Interesse verdienen.

Es handelt sich um eine der Infusionen, die DENYS im 17. Jahrhundert an dem Kammerdiener Maurois vorgenommen hat.

Maurois hatte bereits einige Transfusionen überstanden. Nunmehr wurde ihm „ein Pfund Kalbsblut" zugeführt. Es trat starker Schweiß im Gesicht auf, der Puls wurde unregelmäßig und der Kranke klagte über Schmerzen in der Nierengegend sowie über große Atemnot. Während des Verbindens trat Erbrechen, Drang zum Harnen und zur Stuhlentleerung ein. Er erbrach sich zwei Stunden lang und fiel darauf in Schlaf. Beim Erwachen klagte er über große Müdigkeit und Schmerzen in allen Gliedern; er entleerte eine große Menge Hárn, der ganz schwarz war, als ob man Ruß darunter gemischt hätte . . .

Der Harn am folgenden Tage war beinahe eben so schwarz wie der vorige. Auch blutete er reichlich aus der Nase. Dann besserte sich allmählich der Zustand in einigen Tagen.

Wir sehen hier führende Symptome, die wir auch von der Zufuhr ungeeigneten Menschenblutes her kennen: Beeinflussung des Pulses, Schmerzen und Atemnot, Erbrechen, Harn- und Stuhlabgang und die sehr charakteristische Ausscheidung gewaltiger Mengen von Blutfarbstoff im Harn. Das Nasenbluten ist für die Transfusion von Tierblut charakteristisch.

Neben der Schilderung der klinischen Erscheinungen ist bemerkenswert, daß der Patient den schweren Insult der Transfusion schließlich überwunden hat. Nach einigen Tagen war er wieder hergestellt.

Die Zufuhr von ungeeignetem *Menschen*blut kann schon dann bedrohlich werden, wenn nur *kleine Blutmengen* in den Kreislauf gelangen.

Eindrucksvoll hat OEHLECKER die Wirkung geschildert. Ihm stand ein reiches Beobachtungsmaterial zur Verfügung, weil er in der Zeit vor Einbringung der serologischen Probe den geeigneten Spender ermittelte, indem er zunächst probeweise kleine Blutmengen einspritzte. Dies ist die sog. biologische Vorprobe OEHLECKERS, die auch heute noch wertvolle Dienste leistet. Beobachtet man den Empfänger nach der Transfusion von 5—10 ccm passenden Blutes, so bietet der Empfänger in seinem Verhalten nichts Besonderes. Liegt aber die gefährliche Kombination vor, tritt also Hämolyse ein, so bemerken wir — ich folge hier wörtlich der Schilderung von OEHLECKER —, „wie der Kranke nach etwa 1 oder $1^1/_2$ Minuten unruhig wird, tief atmet, stöhnt, über Beklemmungen, vielleicht auch über Schmerzen im Kreuz oder in der Magengegend klagt, wie sich gar Erbrechen einstellt und wie vor allem der Puls, der von Anfang an gut beobachtet wurde, schwächer wird oder gar in der Peripherie verschwindet. Oft sehen wir auch ein eigentümliches Wechseln der Farbe: die blassen Patienten werden plötzlich auffällig rot, diese Farbe schlägt aber sehr bald in eine graublasse Farbe um; oder die Patienten werden beim Eintreten in die alarmierenden Symptome sofort schlecht aussehen und noch fahler und blasser, soweit dies bei den vorliegenden Anämien möglich ist. Diese kollapsartigen Symptome treten in verschiedenen Abstufungen auf, je nach dem Grade der Hämolyse, je nach der Menge des überführten Blutes, wie der Schwere und Form der Erkrankung. Sie sind in der größten Mehrzahl aller Fälle so charakteristisch und oft so auffallend, daß jeder, der sie noch nicht beobachtet hat, sie sofort erkennen wird. In einem Falle fängt der Kranke nach 1—2 Minuten an, etwas zu klagen und unruhig zu werden, während der Puls sich nicht viel ändert. In einem zweiten Fall klagt der Patient auch noch über Kreuzschmerzen; der Puls ist erheblich schwächer geworden. In einem dritten Fall kann der Zustand besorgniserregend werden; der Puls ist weg, ja der Patient wird bewußtlos. Also alle Stufen eines Shocks oder Kollapses mit Sinken des Blutdruckes.

Die Patienten pflegen sich, wenn nicht zuviel Blut übergeführt ist, meist sehr bald wieder zu erholen, sind wieder ruhig und zeigen meist dasselbe Verhalten wie früher. Es ist ein Fehler, wenn man diesen Symptomen keine Bedeutung beimißt, weil sie schnell vorübergegangen sind oder ihr Eindruck gar etwas verwischt ist, wenn man dem Rat Unkundiger folgt und 10 bis 15 bis 20 Minuten und noch länger wartet! Würde man die Blutinjektion wiederholen, so würden sich die auffallenden klinischen Erscheinungen prompt nach 1—2 Minuten auch wiederholen". Werden noch größere Mengen zugeführt, so ist der Verlauf oftmals tödlich. Der Tod kann schon wenige Minuten oder Stunden nach der Transfusion eintreten, häufiger aber ist der Verlauf ein protrahierter. Die Nieren versagen mehr und mehr und unter den

Symptomen der Anurie kommt es nach 1—2 Wochen zum Exitus letalis.

Als Beispiel eines tödlich verlaufenen Falles lasse ich eine Schilderung von LINDAU folgen.

S. S., Mann, 35 Jahre alt. Früher auf Ulcus duodeni behandelt. Da der Patient nicht gesundet, wird er im Krankenhaus zu X. zwecks Operation aufgenommen. Allgemeinbefinden gut. Am 13. IV. 1927 Resectio ventriculi ad mod. Billroth II. Im Duodenum zwei erbsengroße Ulcera. 4 Stunden nach der Operation Erbrechen von 140 ccm dunklem Blut; weitere 2 Stunden nachher neuerdings Erbrechen von 260 ccm klarem rotem Blut. Erhielt eine Magenspülung (im Ventrikel befanden sich 130 ccm) und außerdem Adrenalin per os. Am Abend war der Patient sehr blaß, der Puls war klein, Frequenz 160. Um 8 Uhr nachmittags wurde eine Blutüberführung nach JEANBREAU von einer anderen Person, die gleichwie der Patient zur *0*-Gruppe gehörte, vorgenommen. Zusatz von 25 ccm 10proz. Natriumcitratlösung zu 450 ccm Blut, das langsam injiziert wurde. Patient liegt ruhig, bis er etwa 75 ccm erhalten hat, äußert auch auf die Frage hin nichts über Unbehagen, wird dann plötzlich leichenblaß, pulslos und verliert das Bewußtsein. Die Transfusion wurde unterbrochen, da aber der Patient nach einigen Minuten wieder erwachte und sich wie vorher fühlte, wurde der Vorfall als einfacher Ohnmachtfall aufgefaßt, wozu der Patient Neigung hatte. Darauf wurde die Transfusion, da ja vitale Indikation vorlag, zu Ende geführt. Der Puls verbesserte sich nach der Transfusion kaum, die Frequenz sank aber auf 140.

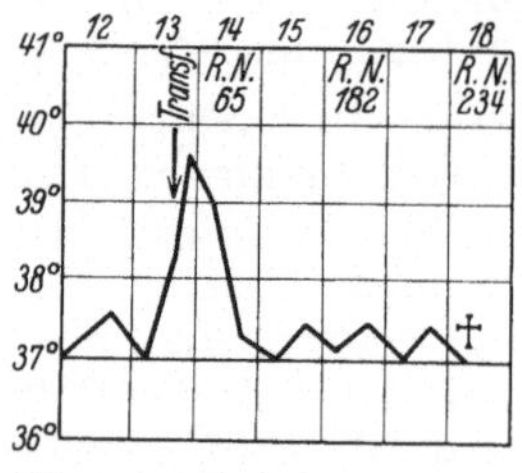

Abb. 40. Transfusionsunfall. Temperaturkurve. (Nach LINDAU.)

Eine Stunde nach der Transfusion beginnt der Patient zu frieren und die Temperatur steigt auf 39,5°. Während der Nacht läßt er 200 ccm dunklen, blutgefärbten Harn (dieser war vor der Operation klar und albuminfrei). An den folgenden 3 Tagen nur 20—50 ccm Harn, der reichlich Eiweiß enthält, aber weniger dunkel gefärbt ist. An den letzten Tagen Abführung in Form einer dicken, dunklen, blutigen Flüssigkeit. Die Reststickstoffwerte steigen 14. IV. 65, 16. IV. 182 und 18. IV. 234 mg (Abb. 40). Der Patient verschied am 18. IV. um 2 Uhr nachmittags am 5. Tage nach der Operation.

Auch bei schwersten klinischen Erscheinungen, sogar nach mehrtägiger Anurie, kommt es mitunter noch zur Genesung. Der Nutzen etwaiger therapeutischer Eingriffe (z. B. der Dekapsulation der Nieren; vgl. CURTIS) ist deshalb sehr schwer zu beurteilen. Auch ob die Zufuhr alkalischer Wässer nützlich wirkt, ist zweifelhaft. Als prinzipiell neuartige Behandlungsmethode wird — gestützt auf Tierversuche — von HESSE und FILATOW empfohlen, *sofort*, d. h. möglichst in den *ersten Minuten* nach Auftreten der Hämolyseerscheinungen, eine Transfusion von serologisch geeignetem Blut anzuschließen. In dem einzigen bisher beobachteten klinischen Fall — es waren 40,0 ccm gruppenfremden

Blutes zugeführt worden — verschwanden die schweren Erscheinungen alsbald und es trat Genesung ein.

Pathologisch-Anatomisches. Nur verhältnismäßig wenige Fälle sind pathologisch-anatomisch genauer untersucht worden (u. a. KUCZYNSKI, LEMKE, BAKER und DODDS, LINDAU). Im Vordergrund stehen Veränderungen der *Niere.* Die Glomeruli sind im allgemeinen intakt, auch ein fremder Inhalt im Kapselraum fehlt zumeist. Dagegen finden sich „nephrotische“ Veränderungen in

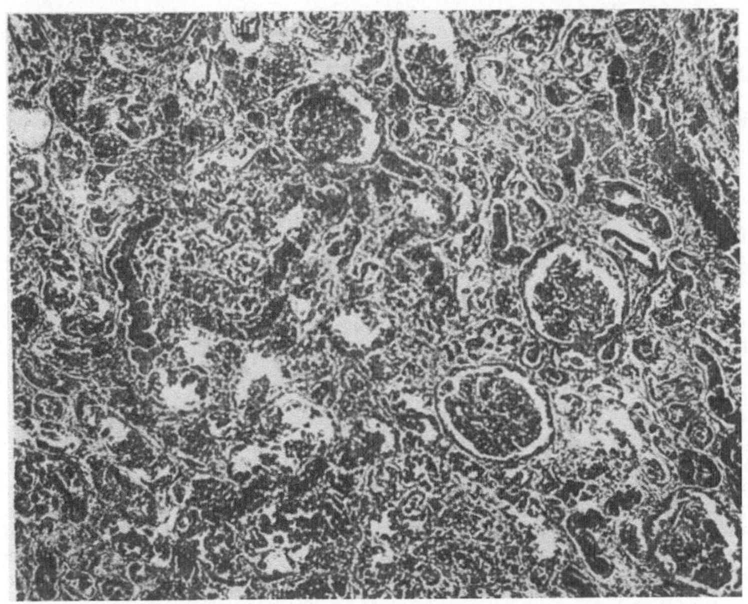

Abb. 41. Dunkle Hämoglobinmassen in Nierenkanälchen. (Färbung nach MILLER.) Fall I. (Vergr. 90.) [Nach LINDAU: Acta path. scand. (København.) 5 (1928).]

Tubuli contorti und HENLEschen Schleifen. Für einen Fall, der nach 5 Tagen verstarb, gibt LINDAU an: „Die Epithelien (der Tubuli contorti und der HENLEschen Schleifen) sind aufgetrieben, sowohl Plasma wie Kerne sind schlecht färbbar. Das Hämoglobin ist in sämtlichen Kanälchenabschnitten vorhanden, in den oberen Abschnitten des Kanälchensystems von leicht rosa, weiter unten in den Sammelkanälchen von gelbbrauner Farbe“ (Abb. 41). In einem zweiten Falle mit ähnlichem Befunde fand sich das Hämoglobin wohl in den HENLEschen Schleifen, nicht aber unten in den Sammelröhrchen. Eine Dilatation der Kapselräume und der Kanälchen, wie sie von BAKER und DODDS beschrieben wurde, hat LINDAU bei seinen Fällen vermißt.

Mehrfach sind in der Gegend der Mark-Rindengrenze Zellinfiltrate „von eigentümlichem Charakter“ beschrieben worden, die LINDAU als Blutbildungsherde ansieht.

Die *Leber* bietet makroskopisch nichts Bemerkenswertes, mikroskopisch sind Läppchennekrosen geringeren oder größeren Umfangs von LEMKE, LINDAU u. a. beschrieben worden. LINDAU gibt für 2 Fälle (Material von LEMKE) folgende Schilderung:

„*Mikroskopisches Bild.* Die Läppchennekrosen haben vorzugsweise zentrale Lage, aber man findet auch eine mehr unregelmäßige Lokalisation. In diesen ziemlich scharf begrenzten Gebieten ist die normale Leberzellentrabekelanordnung mehr oder weniger verschwunden. Übrig bleibt ein Maschenwerk von Bindegewebsfasern und Reticulumzellen, die oft angeschwollen sind. In diesem Netzwerk liegen unregelmäßige Bruchstücke von degenerierten Leberzellen, die sich nicht mehr im Zellverband befinden, ausgewanderte Leukocyten u. a. Die Capillaren in diesem Gebiete sind stark gefüllt, teils mit roten Blutkörperchen, teils mit Leukocyten, und auch Austritt von roten Blutkörperchen kommt vor. Zuweilen kann man kleine Fibrinthromben antreffen, aber nur im Nekrosengebiet. Diese sind nach der Ansicht sämtlicher Untersucher von sekundärer Natur. Das Lebergewebe im Grenzgebiete gegen die Nekrosen zeigt eine starke Speicherung von lipoiden Substanzen, was in dem übrigen Leberparenchym nicht der Fall ist. Dieses ist unverändert. Durch den Zerfall und die Resorption der Leberzellen bekommen die Herde ein „leeres“, filigranartiges Aussehen.

Die obenstehende Schilderung bezieht sich auf die voll entwickelten Läppchennekrosen. Man kann indessen jüngere Stadien mit etwas abweichendem Bild antreffen, wofür LEMKEs Fall II und mein eigener Fall III Beispiele abgeben. In diesem Stadium sind die Lebertrabekel noch erhalten, wenngleich plump aufgetrieben, die Zellkerne sind degenerativ verändert, und das Protoplasma ist homogen, strukturlos und nur schwach färbbar. Eine reparative Zelleninfiltration ist in diesen Herden, deren reaktionsloses Aussehen auffallend ist, noch nicht zustande gekommen.“

Abb. 42 gibt eine solche Nekrose nach einem von Prosektor Dr. O. MEYER, Stettin, freundlichst überlassenen Präparat des Falles LEMKE II wieder. Im einzelnen Fall ist bei dem Vorliegen von Nekrosen zu prüfen, ob diese tatsächlich Transfusionsfolge sind oder aber durch das Grundleiden hervorgerufen wurden.

Im *Darm* sind schwere hämorrhagische und ulceröse Veränderungen des Colons beschrieben worden (LINDAU). Klinisch entsprachen diesem Befund blutige Diarrhöen. Diese Veränderungen bilden sich erst im Verlauf einiger Tage heraus. Von ihnen zu unterscheiden sind die plötzlichen Entleerungen, die wohl als Folge eines Krampfes der glatten Muskulatur bisweilen unmittelbar nach der Transfusion auftreten. In den übrigen Organen sind nur wenige auffällige Befunde vermerkt worden, so punkt-

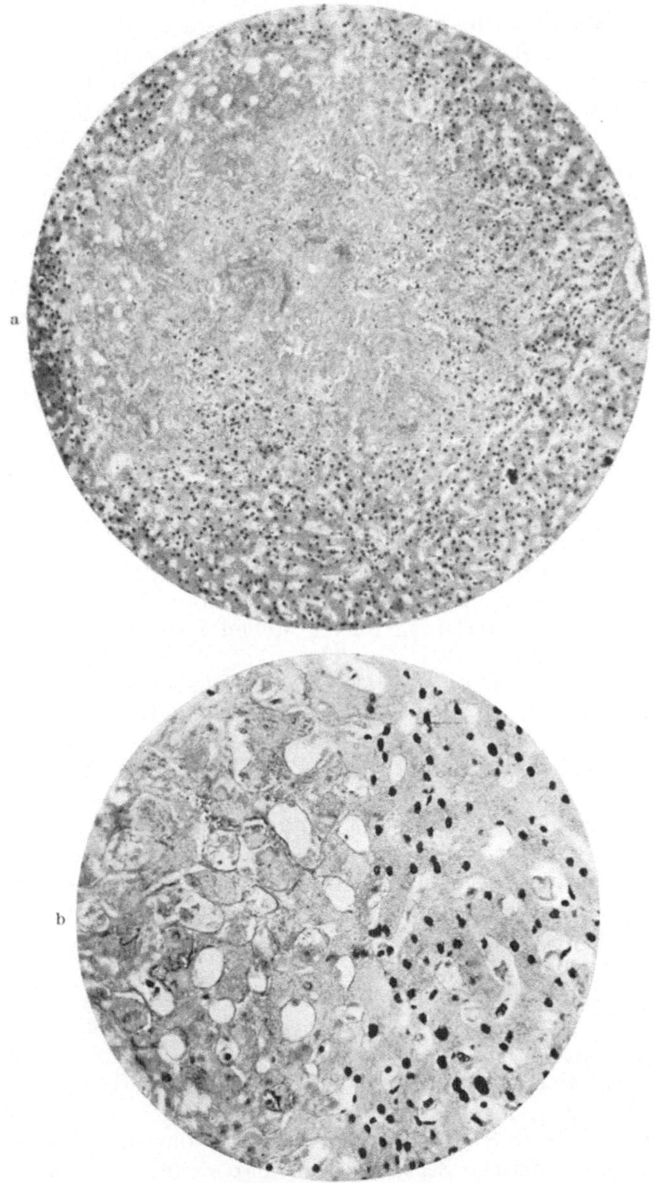

Abb. 42a und b. Frische Lebernekrose nach Transfusion von gruppenfremdem Blut (Fall II von LEMKE). *a* Übersichtsbild über den ganzen Nekroseherd. *b* Stelle aus dem Randgebiet bei stärkerer Vergrößerung, rechts gesundes Gewebe, links Nekrose.

förmige Blutungen in den serösen Häuten sowie im Nierenbecken und der Harnblase (Heim, Lemke, Lindau). In den serösen Höhlen hat sich mehrfach eine leicht blutig gefärbte wässerige Flüssigkeit gefunden. Im Gehirn sind pathologische Veränderungen bisher nicht festgestellt worden (Lindau). Dies muß deshalb hervorgehoben werden, weil auf Grund der klinischen Erscheinungen ein Angriff der Noxe im Gehirn, speziell in den basalen Ganglien bzw. der Regio subthalamica, vermutet worden ist (Wieting, Hempel, Oehlecker, Hesse und Filatow).

Der Mechanismus des hämolytischen Unfalls. Geht man von den serologischen Beobachtungen in vitro aus, so liegt es am nächsten, die Krankheitserscheinungen auf Verstopfung der Capillaren durch agglutinierte Erythrocytenmassen zurückzuführen. Kuczynski hat für einen Frühtodesfall entsprechende Bilder beschrieben. Es läßt sich nicht entscheiden, ob dieser Befund für Frühtodesfälle allgemeine Geltung hat oder ob er, wie vermutet worden ist (Klinger, Lemke), auf die sonst bestehende Noxe (Gasbrandinfektion) zurückgeht. Jedenfalls für die Spättodesfälle tritt aber das rein mechanische Moment offenbar ganz zurück, und es wäre gesucht, bei raschem Verlauf andere Todesursachen anzunehmen. Für die von ihnen untersuchten Fälle, die in 5 bis 10 Tagen tödlich verlaufen waren, stellen Lemke sowie Lindau ausdrücklich das Fehlen von Thrombosen und Embolien fest. Die *toxische* Schädigung der Nierenkanälchenepithelien, die zur Anurie führt, und die ebenfalls toxischen Leberzellnekrosen stehen im Vordergrund. Weiterhin sprechen auch die schönen Tierversuche von Kusama gegen die Bedeutung von Thrombosen.

Die geringe Bedeutung der Agglutination wird verständlich, wenn man den Reagensglasversuch den Verhältnissen im Körper mehr angleicht, indem man ganz frisches Blut bzw. Serum verwendet. Bringt man in das ganz frisch gewonnene Empfängerserum Blutkörperchen eines nichtpassenden Spenders, so sieht man häufig nach ganz kurzer Zeit — fast momentan oder nach wenigen Minuten — *Hämolyse* eintreten; die Reaktion wird noch begünstigt, wenn man sie bei Körpertemperatur ablaufen läßt. Zu einer sichtbaren Agglutination kommt es unter diesen Bedingungen überhaupt nicht. Auch eine Stromaagglutination scheint auszubleiben (Oehlecker). Verwendet man dagegen Serum, das einige Stunden oder Tage gestanden hat oder inaktiviert man das frische Serum, indem man es für einige Minuten, in ein Wasserbad von 55° bringt, so bleibt die Hämolyse aus, dagegen erhält man aber nunmehr eine kräftige Agglutination.

Die Ausschaltung des Komplements läßt die Hämolyse nicht in die Erscheinung treten. Übergangsbilder erhält man mit nichtinaktiviertem Serum, das einige Stunden oder länger gestanden hat. Mit zunehmender Abnahme des Komplementgehaltes tritt die Hämolysinwirkung immer mehr zugunsten der Agglutination zurück. OEHLECKER hat die Verhältnisse in vivo möglichst zu reproduzieren versucht, indem er bei der Exstirpation großer weiter Varicen Strecken als Würstchen abgebunden hat. In dieses Gefäßstück wurde Blut der Operierten und eines anderen Menschen hineingespritzt. Nach 2 Minuten wurde das Blut-

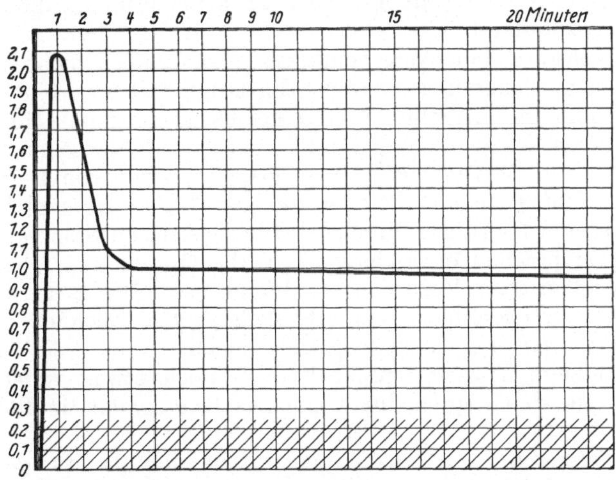

Abb. 43. Schneller Eintritt der Hämolyse nach intravenöser Einspritzung von artfremdem Blut im Tierversuch. Ordinate: Prozentwerte des gelösten Oxyhämoglobins (auf 100% Menschenblut bezogen). (Aus OEHLECKER: Arch. klin. Chir. **152**.)

gemisch entnommen und in ein Röhrchen getan. Es ließ sich alsdann Hämolyse nachweisen.

Auch die klinischen Beobachtungen lehren, daß beim Lebenden die Hämolyse sehr bald eintritt. Versuche von OEHLECKER an Kaninchen, Hunden, Ziegen und Affen bestätigen das. Abb. 43 zeigt für einen solchen Tierversuch, daß der höchste Wert an gelöstem Hämoglobin schon eine Minute nach der Transfusion erreicht wird. In 3, spätestens 5 Minuten nach der Transfusion ist durchschnittlich der höchste Wert um die Hälfte gefallen. Dann sinkt die Kurve ganz allmählich ab. Der Ausgangswert wird nach 4—5 Stunden oder etwas später erreicht. Das Hämoglobin verschwindet aus dem Kreislauf, weil es von der Leber, vielleicht auch vom Knochenmark und der Milz aufgefangen wird.

Werden größere Mengen Hämoglobin frei, so kommt es zur Ausscheidung durch die Nieren und den Darm.

Für das Verständnis der klinischen Erscheinungen müssen wir also die *Hämolyse* in den Vordergrund stellen.

Was ist nun eigentlich das schädigende Moment, die vom Hämoglobin befreiten Stromata der Erythrocyten oder ihr im Plasma gelöster Inhalt?

In Versuchen am Hund haben TROPP und BORCHARDT durch die vom Blutfarbstoff befreiten Blutkörperchenschatten regelmäßig Fieber hervorrufen können. Es ist sehr wohl möglich, daß den Stromata auch beim hämolytischen Transfusionsunfall die gleiche Wirkung zukommt.

Die schweren Shockerscheinungen aber können nicht auf die Stromata zurückgeführt werden. Es kommt also vor allem das Hämoglobin in Betracht. Nach BAYLISS aber ist das Hämoglobin bei der Katze ungiftig, und auch beim Menschen haben SELLARDS und MINOT nach intravenöser Injektion von 4—33 ccm gelösten Blutes trotz mehr oder weniger starker Hämoglobinurie keine ernsten Störungen gesehen. Die Dosen von SELLARDS und MINOT entsprechen etwa denjenigen, die OEHLECKER früher bei seiner biologischen Vorprobe verabfolgt hat. Die Beschwerden, die dieser gesehen hat, sind erheblich größer gewesen, als die von SELLARDS und MINOT beschriebenen. Dies weist darauf hin, daß beim Transfusionsshock doch noch etwas anderes als einfach eine Schädigung durch gelöstes Hämoglobin in Betracht kommt.

Die *schweren* Transfusionsfolgen stellen sich aber für gewöhnlich erst nach viel höheren Blutdosen ein; daß auch Hämoglobin in entsprechend höherer Dosis für den Menschen unschädlich ist, ist nicht bewiesen und sogar sehr unwahrscheinlich. Am Hunde haben BORCHARDT und TROPP bei *hohen* Dosen hämolysierten Blutes foudroyanten Shock, Krämpfe, Dyspnoe, Cyanose gesehen, und auch beim Menschen sind große Hämoglobindosen schwerlich harmlos. LINDAU hebt hervor, daß das Hämoglobin bei der plötzlichen Überschwemmung des Körpers mit großen Mengen an bestimmten Stellen der Gewebe in enormer Konzentration vorhanden sein muß, und daß sich Transfusionsschäden gerade in denjenigen Organen finden, die Abbau und Ausscheidung von Hämoglobin und Eisenpigment besorgen, nämlich in Niere, Leber und Darm.

BORCHARDT und TROPP haben nun getrennt die Wirkung von Hämatin und Globin untersucht. Das erstere erwies sich in reinem Zustand als indifferent, das letztere rief typische Shocksymptome hervor. Dabei wurde das neutrale Globin etwas besser als alkalisch oder sauer verändertes vertragen.

Diese Ergebnisse lassen sich nicht ohne weiteres auf den Menschen übertragen, sie sind aber mit der Auffassung von Lindau, der eine Hämoglobinschädigung bestimmter Organe auf Grund der pathologischen Befunde postuliert, gut vereinbar.

Baker und Dodds nehmen ebenfalls eine Hämoglobinwirkung als Ursache der Nierenschädigung an, sie stellen sich den Vorgang aber anders vor als Lindau, indem sie eine mechanische Verstopfung der Tubuli durch ausgefallenes Pigment voraussetzen. Die Ausfällung des Hämoglobins ist in vitro von der Alkalität abhängig. Sie unterbleibt bei einem p_H über 6 und einer Kochsalzkonzentration von 1% und darüber. Sie empfehlen deshalb prophylaktisch Alkaligaben vor der Transfusion, ein Vorschlag, dessen klinischer Wert sehr zweifelhaft erscheint. Die theoretische Begründung wird dadurch beeinträchtigt, daß nach Lindau die mechanische Verstopfung, wie oben ausgeführt, auch in tödlichen Fällen vermißt wird.

Eine gewisse Stütze für die Bedeutung der Hämoglobinwirkung bietet die Analogie mit jenen Erkrankungen, bei denen körpereigenes Hämoglobin plötzlich in großen Mengen in die Zirkulation gelangt. Es sind dies das Schwarzwasserfieber und Vergiftungen durch chemische Blutgifte, in erster Linie chlorsaures Kali, Anilin, gewisse Pilzgifte. Baker und Dodds weisen in der Tat auf die große Ähnlichkeit mit den Nierenbefunden bei Schwarzwasserfieber hin und Lindau betont die Übereinstimmung mit den Veränderungen bei Kali chloricum-Vergiftungen.

Allzu großen Wert darf man derartigen Analogien aber nicht beilegen, weil die Verhältnisse im einzelnen doch sehr verschieden liegen. Die Noxe, z. B. das Kali chloricum, greift ja nicht nur an den Erythrocyten an, sondern auch an anderen Zellen, der freiwerdende Blutfarbstoff ist bei den genannten Vergiftungen nicht Oxy-, sondern Methämoglobin usw.

Völlig abgelehnt wird eine rein mechanische Erklärung (Verstopfungstheorie) auch durch Hesse und Filatow. Nach Tierversuchen von Filatow führt die Infusion hämolysierten Blutes zu Blutdrucksenkung und einem Spasmus der Nierenarterien, der zentralen Ursprungs sei. Beim Transfusionsunfall des Menschen treten als erste Folge des Gefäßspasmus die bekannten charakteristischen Schmerzen in der Nierengegend auf, dauernder Spasmus setzt die Nieren außer Funktion und führt zu den schon geschilderten Schädigungen. Nach dieser Auffassung würde der

Hämoglobinausfall in der Niere nur eine sekundäre Folge der zentral ausgelösten Störung der Nierentätigkeit sein.

Für die Erklärung der Transfusionsunfälle bei gefährlichen Spendern kommen nun auch *immunologische Gesichtspunkte* in Betracht. Die Zufuhr empfindlicher Blutkörperchen in den Organismus, welcher spezifische Antikörper enthält, entspricht wenigstens teilweise der Anordnung des klassischen anaphylaktischen Versuchs. Dort wird das Versuchstier durch ein- oder mehrmalige Injektion des Antigens sensibilisiert. Durch erneute Injektion von Antigen nach einem Intervall wird dann der anaphylaktische Shock ausgelöst. Im allgemeinen kreisen zur Zeit der Reinjektion spezifische, auf Grund der Vorbehandlung gebildete Antikörper im Blut des Versuchstieres.

Bei der Transfusion eines serologisch ungeeigneten Blutes (z. B. Spender Blutgruppe *A*, Empfänger Blutgruppe *0*) liegen insofern g eichartige Verhältnisse vor, als auch hier das injizierte Antigen auf spezifische kreisende Antikörper trifft. Aus Tierversuchen wissen wir, daß Erythrocyten eine Anaphylaxie auslösen können (O. THOMSEN, ZINSSER), wenn auch nach FRIEDLI und HOMMA die Auslösung des Shocks am isolierten Organ nicht mit intakten, sondern erst mit hämolysierten Blutkörperchen gelingt. Beim Transfusionsshock des Menschen liegen in dieser Beziehung die nötigen Voraussetzungen vor. Antikörper sind primär, wenigstens bei vielen Empfängern, in reichlichen Mengen vorhanden, und die Erythrocyten werden in der Blutbahn plötzlich hämolysiert, noch dazu zumeist in gewaltiger Menge. Gleichwohl wissen wir noch nicht, ob der Transfusionsshock in *jeder Hinsicht* dem klassischen Anaphylaxieversuch zu vergleichen ist. Die anaphylaktische Sensibilisierung erzeugt nicht nur humorale Antikörper, sondern sie stimmt auch und vor allem die Organzellen um. Von Serum befreite isolierte Organe des sensibilisierten Tieres geben typische anaphylaktische Reaktionen. Ob für den nichtimmunisierten Menschen, der einfach zufolge seiner Gruppenzugehörigkeit Isoantikörper enthält, auch eine korrespondierende Empfindlichkeit der Körperzellen besteht, darüber wissen wir noch nichts. Immerhin besteht sehr wohl die Möglichkeit eines derartigen Verhaltens. Man würde sich dann vorzustellen haben, daß in den Erfolgsorganen beim Eindringen der gelösten Erythrocytenbestandteile in die Körperzellen die anaphylaktische Reaktion zustande kommt.

Zur Illustration dieser Verhältnisse können die zahlreichen Untersuchungen dienen, welche besonders von pathologischer Seite über das Schicksal morphologisch gut charakterisierter Zellantigene ausgeführt worden sind. Besonders anschaulich sind die Befunde bei Verwendung von Hühnererythrocyten, in denen man infolge ihrer Kernhaltigkeit ein sozusagen markiertes Antigen besitzt (Gerlach u. a.).

Fragt man, *welche* Erythrocytenstoffe eine anaphylaktische Reaktion auslösen würden, so kommen nur die Gruppensubstanzen selbst in Frage. Andere Stoffe scheiden von vornherein aus, weil es sich ja um körperfremde Substanzen handeln muß, und zwar gerade um solche, die zur Blutgruppe in Beziehung stehen. In der Tat gelingt es, für die Gruppensubstanz *A* anaphylaktogene Eigenschaften nachzuweisen. Brahn, Schiff und Weinmann haben Meerschweinchen mit hochwertigem Immunserum gegen Erythrocyten der Blutgruppe *A* passiv sensibilisiert und dann bei diesen Tieren durch intravenöse Injektion der gereinigten *A*-Substanz aus Pepsin in Mengen von 0,1 mg akuten Tod im typischen anaphylaktischen Anfall ausgelöst.

Rolle des Blutserums. Da auch sehr große *Serum*mengen bei der Transfusion in den Körper gelangen, so wäre auch eine Schädlichkeit des Serums bzw. Plasmas zu erwägen. Zahlreiche Erfahrungen, vor allem bei der Behandlung mit Rekonvaleszentenserum, sprechen aber für die Unschädlichkeit auch hoher und intravenös zugeführter Serummengen bei den hier in Betracht kommenden Gruppenkombinationen. Die Vorbedingungen für Anaphylaxie wären auch bei Einspritzung von Serum allein gegeben, da Gruppensubstanzen auch im Blutserum vorhanden sind.

b) Hämolyseerscheinungen bei Verwendung von Universalspendern. Der Hämolyseunfall bei Verwendung „absolut“ ungeeigneter Spender ist die größte Gefahr der Transfusion. Im Gegensatz hierzu ist die Gefährlichkeit der sog. Universalspender nur gering. Erfahrenste Kliniker reden auch heute noch der Verwendung der Universalspender für Patienten aller Gruppen das Wort, so Brines, der, wie erwähnt, bei 4000 Transfusionen nur sehr wenige Unglücksfälle erlebt hat. Ähnlich äußert sich auch Beck. Immerhin hat er einigemal nach Überführung von etwa 300 ccm Blut die Transfusion auf Grund leichter klinischer Erscheinungen vorzeitig abgebrochen. Die Bedenken über „gefährliche Universalspender“ basieren auf der Überlegung, daß ein Spender mit ungewöhnlich hohem Isolysingehalt doch ausnahmsweise einem stark ausgebluteten Patienten gefährlich werden könne, weil das Mengenverhältnis Spenderisolysin-Empfängererythrocyten in ungünstiger Weise verschoben ist. Klinische Erfahrungen, die diese an sich plausible Überlegung stützen, gibt es nicht mehr ganz wenige. Von den beschriebenen Fällen dürfte ein Teil aber auszuscheiden sein, weil die Gruppe unrichtig bestimmt war oder weil besondere Umstände die Deutung erschwerten. Immerhin heben sich einige Unglücksfälle heraus, für die eine Beschreibung von HALTER typisch ist: die Transfusion verlief zunächst anscheinend gut und *erst am nächsten Tage* änderte sich das Bild. Es entwickelte sich unter Hämoglobinurie das bereits oben beschriebene Bild der Oligurie und Anurie. Die Möglichkeit, daß hier und in einigen ähnlichen Fällen Hämolyse der Empfängererythrocyten durch das Spenderserum vorlag, besteht, und man muß ihr deshalb auch praktisch Rechnung tragen. Das geschieht bereits in New York, und das dortige Vorbild sollte auch anderwärts Nachahmung finden. Nach einem Vorschlag von COCA werden als „Universalspender" nur solche Personen der Gruppe *0* zugelassen, deren Serum keinen extrem hohen Agglutinintiter aufweist. Zur Prüfung werden Spender- und Empfängerblut je in einer Leukocytenzählpipette mit physiol. Kochsalzlösung ana verdünnt. Auf dem Objektträger wird dann eine Mischung von einem Teil der Spenderblutaufschwemmung mit 5 Teilen der Aufschwemmung des Empfängerblutes hergestellt. Die Mischung wird mit einem Deckglas bedeckt und mit schwacher Vergrößerung untersucht; das Deckglas soll einige Male hin und her bewegt werden. Beobachtungszeit 15 Minuten (vgl. auch GROVE). Die gleiche Probe kann Anwendung finden, wenn nicht eingetragene Spender, etwa Angehörige, Verwendung finden. Man wird dann das Verhalten des Spenderblutes gegenüber dem Empfänger unmittelbar prüfen. Entsprechend hat man auch zu verfahren, wenn man für einen Patienten der Gruppe *AB*, also einen Universalempfänger, einen gruppenfremden Spender wählen muß. Die Empfänglichkeit für das „gefährliche" Spenderblut ist vermutlich zum Teil von der Gruppe abhängig. Hämolysine finden sich häufiger für *A* als für *B* (SCHIFF und ADELSBERGER) und in der *A*-Gruppe ist der Typus *A*-groß wesentlich lysinempfindlicher (LANDSTEINER und LEVINE, THOMSEN). Allerdings aber muß man berücksichtigen, daß auch der Antilysingehalt des Körpers, also der im Plasma gelösten und der in den Organen enthaltenen Gruppensubstanzen, bei dem Typus *A*-groß höher ist.

Immerhin aber ist das Risiko einer Gefährdung durch den gruppenfremden Universalspender wesentlich geringer als das durch einen unzulänglich serologisch untersuchten Spender, der vermeintlich der gleichen Gruppe angehört. Es sind viel mehr Unglücksfälle durch falsche Gruppenbestimmung als durch Universalspender vorgekommen. Steht also für eine Transfusion, die keinen Aufschub duldet, ein sicherer Spender der Gruppe *0* zur Verfügung, so mag man ihn ruhig verwenden, auch wenn über seinen Antikörpertiter nichts bekannt ist. Im übrigen kommt es auch auf die Mengenverhältnisse an: das Blut des Universalspenders wird um so weniger gefährlich werden, je weniger zugeführt wird und je größer die beim Empfänger noch vorhandene Blutmenge ist. Bei stark ausgebluteten oder sehr anämischen Patienten ist deshalb besondere Vorsicht am Platze, wie u. a. WICHELS und LAMPE hervorgehoben haben.

3. Schäden bei Wiederholung der Transfusion.

Die Wirkung der Transfusion ist keine dauernde. Bleibt die Grundkrankheit bestehen, z. B. bei perniziöser Anämie, so wird die Transfusion — als symptomatische Behandlung — wiederholt. Besonders in Amerika hat man — vor allem vor Einführung der Lebertherapie — manchen Kranken 20- und 30-, ja 70- und 80mal Blut durch Transfusion zugeführt und damit bei relativ guter Gesundheit erhalten wurden; ein Patient von BECK empfing in $3^1/_2$ Jahren 87 Bluttransfusionen ohne irgendwelche nennenswerte Schädigungen. Nach LANDSTEINER dürfte der Gipfel mit 113 Bluttransfusionen in 3 Jahren erreicht worden sein, also 2—3 Bluttransfusionen im Monat. Die Regel ist auch bei solchen wiederholten Transfusionen, daß bei kunstgerechter Auswahl der Spender üble Zufälle nicht eintreten.

Ausnahmen von dieser Regel sind aber nicht ganz selten. Die Gründe können verschiedenster Art sein. Die Widerstandsfähigkeit des Patienten mag mit fortschreitender Erkrankung in unspezifischer Weise abgenommen haben oder es kann bei einer der vielen Transfusionen ein Irrtum in der Auswahl des Spenders unterlaufen, sei es, daß unabsichtlich ein serologisch unbedingt unzulässiger Spender verwendet wurde oder daß ein „Universalspender“ bei einem Patienten anderer Gruppe ausnahmsweise stärkere Reaktionen ausgelöst hat. Derartige Unglücksfälle haben mit der Wiederholung der Transfusion an sich nichts zu tun.

Bisweilen aber sieht man, daß ein Blut, welches der gleiche Kranke früher gut vertragen hat, bei einer späteren Transfusion leichtere oder schwerere Störungen hervorruft (MCCLURE u. DUNN u. a.).

In solchen Fällen muß man daran denken, daß die früheren Transfusionen zur Bildung von Isoantikörpern gegen besondere antigene Stoffe des Spenderblutes geführt haben. Erinnern wir uns an die Faktoren *M*, *N* und *P*, so ist es leicht möglich, daß ein Empfänger z. B. den Faktor *M* nicht besitzt, wohl aber der oder die Spender. Dann könnten sich bei dem Patienten allmählich Antikörper gegen *M* entwickeln, und bei einer späteren Zufuhr von *M*-haltigem Blut würden jetzt die Erythrocyten — trotz gleicher Blutgruppe — auf spezifische Antikörper stoßen. Da es sich hier nicht um Individualantigene, sondern um Typenantigene handelt, so bestehen Gefahren dieser Art nicht etwa nur dann, wenn mehrfach ein und dieselbe Person Blut spendet, sondern es kann — theoretisch gesprochen — ganz allgemein eine frühere Transfusion zur Bildung von Typenantikörpern besonderer Art führen, welche dann bei einer späteren Transfusion in die Erscheinung treten.

Daß nach wiederholten Transfusionen tatsächlich neue Antikörper immunisatorisch entstehen können oder daß wenigstens „Extraagglutinine" eine sehr erhebliche Steigerung erfahren, damit ist nach den interessanten Beobachtungen von Landsteiner, Levine und Janes bestimmt zu rechnen, ob aber diese Antikörper wirklich schwere Transfusionsunfälle des hämolytischen Typus verursachen können, dafür fehlt noch ein einwandfreier Beleg. Immerhin wird man bei dem Versuche, die bisher bekanntgewordenen Unfälle nach wiederholter Transfusion zu deuten, an diese Möglichkeit zu denken haben. Verdächtig auf eine allmähliche Immunisierung sind insbesondere Angaben, wonach die Transfusionsbeschwerden bei jeder Wiederholung stärker geworden seien, und zwar zum Teil trotz Verwendung der gleichen Spender, deren Blut zuerst gut vertragen wurde (Clough und Clough). Bowcock hat bei einem Perniciosakranken anläßlich der 14. Transfusion Serumproben vorgenommen[1]. Das Serum des Empfängers (Gruppe *0*) hämolysierte die Erythrocyten des gruppengleichen Spenders, während mehrere andere Blutproben der Gruppe *0* weder Agglutination noch Hämolyse zeigten. Die Reaktion bestand aus Schüttelfrost und Fieber, bei der eine Woche vorher ausgeführten 13. Transfusion war es außerdem auch zu Hämoglobinurie gekommen. Hier könnten vielleicht Immunkörper etwa des Typus Anti-*M* oder Anti-*N* wirksam gewesen sein. Die 13. Transfusion hätte eine teilweise Absättigung der Immunkörper zur Folge ge-

[1] Die serologische Reaktion zwischen Spender und Empfänger kann zu einer Absättigung der Antikörper führen. Man muß also zur nachträglichen Aufklärung von Transfusionsstörungen vor allem das *vor* der Transfusion entnommene Patientenserum heranziehen.

habt, so daß die anschließende 14. Transfusion milder verlaufen wäre.

Auch der tragische Tod des russischen Arztes BOGDANOFF könnte vielleicht durch die Anwesenheit von Immunkörpern seine Erklärung finden. BOGDANOFF, der erste Leiter des in Moskau eingerichteten Institutes für Bluttransfusionen, hatte zu Studienzwecken bereits 11 Transfusionen an sich vornehmen lassen. Er schrieb der Transfusion eine stärkende und verjüngende Wirkung zu und übte besonders auch den Austausch von Blut in Form wechselseitiger Transfusionen („physiologischer Kollektivismus")[1]. Die 12. Transfusion war eine solche Austauschtransfusion mit einem lungenkranken Studenten als Partner. BOGDANOFF, der sich als immun gegen Tuberkulose ansah, wollte seine Immunität auf den Studenten übertragen. Beide gehörten angeblich der Gruppe *0* an. Es wurde ein Liter Blut ausgetauscht. Bei beiden Personen kam es alsbald zu schweren Hämolyseerscheinungen, Ikterus, Lebervergrößerung und Nephritis. Der Student erholte sich, BOGDANOFF aber erlag am 15. Tage einer Urämie.

Die Krankengeschichte und der Obduktionsbefund unterscheiden sich in nichts von dem Bilde eines Transfusionsunfalles nach Verwendung eines falschen Spenders. Eine serologische Unverträglichkeit wird man demnach sicherlich annehmen müssen, ob aber wirklich Immunisoantikörper mit im Spiele waren, läßt sich nachträglich nicht mehr feststellen.

Auch der Fall von „Hämolyse nach Transfusion gruppengleichen Blutes" von HERCZOG und HAHN gehört vielleicht hierher. Es war zwar die erste intravenöse Bluttransfusion, die zur Hämolyse führte, der Empfänger hatte aber vorher eine intramuskuläre Injektion von Blut erhalten.

Praktisch wird man diesen Verhältnissen Rechnung tragen, indem man vor der Wiederholung einer Transfusion prüft, ob das Serum des Empfängers etwa mit dem in Aussicht genommenen Spender in vitro reagiert. Dabei ist es nicht entscheidend, ob der Spender zum ersten Male oder wiederholt verwandt wurde, denn der immunisierende Faktor — mag es sich dabei um einen der bekannten Faktoren M, N, P oder um einen unbekannten handeln — könnte sich bei mehreren Personen finden.

---

[1] Schon ELSHOLTZ (1667) in seiner Clysmatica nova hat den Gedanken einer Transfusio mutua erwogen, und ähnlich wie BOGDANOFF von physiologischem Kollektivismus sprach GUÉRIN 1873 von einer Communauté du sang.

Ist die Bildung von Immunantikörpern keine erhebliche, so wären nur leichtere Störungen zu erwarten. Ob manche der beobachteten Schäden auf diese Weise eine Erklärung finden, läßt sich heute noch nicht sagen. Störungen anderer Art gehören in das Gebiet der Anaphylaxie und Überempfindlichkeit. Wir haben von Überempfindlichkeitssymptomen bei erstmaligen Transfusionen schon gesprochen; hier liegt eine konstitutionelle Disposition des Empfängers vor, und es paßt in das bekannte Bild, wenn derartig disponierte Personen erst recht auch auf Wiederholungen der Blutzufuhr Reaktionen zeigen. Eine Patientin von BOWCOCK (perniziöse Anämie) erhielt in 17 Transfusionen $10^3/_4$ l Blut. Mehrfach kam es zu Hämoglobinurie, Schüttelfrost und sonstigen bedrohlichen Symptomen. Sie verstarb im Anschluß an die letzte Transfusion, ebenfalls unter Hämolyseerscheinungen. Die Patientin hatte bereits auf die *erste* Transfusion mit Urticaria, Hautjucken und Erbrechen reagiert. Auch nach einzelnen der späteren Transfusionen zeigte sich Urticaria und Schwellung der Augenlider. Vielleicht lag also hier eine primäre Überempfindlichkeit, etwa alimentärer Art, vor, die manche der Reaktionen auch auf die späteren Reaktionen erklären würde. Aber es ist natürlich mehr als fraglich, ob gerade auch die eigentlich bedenklichen Reaktionen der Patientin (Hämoglobinurie) hierhergehören (vgl. auch TRAUM).

Einzigartig und wohl schwerlich von allgemeiner Bedeutung ist der von GYÖRGY und WITEBSKY beschriebene Fall eines 8 Jahre alten Kindes, welches Erscheinungen einer Milzvenenthrombose aufwies. Dem Kinde (Gruppe *0*) war mehrfach Blut der Gruppe *0* zugeführt worden, zuletzt am 6. 9. 200 ccm vom Vater, am 7. 9. 130 ccm von der Mutter. Auf erneute Zufuhr väterlichen Blutes am 27. 9. (200 ccm) traten schwere anaphylaktische Erscheinungen auf. (Hautjucken, ein flüchtiges Hauterythem, Ödeme, im Gesicht, fadenförmiger Puls. Das Kind erwies sich bei späterer Untersuchung mit Hilfe von Hautproben als überempfindlich für das Serum des Vaters, nicht das eigene Serum und das der Mutter.) Auch gab das Serum des Kindes mit dem des Vaters eine Komplementbindungsreaktion. Man darf mit den Autoren eine Sensibilisierung des Kindes gegen individuelle Serumstoffe des Vaters diskutieren, muß aber wohl auch an eine Überempfindlichkeit des Kindes gegen artfremde Nahrungsstoffe denken, die im Serum des Vaters vielleicht zirkulierten.

Indikationen und Technik der Bluttransfusion.

Von **Ernst Unger**-Berlin.

I. Indikationen.

Im Laufe der letzten Jahre hat fast jedes Sonderfach der Medizin von der Bluttransfusion Gebrauch gemacht, und ihr Wirkungsbereich ist in einem dauernden Ansteigen begriffen. Diese Steigerung hat sich in den Großstädten Nordamerikas, ferner in Paris, London, Moskau, Wien und Zürich, insbesondere auf Grund der guten Spenderorganisationen in diesen Städten, schneller vollzogen als bei uns in Deutschland. Man erhält einen Begriff von dieser Steigerung und den hauptsächlichsten Indikationen, wenn man die Tabelle überblickt, die das Komitee für den Blutspenderdienst in London veröffentlicht. Die wichtigsten Zahlen aus den Jahren 1925—1931 seien hier auszugsweise angegeben:

Bluttransfusion in London (nur teilweise übernommen).

	1925	1926	1927	1928	1929	1930	1931
Endsumme	428	737	1298	1333	1360	1627	2078
Bluterkrankungen:							
Anämie, aplast. . .	15	8	15	42	45	50	112
„ perniz. . .	47	89	104	33	42	52	67
„ sekund. . .	11	23	20	41	27	49	32
„ and. Form.	9	46	34	33	36	34	78
Hämophilie.	6	4	8	9	5	9	10
Leukämie	8	6	21	30	33	16	30
Carcinome	31	52	106	126	139	144	177
Darmerkrankungen:							
Duodenum	15	30	57	59	48	61	82
Magen und Darm	24	58	108	156	124	174	175
Colitis	5	11	8	18	16	52	50
Pankreatitis			3	1		1	2
Erkrankungen der Gallenwege . . .			2	10	1	5	4
Große Unfälle	10	10	25	45	31	33	28
Prä- und postoperativ:	12	63	44	65	47	54	51
Gastrektomie	4		14	11	9	23	31
Prostata	2	4	8	14	16	21	41
Rectum			12		25	16	10
Blutungen:							
Uterus	10	18	32	34	36	42	47
Geburtshilfe:	8	10	27	39	34	37	55
Placenta praevia . .	1		4	12	9	6	12
Septische Erkrankungen:							
Osteomyelitis	2	2	10	12	8	22	18
Peritonitis	1	5	10	8	12	9	9
Septicämie und Puerperalfieber	14	39	54	51	41	67	29

Wir stellen zum Vergleich einen Auszug daneben über einen Bericht einer Wiener Chirurgischen Klinik (Rudolf-Stiftung; Hoche).

600 Kranke, darunter

akute oder sekundäre Anämien	79
nach Operation	123
blutende Magen- und Darmgeschwüre	44
Magenkrebs	54
diffuse Peritonitis	6
Ikterus und Cholämie	26
Sepsis (Gasbrand)	50
perniziöse Anämie	156
Verbrennungen	18
Leukämie	11

dazu eine Reihe seltener Erkrankungen.

Beide Tabellen lassen die Mannigfaltigkeit der Indikationen erkennen, in beiden Listen heben sich aber doch einige Gruppen von Hauptindikationen heraus, nämlich schwere akute Blutverluste, eigentliche Blutkrankheiten, insbesondere die Anaemia perniciosa, und große Operationen, die zur Verhütung des Operationsshocks und zur Einschränkung der Blutungsgefahr durch eine Bluttransfusion eingeleitet oder abgeschlossen werden. Andere Indikationen, so toxische Zustände verschiedener Art und akute und chronische Infektionskrankheiten, treten zahlenmäßig noch zurück.

Eine scharfe Sichtung der Indikationen ist deshalb notwendig, weil die Bluttransfusion ja doch kein völlig harmloser Eingriff ist. Es ist ein Mißbrauch der Transfusion, wenn sie ohne jede bestimmte Anzeige nur ut aliquid fiat oder etwa, weil der Patient oder seine Angehörigen diese „Modebehandlung" wünschen, vorgenommen wird. Die Versuchung zu einer sehr weitherzigen Indikationsstellung ist um so größer, je leichter die technische Durchführung der Transfusion geworden ist. Die Verbesserung und Vereinfachung der Transfusionstechnik auf der einen Seite, die Erleichterung in der Beschaffung der Blutspender durch organisierte Nachweise auf der anderen Seite haben sicherlich, ganz unabhängig von jeder Indikation, an der steigenden Anwendung der Bluttransfusion in manchen Ländern einen gewissen Anteil. Man fühlt sich an die Worte erinnert, mit denen LANDOIS vor 60 Jahren der damaligen Transfusionsmode entgegentrat: „Früher hieß es ‚quod ferrum non sanat, ignis sanat', jetzt scheint es zu heißen ‚quod ignis non sanat, sanguis sanat'."

Es wäre aber verfehlt, auf Grund gewisser Übertreibungen den hohen Wert der Bluttransfusion zu verkennen. Für manche Zwecke ist die Bluttransfusion nicht nur das beste, sondern geradezu das einzige wirksame Heilmittel, das wir zur Verfügung haben, und ihre wesentlichen Indikationen seien hier angeführt:

1. Akute und chronische Blutverluste.

Die „zauberhafte" Wirkung der Bluttransfusion bei akuten Blutverlusten ist schon oben an Hand der Fälle von BLUNDELL und COENEN geschildert worden (S. 79). Der letztgenannte Fall betraf eine Kriegsverletzung, und bei diesen wie überhaupt bei Unfällen ist es nicht rein der Blutersatz, sondern daneben die unten noch ausführlicher zu besprechende Lösung des Shocks, die vereint den Erfolg herbeiführen. In dieser Doppelwirkung liegt der große Wert der Bluttransfusion für die Kriegs- und Unfallchirurgie. Dazu gesellt sich noch die blutungstillende Wirkung.

Im folgenden seien eine Reihe der mit schweren Blutungen einhergehenden Zustände aufgeführt, ohne daß dabei die nicht immer gleichartige Wirkungsweise der Bluttransfusion im einzelnen berücksichtigt wird.

Blutungen: a) im Bereiche des Mundes, des Halses und der Luftwege, b) des Magen-Darmkanals, c) bei Leber-, Gallen-, Pankreaserkrankungen, d) des Urogenitalapparates, e) bei Verletzung der Extremitäten.

a) Über die günstige Wirkung bei Blutungen nach Zahnextraktionen berichtet KERBOUL, bei Blutungen aus Ohr und Nase (z. B. nach Septumresektion) ALOIN. Nach Exstirpation der Mandeln kann es schon in den ersten Tagen oder beim Abstoßen der Fäden zu schweren Blutungen kommen, selbst der beste Operateur kann sie nicht beherrschen, und bevor man sich zur Unterbindung der Carotis entschließt, sollte man die Blutübertragung ausüben, von der wir bei 2 total ausgebluteten Kranken sehr günstige Wirkung sahen. Man scheute sich früher bei Lungenblutungen, eine Bluttransfusion zu wagen in der Vorstellung, den Blutdruck zu erhöhen, die Blutung zu verstärken; eine Reihe von Fällen aber zeigt, daß man auch Lungenblutungen stillen kann (JAGIĆ).

b) Das chronisch blutende Magen-Duodenalulcus ist eine Domäne der Bluttransfusion. Es wurde bisher gelehrt, daß die Blutung aus einem Magenulcus nahezu stets spontan zum Stillstand kommt (KUTTNER), und daß eine Auffüllung des Kreislaufes nur die Blutung von neuem entfache. Vielfache Erfahrungen haben gelehrt, daß dieser Standpunkt nicht aufrechterhalten werden kann, und wir raten, bei bedrohlichen Magenblutungen unmittelbar nach dem ersten profusen Erbrechen doch die Bluttransfusion anzuwenden (OEHLECKER, TZANCK u. a.). Der Arzt steht allerdings danach noch vor der schweren Entscheidung, soll er, wenn die Blutung zunächst zum Stillstand gekommen ist, sich aber im Laufe der nächsten Wochen in erheblichem Maße wiederholt, operieren oder abwarten. In solchen Fällen, in denen ein größeres Ulcus uns durch frühere Untersuchung (Röntgenbild) bekannt ist, wird die Entscheidung leichter für die Operation fallen. Ist ein größeres Ulcus aber nicht vorhanden, so wissen wir aus Obduktionsbefunden, daß es selbst an dem Leichenpräparat schwierig sein kann, in den Schleimhautfalten die Quelle der Blutung zu finden; um wieviel schwerer am Lebenden! PAUCHET und BÉCART raten zur Operation, andere zum Abwarten.

c) Bluttransfusion bei den schweren Shockzuständen der akuten Pankreasblutung und Nekrose; sie gibt uns die Möglichkeit, den Kranken über den schweren Zustand des Augenblicks hinüberzubringen, abzuwarten, und nach den Arbeiten der letzten Jahre (NORDMANN, OEHLECKER, UNGER) hat man den Eindruck, daß die Erfolge bei der akuten Pankreatitis sich bessern, wenn man nicht sofort operiert, sondern wenn es gelingt, den Kranken in ein subakutes Stadium hinüberzubringen, abwartend, bis es zum abgegrenzten Absceß kommt. — Gegen die cholämischen Blutungen ist die Bluttransfusion zuerst von PENDL vorgeschlagen, später mit Erfolg angewandt von DOMANIG, BRAUN, HELLER, HEMPEL, MELCHIOR, STEGEMANN, KIRSCHNER, SCHMIEDEN, OEHLECKER. CLUTE (auch LEXER) transfundiert einen Tag vor der Operation bei Kranken mit schneller Senkungsreaktion (40 mm in 30 Minuten). Wir selbst haben seit Anwendung der Bluttransfusion bei Cholämischen nur noch selten eine tödliche cholämische Blutung nach Operation erlebt. Bei Kranken mit schwerem Ikterus beobachten wir spontane und postoperative Blutungen; beide Arten können ein so gefährliches Ausmaß erreichen, daß die Kranken zugrunde gehen. Wir sprechen dann von cholämischen Blutungen; der Ausdruck ist schlecht gewählt, weil sie auch ohne Ikterus vorkommen und lediglich ein Zeichen schwerer Insuffizienz der Leber sind (MELCHIOR). Die Bluttransfusion kann hier unmittelbar lebensrettend werden; ihre Wirkung wird in vielen Fällen, die gleichzeitig mit schwerer Störung des Stoffwechsels einhergehen, unterstützt durch Dauerinfusion mit Traubenzucker und kleinen Gaben Insulin (täglich 2mal 5 Einheiten). Aber ein Allheilmittel bei schwerer Erkrankung des Gallensystems, biliärer Lebercirrhose ist die Bluttransfusion nicht (MELCHIOR).

BERCZELLA und SCHÖNBAUER haben sich zur Bekämpfung der cholämischen Blutung eines gruppenfremden Blutes bedient; sie injizierten

5—10 ccm gruppenfremdes Blut, erhielten die typischen Erscheinungen, Herzkrampf, Schwindelgefühl, Präkordialangst für 15—20 Min., nach 30 Min. Schüttelfrost und beobachteten danach eine wesentliche Verkürzung der Blutgerinnungszeit. Es muß dahingestellt bleiben, ob nicht die ungefährliche parenterale Eiweißzufuhr vielleicht den gleichen Erfolg bringen kann (SUSANI).

d) Blutungen aus Niere, Blase (vor und nach Prostatektomien, blutende Tumoren), aus dem Uterus (Abort, Placenta praevia, post partum, Myome; Tubargravidität s. unten) können wirksam bekämpft werden. In vielen geburtshilflichen Kliniken ist die Technik der Bluttransfusion in gewissem Sinne schon genormt (s. Technik); in der Wiener Klinik sind Hausschwangere die Spenderinnen; sie geben ihr Blut zumeist aus ideellen Gründen ohne besondere Entschädigung. HEIDLER stellt für die Wiener geburtshilflich-gynäkologische Klinik die Indikationen auf: Atonie des Uterus, besonders bei Erstgebärenden (hier viel wirksamer als Kochsalz), Placenta praevia, Anaemia toxica gravis, dauerndes Erbrechen, Eklampsie; FREY berichtet über 30 Eklampsien mit Bluttransfusion und Aderlaß ohne mütterlichen Todesfall; Metrorhagien, Myome, operationsvorbereitend, postoperative Nachblutungen; sehr selten Tubargravidität, wobei darauf hinzuweisen ist, daß Operateure wie FRANZ und LAZKO mehrere hundert Tubargraviditäten nahezu ohne Todesfall operierten, ohne zur Transfusion ihre Zuflucht zu nehmen.

e) Bei Verletzungen der Extremitäten ist vor allem der Blutverlust zu nennen, der eine Blutübertragung indiziert; dazu kommt als neues Moment bei Zertrümmerungsfrakturen die Fettembolie; ihr standen wir bisher machtlos gegenüber. HENSCHEN rät, durch Aderlaß möglichst viel fetthaltiges Blut zu entfernen und durch neues zu ersetzen, im Gegensatz zu MORITSCH und WITTMANN, die bei der Fettembolie davon abraten.

2. Transfusion zur Vor- und Nachbehandlung bei Operationen.

Die Franzosen prägten den Satz: „La prophylaxie du choc, c'est la transfusion préopératoire.“ Es kann keinem Zweifel unterliegen, daß die Transfusion vor der Operation viele Kranke erst operationsreif macht, darüber herrscht unter den Chirurgen nur eine Stimme. Erwähnt seien besonders langwierige Operationen am Gehirn (OLIVECRONA), große Magendarmresektionen, ausgedehnte Thorakoplastik (DUFOUR), Tumoren. KÜMMELL jr. allerdings glaubt, daß bisweilen die vorausgeschickten Transfusionen auch schaden können und nachfolgende Thrombosen, Embolien vielleicht auf jene zurückzuführen seien. Über den außerordentlichen Nutzen der Blutübertragung nach Operation, insbesondere bei erheblichen Nachblutungen, sind sich alle Autoren einig; sehr eindrucksvoll sind z. B. die Schilderungen von POPPER, von OTTE, die wegen schwerer Nachblutung bei Magenoperierten über 2 Liter Blut transfundierten. — Es sei auch darauf hingewiesen, daß bei langem Schlaf nach Narkose die Transfusion zu schnellerem Erwachen führt (OEHLECKER). Die gleichzeitige Ausführung einer Operation und Bluttransfusion scheint nicht empfehlenswert, da der hemmende Einfluß des Eingriffs die stimulierende Wirkung der Transfusion herabsetzt (BOGDANOW). Langdauerndes postoperatives Fieber (Laparotomie wegen eitriger Prozesse) wurde fast „schlagartig" beseitigt (A. W. MEYER). In jenen Fällen, bei denen sich unverändertes, nichtinfiziertes Blut in der Bauchhöhle findet — Leber-, Milz-, Tubenruptur —, tritt die Bluttransfusion in Wettbewerb mit der Reinfusion; HENSCHEN, KREUTER und viele Gynäkologen bevorzugen die letztere.

3. Transfusion bei Erkrankung des Blutes.

Ein großes Anwendungsgebiet ist da gegeben, wo es sich um schwer geschädigtes Blut handelt, das durch Zufuhr frischen Blutes verbessert werden soll: Vor der Ära der Lebertherapie gab die perniziöse Anämie den wesentlichsten Anlaß zur Transfusion; aber trotz der großen Erfolge der Leberbehandlung wird die Blutübertragung auch heute noch bei dieser Erkrankung häufig verwandt bei solchen Kranken, die im letzten Stadium des Leidens zum Arzt kommen: rote Blutkörperchen unter einer Million, Hämoglobingehalt um 25% (Opticusatrophie, Erblindung [MILEW und PIERACH]), da kann man nicht warten, bis die Lebertherapie anschlägt („ne pas attendre la déchéance complète"), die Kranken erleben die Auswirkung der Lebertherapie gar nicht (JAGIĆ); man überträgt etwa 500 ccm Blut, und es ist oft erstaunlich, wie in 1—2 Tagen das Krankheitsbild sich zum Besseren wendet. Im Verlauf der perniziösen Anämie kommt es vor, daß die Lebertherapie teils nicht mehr vertragen wird, teils in ihrem Erfolge nachläßt; auch da kann die Bluttransfusion einen neuen, erheblichen Anstoß bewirken; dabei haben wir den Eindruck, daß das Blut der Kinder auf die Mutter übertragen besonders günstig wirkt: wir sahen Steigerung der roten Blutkörperchen von unter einer Million bis an die Grenze von 5 Millionen, des Hämoglobins von 30—80% für viele Monate anhaltend, ohne daß gleichzeitig die Leberkost streng innegehalten wurde. Unsere Beobachtungen stimmen da überein mit HANS HIRSCHFELDS, einem der besten Kenner dieses Gebietes. BÜRGER und HUFSCHMID kamen zu der Auffassung, daß die Lebertherapie erst nach einigen großen Transfusionen voll wirksam wurde; das transfundierte Blut bleibt einige Zeit in dem neuen Wirt intakt und wirkt wie ein lebendes Transplantat; „wir treiben also eine Art Substitutionstherapie, welche im Sinne der Entlastung des erschöpften hämatopoetischen Apparates des Wirtes wirkt“.

Bei den seltenen Fällen der aplastischen Anämie sahen wir keinen Erfolg, aber bisweilen eine günstige Wirkung bei der Agranulocytose, indem die Wirkung der Röntgenstrahlen (U. FRIEDEMANN) durch Bluttransfusion erheblich unterstützt und besonders nützlich wird in den Fällen, die mit Schleimhautblutungen einhergehen; „prompte Heilung“ wie A. W. MEYER haben wir allerdings nicht gesehen, und wo die Röntgenstrahlen versagen, scheint auch die Transfusion nicht mehr zu helfen. — Die Leukämien — da stimmen wir mit HANS HIRSCHFELD, JAGIĆ und einer Reihe amerikanischer Autoren überein — werden nur ganz vorübergehend beeinflußt; man hat den Eindruck, daß nach Röntgenbestrahlung der leukämischen Milz die Bluttansfusion in gewissem Sinne entgiftend wirkt, aber eine Heilung der Leukämie haben wir niemals gesehen; JAGIĆ berichtet sogar von Verschlechterung bei chronischer myeloischer Leukämie.

Bei Blutungen der Hämophilen ist die Bluttransfusion das Mittel der Wahl (ENDERLEN, KIRSCHNER, SCHMIEDEN, OEHLECKER, SCHLÖSSMANN); wenn alle anderen Mittel versagen — die Wirkung der Nateina scheint uns sehr zweifelhaft —, eine Bluttransfusion in geringer Menge (150 ccm etwa; MAIRANO) genügt oft, die Blutung zum Stehen zu bringen und sollte auch prophylaktisch vor der Operation Hämophiler nicht unterlassen werden. Das gleiche gilt für den Morbus Werlhofi (OEHLECKER) und für jene Skorbutfälle, die im letzten Erschöpfungszustand zur Behandlung kommen, ferner für alle Arten der hämorrhagischen Diathese und endlich für die Meläna der Kinder, bei der allerdings auch schon kleine intramuskuläre Blutinjektionen wirksam sind. Beim familiären hämolytischen Ikterus wird die Bluttransfusion als Vorbereitung für die Milzentfernung empfohlen.

Über die Behandlung der Anämie, hervorgerufen durch Parasiten (Bothriocephalus, Ankylostomum, Echinococcus, Malaria u.a.), liegen Erfahrungen in Frankreich vor (BÉCART).

4. Entgiftende Wirkung der Transfusion.

Die Vorstellung, daß neu zugeführtes Blut im Sinne einer Entgiftung wirken kann, ist besonders durch die Arbeiten von OEHLECKER, A. W. MEYER, HENSCHEN und ihrer Schüler gefördert worden. HENSCHEN tritt energisch ein für die Kombination: ausgedehnter Aderlaß + Bluttransfusion. Als Beispiel führt er an: Bei Basedow-Operierten kann es, auch wenn der Grundumsatz nicht erhöht war, nach der Operation zu schweren Störungen kommen: 300—600 ccm Aderlaß, anschließend Übertragung von Blut in einer Menge, die etwas unter jener liegt, „wirkt wie ein Wunder". SMIRNOV, BIANCALANA empfehlen die Transfusion schon vor der Operation. Bei gewerblichen Blutgiftanämien (Blei, Benzin, Benzol, Nitrobenzol [NIELSEN], Anilin, Pyridin, Schwefelsäure u. a.), überall da, wo sich Methämoglobin bildet, bei Erkrankungen durch Schlangengift rät HENSCHEN zu dem gleichen Verfahren; bei Pilzvergiftung liegen Erfahrungen noch nicht vor; bei Kohlenoxyd- oder Leuchtgasvergiftung wende man Aderlaß (500 ccm) + Transfusion an (HENSCHEN, PAUCHET-BÉCART). Wenn sich bei der Kohlenoxydvergiftung die Transfusion trotz mancher Empfehlung noch nicht durchgesetzt hat, so mag das daran liegen, daß sie nicht frühzeitig genug angewandt wird. In den Unfallstationen der Großstädte sollte man mit Rücksicht auf Gasvergiftungen darauf vorbereitet sein, sofort zu transfundieren; es handelt sich ja nicht nur darum, die akute Lebensgefahr abzuwenden, sondern die quälenden Späterscheinungen und das Auftreten von Erweichungsherden des Gehirns fernzuhalten. Bei Anurien infolge Sublimatvergiftungen sahen wir keinen Nutzen. Bei schweren Vergiftungen durch Medikamente mit folgendem Dauerschlaf (Sulfonal, Veronal usw.) ist indiziert: Coramin intravenös, Aderlaß, Transfusion.

Eine entgiftende Wirkung wird der Transfusion bei dem schweren Krankheitsbild der Leberinsuffizienz zugeschrieben: der akuten und subakuten gelben Leberatrophie (zunehmender Ikterus, Erbrechen, Delirien, Anurie) stehen wir fast machtlos gegenüber; vereinzelte Erfolge mit Blutübertragung (CORNILS berichtet über einen „zauberhaften Umschlag") sollten Veranlassung geben, sie in Kombination mit Dauertraubenzuckerinfusion + Insulin zu versuchen.

Bei der ulcerösen Colitis wird von einer Reihe von Autoren die Bluttransfusion gerühmt, und es wird von „schlagartiger" Heilung nur durch diese Therapie berichtet (RACHWALSKI, HOCHE u. a.). Wir haben in einer Reihe von Fällen solche günstigen Erfolge nicht gesehen. Vielleicht handelt es sich auch um eine entgiftende Wirkung, wenn bei Psittacosis über Heilung berichtet wird (A. W. MEYER).

Bei ausgedehnter Verbrennung, auch durch den elektrischen Strom (HENSCHEN) kann die Transfusion lebensrettend wirken; fremde und eigene Erfahrung legen davon Zeugnis ab; einen frappierend schnellen Heilungsverlauf sahen wir nach Übertragung mütterlichen Blutes in die Vena cubitalis des verbrannten Kindes. Ausführlich äußert sich RIEHL über diese Vorgänge.

5. Infektionskrankheiten.

Nur zögernd schob sich die Transfusion auf das Gebiet der Infektionskrankheiten; die absolute Notwendigkeit, den Spender vor einer Infektion durch den Empfänger zu schützen, führte zum Ausbau der indirekten Methoden (s. Technik).

a) Die Transfusion kommt in Betracht bei typhösen Darmblutungen; aber hier sollte man nicht abwarten, bis der Kranke in extremis liegt (OEHLECKER). Zu untersuchen ist noch die Frage, wieweit in solchen Fällen das neue Blut durch seine hämostyptische Wirkung oder durch die Übertragung von Immunkörpern wirkt.

b) Auf dem Gebiet der Diphtherie hat BENEDIKT kürzlich Bemerkenswertes veröffentlicht: bei schwerster maligner Diphtherie übertrug er 400—500 ccm Citratblut in die Armvene des Kindes, er gab außerdem 10000—40000 AE. Von 9 Kindern starben nur 2. Weitere Erfahrungen fehlen noch.

c) Beim Scharlach empfiehlt SCHULTZ, 300 ccm Blut von Scharlachstreptokokkenantitoxinträgern zu übertragen, nachdem etwa 5 ccm 5 Stunden vorher ohne Reaktion vertragen worden sind; aber besondere Vorsicht bei Hochfiebernden! — BAUMANN injiziert bei Kindern entweder Blut oder Serum (von zentrifugiertem Blut gewonnen).

d) KNACK schlägt vor, Schwergrippekranken 500 ccm Blut von jungen Leuten zu übertragen, die eine heftige, fieberhafte, aber komplikationslose Grippe kurz vorher überstanden haben, und einen Aderlaß von etwa 300 ccm vorauszuschicken.

e) Bei der spinalen Kinderlähmung hat SCHOTTMÜLLER die Transfusion vorgeschlagen: Spenderblut von Poliomyelitisrekonvaleszenten; wenn solche nicht vorhanden, von Leuten, die in Gemeinschaft mit den Erkrankten leben, für Säuglinge 50 bis 100 ccm, bei 2—3jährigen Kindern 100—150 ccm, bei älteren mehr; es sei aber betont, daß die Anschauungen amerikanischer Forscher nicht hiermit übereinstimmen.

f) DZIALOSZYNSKI und WERNER SCHULTZ berichten aus dem Bereich der Meningokokkenmeningitis folgendes: Es handelt sich um ein 9jähriges Mädchen mit schwerster Erkrankung, tagelang mit Temperaturen bis 40°; Lumbalpunktion und intralumbale Serumbehandlung ohne Erfolg; am Tage nach einer 300 ccm fassenden Bluttransfusion kritisch entfiebert und in kurzer Zeit geheilt (ähnlich FALTA).

g) Auf dem Gebiete der Sepsis sind einwandfreie Erfolge nicht bekannt; solange der Ursprungsherd nicht gefunden und beseitigt, scheinen Bluttransfusionen aussichtslos. Ganz vereinzelt berichten Hoche, Garry, Fitsch, Wlados auch hier über Erfolge; Speransky lediglich schon mit 10—15 ccm Citratblut von der Mutter in das Gesäß bei Sepsis des Neugeborenen. Nebenbei sei bemerkt: es war naheliegend, in solchen septischen Fällen, bei denen die Zahl der Leukocyten nicht ansteigt oder unter die Norm sinkt, den Versuch zu machen, das Blut von Leukämikern zu benutzen; auch hier ist von Erfolgen nichts bekannt. Ein wenig günstiger liegen die Aussichten in Fällen, bei denen ein Eiterherd freigelegt werden kann, z. B. bei Gelenkeiterungen, Osteomyelitis. Bürkle de la Camp berichtet einiges Günstiges und sieht die Wirkung in dem Ersatz zerstörter und aufgebrauchter Blutbestanddteile und ferner im Sinne einer Reizbehandlung. — Bei eitrigen Erkrankungen des Bauchfells und bei tuberkulöser Peritonitis hebt die Transfusion zweifellos die Widerstandskraft des Organismus; beim Ileus nur sinnvoll nach Beseitigung des Hindernisses; beim paralytischen Ileus, insbesondere im Anschluß an Operationen wegen langdauernder Eiterung des Bauchfells, scheint die Bluttransfusion mit anschließender intravenöser Dauertraubenzuckerinfusion recht günstig zu wirken.

Hoche hat versucht, durch eine Umfrage in Österreichs Kliniken Aufschluß über die Erfolge der Transfusion bei Sepsis zu gewinnen; er sammelte 161 Fälle, davon 79 mit tödlichem Ausgang; die Resultate sind besser bei chronischer als bei akuter Sepsis; erwähnenswert günstiger Einfluß bei Gasbrand (auch nach eigenen Erfahrungen) und bei Leicheninfektion. „Wenn der Organismus imstande ist, auf den Transfusionsreiz mit einer entsprechenden Antikörpersteigerung zu reagieren, so wird der Erfolg entsprechend günstiger sein.“ Auf jeden Fall soll man den Versuch machen und sich nicht mit einer einzigen Transfusion begnügen, sondern sie oft wiederholen!

h) Bei Cholerakranken sollte man Blut übertragen; Erfahrungen darüber aus neuerer Zeit sind uns nicht bekannt.

6. Bluttransfusion in der Kinderheilkunde.

Die Bluttransfusion in der Kinderheilkunde wird von Opitz, Moll u. a. ausführlich erörtert; bei Kindern soll man die notwendige Blutmenge auf das Körpergewicht beziehen: 15 ccm Blut auf 1 kg Körpergewicht entsprechen einem Erythrocytenzuwachs von nahezu einer Million (Halbertsma); daher empfehlen Opitz, Lukacs 15—20 ccm, Moll 30 ccm auf 1 kg, etwa gleich einem

Fünftel der Gesamtblutmenge des Kindes. Zu je 50 ccm Spenderblut kommen 5 ccm 2,5% Natriumcitratlösung; OPITZ nimmt eisgekühltes Blut, das 1—2 Tage gestanden hat, ein Vorschlag, dem wir uns nicht anschließen; das Citratblut wird noch einmal durch mehrere Schichten Mull filtriert und mit einer Rekordspritze (OPITZ benutzt die Roland-Spritze) in die Schläfenvenen, die sich auf Druck stauen, injiziert. FALKENHEIN wählt die Vena jugularis externa, LUKACS injiziert in den Sinus longitudinalis mit einer Nadel, die 3 mm hinter der Spitze arretiert werden kann, um eine Durchstechung des Sinus zu verhüten; der Sinus bietet bisweilen die einzige Möglichkeit, intravenös zu injizieren (s. Abb. 44). WILLIS überträgt mit der Jubé-Spritze, MOLL mit der Percy-Bürette; LEWISOHN und HOCHE benutzen die Vena saphena, stechen sie mit feinster Kanüle an und lassen 80—100 ccm langsam einlaufen. — Die intraperitoneale Zufuhr von Blut, mehrfach vorgeschlagen, hat besonders da ihre Bedenken, wo geblähter Darm durch einen Einstich leicht verletzt werden kann; auch ist ihre Wirkung unsicher, weil die Resorption eine langsame ist. Wir raten, möglichst eine Vene der Ellbeuge freizulegen, mit einer spitzen Schere so anzuschneiden, daß ein dreieckiger Zipfel entsteht, der mit feinsten Häkchen zur Einführung einer Kanüle angehoben wird, und unverändertes Blut wie beim Erwachsenen zu nehmen. Die biologische Vorprobe ist auch beim Kinde zu beachten (Pause nach Injektion von 1—2 ccm).

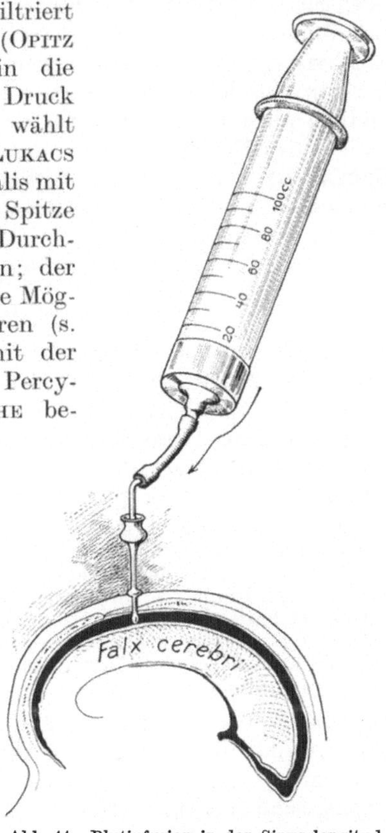

Abb. 44. Blutinfusion in den Sinus longitud. durch die große Fontanelle bei Kindern. (Nach BECK.)

Während über die Technik die Ansichten der Kinderärzte weit auseinandergehen, haben die Indikationen für die Bluttransfusion ein festes Fundament erhalten, insbesondere in den Fällen, wo das hämatopoetische System, sei es durch akute, sei es durch chronische Entzündungsprozesse, schwer geschädigt ist.

Erhebliche Unfälle, Verbrennungen (s. oben), die Notwendigkeit großer Operationen geben die dringende Indikation (Diphtheritis, s. oben). Die Bluttransfusion wird ferner empfohlen bei alimentären Anämien, hämorrhagischer Diathese (György), rezidivierenden Infekten, chronischer Pyurie und Cystopyelitis, bei atrophischem Allgemeinzustand nach Pneumonie, Diarrhöe, endlich auch bei angeborener Syphilis.

Bei der Melaena neonatorum erzielten Raban, bei der Sepsis Speranski schon mit einfachen intramuskulären Injektionen mütterlichen Blutes (10—20 mal zu 10 ccm täglich) günstige Resultate, ähnlich Finkelstein; und Pauchet-Bécart retteten Neugeborene in extremis mit 20—50 ccm intravenöser Injektion.

7. Verschiedene Indikationen.

Die Röntgen-Radium-Behandlung großer Geschwülste führt bisweilen zu erheblicher Anämie, die zweifellos durch wiederholte Transfusion erheblich gebessert werden kann; wir verfügen hier über zahlreiche eigene Erfahrungen. In wiederholten Transfusionen erblickt Bogomolec, wenn eine bösartige Geschwulst chirurgisch entfernt war, eine Prophylaxe gegen Rezidive und Metastasen.

Anm.: Eine eigene Beobachtung sei kurz erwähnt: Frau B., wegen doppelseitigen Brustkrebses seit vielen Monaten mit Radium- und Röntgenstrahlen behandelt; wegen sekundärer Anämie Bluttransfusion, Spender und Empfänger Gruppe *A*. Kurz nach der Transfusion (1000 ccm) empfindet Patientin eine Durchwärmung des ganzen Körpers, 10 Minuten später stark juckendes urtikarielles Exanthem überall mit Ausnahme des bestrahlten Bezirkes, der völlig frei bleibt. Nach 2 Stunden ist das Exanthem völlig geschwunden.

Über die Bedeutung der Blutübertragung für das Gebiet der Hautkrankheiten hat Scherber umfassend berichtet: Für den Pemphigus vulgaris empfiehlt er Behandlung mit Germanin und Transfusion (Versager aber beim Pemphigus acutus malignus); für Impetigo herpetiformis: Behandlung mit Schwangerenserum und, falls das nicht hilft: Bluttransfusion kombiniert mit Nebenschilddrüsenpräparat.

Zur Behandlung der Exantheme im Verlauf von Salvarsankuren nach Goldpräparat (Solganal B) ist von verschiedenen Autoren Transfusion angeraten worden (Hoche).

Und schließlich wird auch die Augenheilkunde in unseren Bereich einbezogen; Samov berichtet über 2 Fälle von Glaskörpertrübung (Archangelskij), welche einen völligen Erfolg hatten, den Bogomolec durch „Kolloidoklasie“ erklärt.

8. Kontraindikationen.

Eine systematische Ausarbeitung der Kontraindikationen liegt trotz der so großen Erfahrungen des letzten Jahrzehnts noch nicht vor. Ein Grund dafür ist sicherlich der, daß es in den akut bedrohlichen Fällen eine absolute Kontraindikation, soweit überhaupt noch irgendeine Hoffnung auf Erhaltung des Lebens besteht, nicht gibt. In den nicht akut bedrohlichen Fällen ist die Frage viel eher die, ob die Transfusion indiziert ist oder nicht, als die, ob direkte Gegengründe vorliegen. Bei aller Hochschätzung der Transfusion hat man allerdings bisweilen den Eindruck, als ob an manchen Stellen fast wahllos transfundiert wird. Das Publikum, das von den wirklichen Erfolgen begeistert ist, fordert die Transfusion auch dort, wo sie streng medizinisch nicht immer berechtigt ist, und der Arzt kann sich diesen Wünschen — schon um nicht dem Vorwurf zu verfallen, ein wirksames Heilmittel nicht angewendet zu haben — nicht immer verschließen. Aber gegen die Popularisierung der Bluttransfusion müssen wir Front machen, wie HEILE mit Recht betont. Da die Bluttransfusion doch nicht ein vollständig gleichgültiger Eingriff ist — jedes Jahr bringt immer noch vereinzelte ungeklärte Todesfälle —, so sollte die Transfusion nur dann ausgeführt werden, wenn eine nützliche Wirkung wenigstens im Bereich des Möglichen liegt. Bei Krankheiten und Zuständen, bei denen man wieder und wieder nur Versager erlebt hat, sollte auf die Transfusion von vornherein verzichtet werden.

Als eigentliche Kontraindikationen scheinen bisher nur schwere Erkrankung der Nieren (chronische Nephritis und Nephrose, WEISS) und organische Herzleiden in Betracht zu kommen. Bei beiden Arten von Erkrankungen sind Todesfälle nach Transfusion beschrieben worden, die jedoch möglicherweise dem Grundleiden zur Last fallen. Sichergestellt sind die Zusammenhänge aber noch nicht. Bezüglich der Nierenerkrankung muß berücksichtigt werden, daß organische Veränderungen, die sich erst bei der Obduktion ergeben, bereits eine Folge der Transfusion sein können[1]. — HEILE hält die Transfusion auch für gefährlich, wenn bei stark verkleinertem Kreislauf die Zirkulation plötzlich mit großer Blutmenge überfüllt wird; hält man in solchen Fällen eine Transfusion für absolut indiziert, so ist sie mit einem Aderlaß zu verbinden. Bei Neigung zu Thrombose und Embolie wird vor der Transfusion gewarnt.

[1] Andererseits sei erwähnt, daß Fälle von renalem Koma — Anurie — beschrieben sind, die nach der Transfusion zur Heilung kamen (HOCHE).

Schlußbemerkung.

Aus den vorstehenden Ausführungen ergibt sich, daß bei vielen Erkrankungen die Blutübertragung lebensrettend wirkt. Stets aber lege man sich die Frage vor: Ist die Bluttransfusion strikt indiziert oder kann man mit ungefährlicheren Maßnahmen (Kochsalz-, Normosal- oder Tutofusininfusionen, intravenösen Traubenzuckerinfusionen) nicht den gleichen Effekt erreichen? Und wenn wir auch mit A. W. MEYER darin übereinstimmen, „die Bluttransfusion gehört heute mit zu unserem wichtigsten therapeutischen Rüstzeug", oder mit EISELSBERG, „sie ist ein unentbehrlicher Behelf", so fügen wir hinzu: sie ist aber nur mit größter Vorsicht anzuwenden! Und als kurze aber wichtige Anmerkung sei hier angefügt: *Wer Bluttransfusionen ausführt, sei haftpflichtversichert!*

II. Die Technik der Bluttransfusion.

Unter Bluttransfusion pflegt der Chirurg die Übertragung größerer Blutmengen zu verstehen; er spricht dagegen von Blutinjektion, wenn es sich um kleinere Mengen bis etwa 50 ccm handelt; von solchen Blutinjektionen, die teils subcutan, intramuskulär oder in seltenen Fällen intraperitoneal eingespritzt werden, soll hier nicht die Rede sein.

Man unterscheidet grundsätzlich zwei Methoden der Bluttransfusion: die *direkte* und die *indirekte*[1].

Bei der *direkten Transfusion* wird das Blut unmittelbar vom Spender auf den Empfänger übertragen. Die beiden Personen stehen miteinander in Verbindung, sei es durch Blutgefäße (direkte Naht — CARREL), Kanülen (CRILE, ELSBERG) oder durch ein Röhrensystem.

Auch bei Zwischenschaltung von Spritzen und großen Gefäßen pflegt man noch von direkter Transfusion zu sprechen, sofern eine dauernde Verbindung zwischen Spender und Empfänger besteht. DECASTELLO definiert die direkte Transfusion: „Die Methode, bei welcher das Blut ohne vorhergehende Aufbewahrung außerhalb des Spenderorganismus, ohne Zusatz gerinnungshemmender Substanzen und ohne Defibrinierung sofort lebenswarm und möglichst unverändert in die Venen des Empfängers gelangt."

[1] Die Technik der Bluttransfusion behandeln in zum Teil ausgezeichneten Übersichten LAQUA und LIEBIG (1925), BECK (1926), OEHLECKER (1928), KUBANYI (1928), neuestens in knappen Darstellungen O. HOCHE, H. HIRSCHFELD (1932). Vgl. ferner KEYNES (1922), NATHER, OCHSNER, BOITEL (1924), FEINBLATT (1926), CLAIRMONT, V. D. VELDEN, P. WOLFF (1928), PAUCHET und BÉCART (1930). Ich verzichte auf die Darstellung aller Methoden und bringe nur solche, die heute geübt werden und verweise auf BÜRKLE-DE LA CAMP, im Handbuch der Blutgruppenkunde von STEFFAN 1932, das ein Literaturverzeichnis über fast 3000 Arbeiten bringt.

Bisweilen aber gehen die Anschauungen der Autoren, was direkte und was indirekte Transfusion ist, soweit auseinander, daß z. B. das Verfahren von Brown-Percy-Schläpfer von Kubanyi und Oehlecker unter die direkten, von Beck unter die indirekten Methoden gezählt wird.

Manche amerikanische Autoren (Lewisohn) bezeichnen Verfahren, bei denen lediglich Glas- oder Metallröhren die Verbindung zwischen Spender und Empfänger herstellen, auch als indirekte, z. B. die Kanülenmethode nach Bernheim-Lindemann, das Einschalten paraffinierter Glaszylinder (Kimpton, Braun, Vincent, Percy), die Benutzung von Metallbügeln mit Wegehahn in mehreren Richtungen (Unger, Miller u. a.).

Bei der *indirekten Transfusion* wird das Blut des Spenders in einem Gefäß aufgefangen. Aus diesem Gefäß wird das Blut nachträglich auf den Kranken übertragen; Spender und Empfänger können also räumlich getrennt sein. Zur Verhütung bzw. Verzögerung der Gerinnung wird das Blut defibriniert oder mit gerinnungswidrigen Zusätzen versehen oder aber in besonders präparierten Behältern aufgefangen.

Eine scharfe Grenze läßt sich zwischen den beiden Verfahren nicht immer ziehen; praktisch ist das Entscheidende, ob der Spender bei der Transfusion in Verbindung mit dem Empfänger steht oder nicht.

Das direkte Verfahren wird heute bevorzugt; Veränderungen des Blutes, die schädlich wirken, sind ausgeschaltet. Die Nachteile der direkten Transfusion sind die Anwesenheit des Spenders am Krankenbett und die — bei den meisten Verfahren allerdings geringe — Gefährdungsmöglichkeit des Spenders (Übertragung von Krankheitskeimen). Infolgedessen wird die indirekte Transfusion, insbesondere in Frauenkliniken, angewandt (Kliniken von Bumm, Döderlein, Stoeckel, Sellheim u. a.) und auf Infektionsabteilungen (Typhus, Ruhr) und in einigen chirurgischen Kliniken (Wien, Breslau).

Fast 100 „Methoden" der Bluttransfusionen sind bekannt. Zunehmende Erfahrung hat dazu geführt, daß bestimmte grundlegende Anforderungen an jede Methode gestellt werden müssen (Boller):

1. eine möglichst geringe Schädigung von Spender und Empfänger;
2. Übertragung möglichst unveränderten Blutes;
3. ein einfacher Apparat;
4. die Transfusion soll nicht nur in einem Operationssaal, sondern auch in einem Krankenzimmer ausführbar sein;
5. die Menge des übertragenen Blutes muß meßbar sein;

6. der Operateur muß imstande sein, die Transfusion zu unterbrechen, ohne daß Spenderblut verloren geht;

7. eine Infektion vom Empfänger zum Spender muß ausgeschlossen sein;

8. Vermeidung der Gefahr der Luftembolie und Gerinnselbildung.

Wenn man dies zugrunde legt, so scheiden eine Reihe von Methoden aus, weil sie jenen Forderungen nicht genügen.

Als oberste Regel gelte: *die Transfusion darf keinen Schaden anstiften, weder für den Spender noch für den Empfänger;* es ist notwendig, alle Vorsichtsmaßregeln, auf die bei Blutgruppenbestimmung hingewiesen ist, zu beachten und vor allem: nur derjenige darf die Operation ausführen, der bis ins kleinste die Technik beherrscht; seine Gehilfen müssen mit jedem Handgriff der Assistenz vertraut sein. Es ist fahrlässig, den Eingriff vorzunehmen, wenn diese Vorbedingungen nicht erfüllt sind. Es ist weniger wichtig, welche von den bewährten Methoden man wählt; aber auf die gewählte muß man vollkommen eingearbeitet sein. Man wählt als Spende- wie Empfangsvene in der Regel die Venen der Ellbeuge; ihre Richtung verläuft von der Speichenseite des Unterarmes zum unteren Ende der medialen Bicepsfurche. Bei solchen Kranken, bei denen die Ellbeuge zerstört oder entzündet ist (große Verletzungen, Verbrennungen), kann eine Vene am Fußrücken oder gelegentlich die Vena saphena (Vorsicht — Luftembolie!) benutzt werden. Bei allen Transfusionen müssen auch die üblichen Herzexzitantien zur Hand sein, bei Schwerkranken Sauerstoffgeräte.

Von den meisten Chirurgen werden bei jeder Transfusion 500—800 ccm Blut übertragen; bei perniziöser Anämie begnügen wir uns mit 400—500 ccm etwa, wiederholen aber bei Bedarf in kürzeren Zwischenräumen die Transfusion. — Die Entziehung solcher Blutmengen schadet spendenden Männern nichts, kräftigen jungen Leuten können bis 1000 ccm ohne Schaden entnommen werden; spendenden Frauen besser nicht mehr als 500 ccm. Bei Übertragung auf Kinder wird als Spenderin möglichst die Mutter genommen (nicht während ihrer Menstruation!), falls die Blutgruppe übereinstimmt; auch Schwangeren kann man Blut ohne Schaden entnehmen. Ausnahmsweise, insbesondere nach profusen Blutungen, großen Eingriffen, kann es erwünscht sein, über 1000 ccm Blut zu übertragen; man nimmt dann mehrere Blutspender (Dahlgren, Popper). Bei wiederholter Bluttransfusion sah Hesse anaphylaktische Störungen; wir konnten einem Empfänger von dem gleichen Spender mehrfach Blut transfundieren, ohne Zwischenfall.

1. Technik der direkten Transfusion.

Die direkte Vereinigung der Blutgefäße zwischen Spender und Empfänger, sei es mittels Naht, sei es mit kleinen Prothesen, hat man völlig aufgegeben: Die weite Freilegung der Gefäße, die außerordentliche Gefahr der Übertragung der Erkrankungen des Empfängers auf den Spender haben dazu geführt, daß diese Methoden nur noch historischen Wert haben. Dagegen ist die Übertragung unveränderten Blutes mittels Apparat diejenige, die heute in Deutschland am gebräuchlichsten ist. Stets wird venöses Blut übertragen, das arterielle Blut bietet keine Vorteile; die Entnahme aus einer Arterie ist für den Spender nicht gleichgültig. Als Blutquelle werden die Venen der Ellbeuge genommen, und es muß oberstes Gebot sein, *die Venen des Spenders absolut schonend zu behandeln*, insbesondere bei den berufsmäßigen Spendern: also möglichst keine Freilegung der Gefäße, sondern percutane Durchstechung der ein wenig gestauten Vene mit geeigneten scharfen Kanülen.

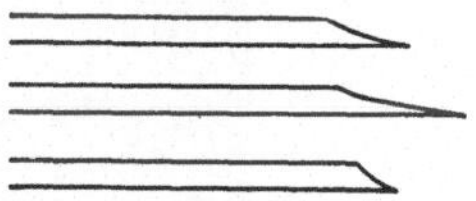

richtig

falsch

falsch

Abb. 45. Richtige und falsche Nadeltypen nach BRINES.

Für Spender wie Empfänger gibt es Dutzende von Modellen an Kanülen. Die Kanülen müssen einwandfrei sein: haarscharf geschliffen, auch innen poliert, müssen sie eine leichte Einführung in die Vene gestatten, aus rostfreiem Stahl hergestellt (z. B. Ainitkanülen — LAMPERT-LAUTENSCHLÄGER), am Übergangsstück dürfen keine toten Winkel sein. Die übliche Lichtung beträgt für die Spenderkanüle 1,5—2 mm Durchmesser, für den Empfänger 1,2—1,4 mm. BRINES gibt ein Bild von geeignetem und ungeeignetem Kanülenspitzen (s. Abb. 45). Er führt zwei Drittel der Nadellänge unter der Haut entlang, bevor er die Spitze in die Vene stößt, die Führung und ruhige Lage der Nadel wird durch ein kleines, fest aufsitzendes Metallplättchen erleichtert (vgl. Abb. 58). Nach jedem Gebrauch pflegt man in Amerika die Nadeln in der Klinik selbst auf einem kleinen Schmiergelrad neu zu schleifen. Uns erscheint es (bei der Benutzung des Oehlecker-Apparates) von Nutzen, wenn den Kanülen ein feines Glasröhrchen fest aufmontiert ist, das beim Einstechen in die Vene durch den Bluteintritt sofort die richtige Lage der Kanüle anzeigt. Vielfach sind Modelle angegeben, die in ihrer Lichtung einen Mandrin tragen, der nach dem Anstechen der Vene wieder zurückgezogen wird, oder solche, die einen kleinen Seitenansatz haben, durch den man einen Draht einführen kann, um kleine Gerinnsel, die das Lumen verlegen, fortzustoßen oder auch, um aus einer Bürette einen Kochsalzstrom einzuleiten.

SCANNELL benutzt eine Nadel, bestehend aus einer inneren Kanüle mit einer sehr scharfen Spitze, dem Stilett und einer äußeren stumpfen Kanüle; er stößt die Nadel in der Mitte der fixierten Vene durch beide Venenwände hindurch, entfernt das scharfe Stilett und zieht die Nadel langsam so weit zurück, bis Blut fließt und die Spitze ganz in der Vene liegt; jetzt erst wird die Nadel in die Vene weiter vorgeschoben, die Kanüle wird befestigt durch einen Reif, dessen zwei Öffnungen mit Nähten an

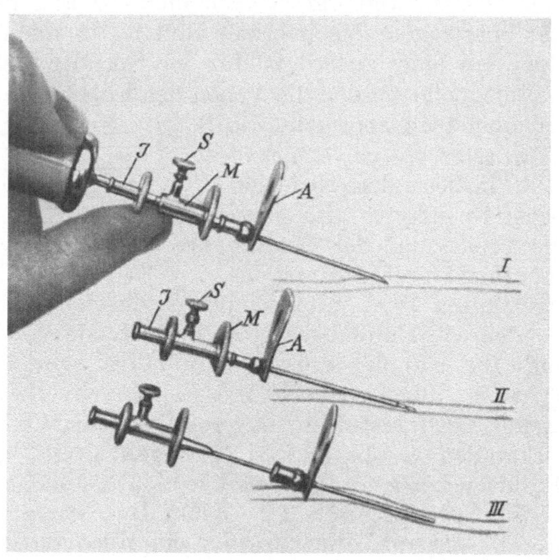

Abb. 46. Venenpunktion mit 3facher Kanüle. *I* Die innerste stumpfe Kanüle ist zurückgezogen und durch die Schraube fixiert. Die mittlere scharfe Kanüle bildet die Spitze der Kanüle. Die Vene ist angestochen, mit der Spritze läßt sich Blut aspirieren. *II* Nach Lösen der Schraube (*S*) wird die innerste stumpfe Kanüle (*J*) hochgehoben. *III* Die mit stumpfem Ende in der Vene liegende Kanüle wird hochgeschoben, die beiden Innenkanülen werden herausgenommen. Zuletzt bleibt nur die stumpfe Außenkanüle in der Vene liegen (nach BECK).

der Haut befestigt werden. Die Gefahr bei dieser Methode liegt darin, daß man leicht einmal eine Arterie unter der Vene verletzt — Aneurysmen sind bei dieser Art des Eingriffes beobachtet.

ZIELKE benutzt Nickelkanülen mit einer zurückziehbaren Troikarspitze (s. Abb. 47). Sofort nach Punktion der Vene wird der Mandrin mit der Spitze herausgezogen, und eine Verletzung der hinteren Venenwand ist ausgeschlossen. Diese mit Rillen versehenen Kanülen kann man auch ohne die Troikarspitze bei freigelegten Venen verwenden. Praktisch ist die von BRENTANO angegebene „Venen-Verweilkanüle“ (s. Abb. 48): Einführen einer stumpfen Hülse mit einliegendem spitzen Mandrin; Entfernung des Mandrins; bei notwendiger Unterbrechung der Transfusion Verschluß der Hülse durch stumpfen Kolben. — Komplizierter sind die

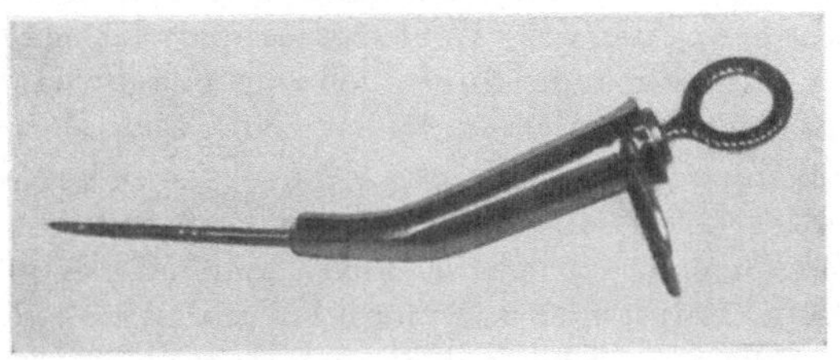

Abb. 47. Transfusionskanüle (DRGM.) mit rückziehbarer Spitze von Zielke.

Kanülen, die Beck seinem Apparat beigegeben hat (s. Abb. 46); wir ziehen einfache vor. Ein ideales Modell gibt es noch nicht.

Bei sehr kräftigen Venen kann die Spenderkanüle in proximaler Richtung eingestochen werden; der rückwirkende Druck, verstärkt durch die Saugkraft des Apparates, reicht aus, um genügend Blut austreten zu lassen. Wenn aber die Spendervene schwach entwickelt ist, ist es besser, die Kanüle in distaler Richtung einzustechen, beim Empfänger stets in proximaler; Einübung und leichte Hand, ruhige Lage der Nadel in der Vene ist von Wichtigkeit zur Schonung des Spenders wie zur schnellen Abwicklung der Transfusion. Das Auffinden der Vene kann bei fetten Spendern Schwierigkeiten machen. Nur wenn der percutane Einstich beim Spender nicht gelingt, ist eine Vene vorsichtig in Lokalanästhesie freizulegen (es genügen 1—2 ccm einer 1 proz. Novocainlösung); liegt die Vene leicht gestaut frei, so wird jetzt die scharfe Kanüle oder eine Hülsenkanüle eingestochen und, da man ja unter Aufsicht des Auges einsticht, gleich an den Transfusionsapparat angeschlossen; nach Ablauf der Transfusion wird die Nadel herausgezogen, die Öffnung in der Vene mit Tupfer einige Minuten

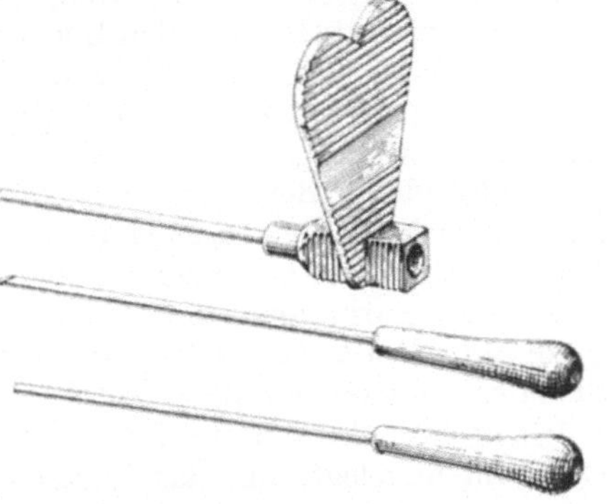

Abb. 48. Venen-Verweilkanüle von Brentano.

komprimiert, die Blutung steht; eine Hautnaht genügt. — Dies bedeutet, daß die Vene in der Regel durchgängig bleibt und in Zukunft wieder benutzt werden kann. Nur wenn der Einstich auch in die freigelegte Vene nicht gelingt (je größer die Übung, um so seltener tritt dieser Fall ein), erst dann soll man eine Glaskanüle — wir bevorzugen die dem Oehlecker-Apparat beigegebenen — in die Vene einbinden, mit ihrer Lichtung distalwärts schauend; proximalwärts wird die Vene unterbunden. Nach Entfernung der Kanüle muß auch distalwärts die Vene abgebunden werden; sie thrombosiert, scheidet also für künftige Transfusionen aus. *Wer beim berufsmäßigen Spender die Venen unterbindet, schädigt den Spender!* Beim Empfänger kann man bei gutentwickeltem Venensystem ebenfalls eine scharfe Kanüle percutan einstechen — in proximaler Richtung. Gelingt dies nicht, so legt man eine Vene frei, zunächst möglichst distalwärts vom Ellbogengelenk, um für spätere Transfusionen den proximalen Venenverlauf zu schonen; in die freigelegte Vene wird eine Oehlecker-Glaskanüle eingebunden.

In Deutschland werden zur direkten Übertragung am häufigsten die Apparate von Oehlecker oder von Beck benutzt; beide erfordern, daß die Arme des Spenders und Empfängers dicht nebeneinanderliegen. Wir raten, den Empfänger im Bett oder auf dem Operationstisch, den Spender auf einen Tisch zu lagern; auch der Spender soll nicht sitzen. Wird der Spender ohnmächtig oder tritt sonst ein Zwischenfall ein, so ist der gelagerte Spender leichter zu versorgen als der sitzende. Niemals wähle man eine Einstichstelle in der Nähe einer Eiterpustel, Furunkel od. dgl.; zur Desinfektion der Haut genügt Anstrich mit Jod oder Dijozol. Die Arme müssen auf einer weichen Unterlage so bequem liegen, daß sie nicht ermüden und so, daß das Schlauchsystem ohne jede Spannung beide Einstichstellen verbindet. Zur Stauung beim Spender nehmen wir die Manschette des Riva-Rocci-Apparates; nur soll die Manschette nicht breit sein, möglichst hoch am Oberarm angelegt, um das Gebiet des Ellbogens genügend freizulassen. Der notwendige Druck schwankt zwischen 70—100 mm; das Aufblasen der Manschette kann bei knapper Assistenz durch den Spender selbst geschehen. Beim Empfänger staut man vor dem Einstich durch ein am Oberarm angelegtes Tuch nur ein wenig, um die Venen besser durch die Haut erkennen zu können; ist der Einstich gelungen, so wird dieses Stauungstuch sofort gelöst. Wir beschreiben zunächst den Gang der Operation nach der Methode von Oehlecker, weil sie als vorbildlich auch für viele ähnliche Methoden gelten kann. Es ist selbstverständlich, daß die Operation nach allen Regeln der Asepsis ausgeführt wird;

sie kann auch im Privathause geschehen. Für Spender und Empfänger getrennte Instrumente! *Kein Instrument, das an dem kranken Empfänger gebraucht wird, darf an den gesunden Spender gelangen!* Zur Ausführung der Transfusion soll der Operateur wenigstens einen geschulten Assistenten und eine Operationsschwester haben; der Operateur bedient die Spritze, der Assistent überwacht die Lage der Kanülen und den Druck am Manometer, und die Schwester tauscht die gebrauchten Spritzen aus und reinigt sie sofort mit steriler Kochsalzlösung. Zur Sterilisation werden die Oehlecker-Spritzen, auf Watte gelagert, im Instrumentkocher sterilisiert und schonend behandelt, um Defekte zu vermeiden; jede gewaltsame Bedienung führt zur Splitterung des Glases. Der Apparat (Abb. 49) besteht aus einer sich verjüngenden Metallkapsel, die in der Mitte der Vorderseite einen Metallansatz hat, in den eine 50 ccm Glasspritze mit ihrer Mündung hineinpaßt. Von der Kapsel gehen nach jeder Seite Metallansatzrohre ab; auf diese wird ein 20—30 cm langer Gummischlauch luftdicht angesetzt und auf das Ende des Gummischlauches kommt eine Glaskanüle (falls man nicht die vorher beschriebenen Metallglasansätze nimmt). In die Metallkapsel wird ein Metallstopfen eingesetzt, der in seiner unteren Hälfte zwei Öffnungen hat, die die Enden zweier rechtwinklig nach innen laufenden und am Scheitelpunkt des rechten Winkels kommunizierenden Röhren darstellen. Dieser Stopfen trägt oben einen Griff, unten einen Metallvorsprung, der von einer abnehmbaren Metallplatte klammerförmig umfaßt wird und hindert, daß der eingesetzte Stopfen nach oben herausgleiten kann. Am oberen Rand trägt der Stopfen eine Metallnase, die in einer Rille am oberen Rand der Vorderwand der Metallkapsel läuft und zur Arretierung beim Drehen des Stopfens (zum Spender bzw. zum Empfänger) dient. In Mittelstellung ist keiner der beiden Wege durchgängig; es handelt sich also im Prinzip um einen Zweiwegehahn. Zur Operation benötigt

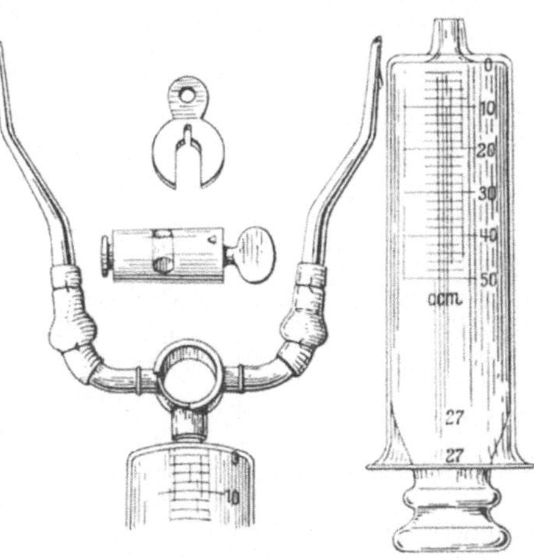

Abb. 49. Transfusionsapparat von OEHLECKER.

werden zwei Schalen mit physiologischer Kochsalzlösung, drei Glasspritzen von je 50 ccm; an Instrumenten: Rekordspritze mit Kanülen, Messer, Scheren, chirurg. und anat. Pinzetten, Kocherklemmen und Dechamps, stets für Spender wie Empfänger getrennt!

Vor Beginn der Operation sind alle Schlauchansätze, Spritzenansatz und Kolbenführung auf Dichtigkeit und leichtes Gleiten zu prüfen. Die 50 ccm-Spritze wird mit steriler Kochsalzlösung etwa zur Hälfte gefüllt, aufgesetzt auf das Mundstück des Metallbügels und durch entsprechende Drehung des Stöpsels werden die Schläuche mit ihren Kanülen völlig mit Flüssigkeit gefüllt, jede Luftblase ausgetrieben; der Stellhahn dann in Mittelstellung gebracht. Wir benutzen statt der Glaskanülen, die dem Oehlecker-Apparat beiliegen, scharfe Metallkanülen mit Glasrohransatz (s. oben)[1]. Bei gutgestauten Venen sticht man diese Kanülen durch die Haut erst beim Empfänger ein, öffnet den Haupthahn zum Empfänger hin, dann dringt das Empfängerblut etwas in die Empfängerkanüle, die Kanüle liegt also richtig (in dieser richtigen Lage muß sie der Assistent sorgfältig festhalten), man spritzt durch Druck auf den großen Glaskolben etwas Kochsalz in die Empfängervene, überzeugt sich noch einmal von der richtigen Lage der Kanüle — das Kochsalz darf nicht in das Gewebe neben der Vene dringen —, stellt den Hahn in Mittelstellung, sticht die scharfe Spenderkanüle percutan beim Spender ein, überzeugt sich auch hier, während die Stauungsmanschette etwa 80 mm anzeigt, daß die Kanüle richtig liegt, bringt den Stellhahn in Richtung zum Spender und bei genügendem Druck strömt das venöse Spenderblut sofort in die Glasspritze, langsam den Kolben hochdrückend (Abb. 51). Das Einströmen wird verstärkt, indem man langsam am Kolben zieht. Wenn etwa 10 ccm Spenderblut eingeflossen sind, wird der Hahn zum Empfänger gerichtet und ganz langsam das Spenderblut zum Empfänger hinübergedrückt, in etwa 1—2 Minuten (biologische Vorprobe nach OEHLECKER). HEILE beginnt mit 5 ccm und spritzt nach 2 Minuten weitere 10 ccm. Während dieser Vorprobe beobachtet Assistent oder Schwester den Puls des Kranken, der Operateur selbst schaut auf das

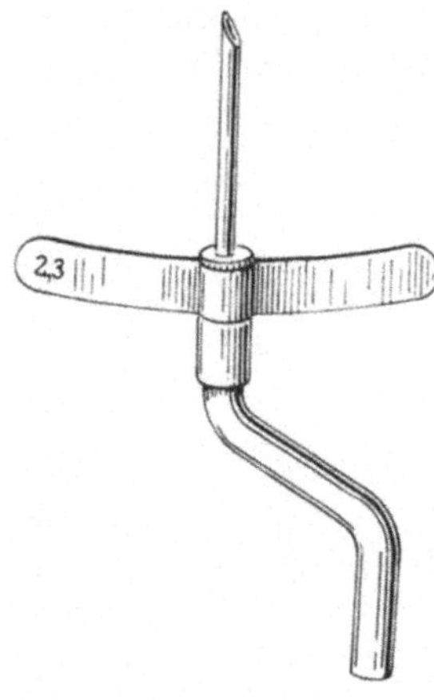

Abb. 50. Kanüle nach OEHLECKER.

[1] Eine Kanüle mit Glasansatz, gut anliegend, gibt OEHLECKER neuerdings an (s. Abb. 50).

Gesicht: jede Veränderung im Sinne einer Kreislaufstörung (plötzliche Atemnot, Cyanose, weite Pupillen, Übelkeit, Erbrechen) zwingt notwendig, sofort die Transfusion zunächst zu unterbrechen. (Fehler der Blutgruppenbestimmung?!) Bleiben die Erscheinungen bestehen, so wird von der Transfusion überhaupt Abstand genommen, gehen die Erscheinungen nach 1—2 Minuten zurück, so darf man noch einmal einen Versuch mit höchstens 5 bis 10 ccm Blut wagen[1]. Aber es ist fahrlässig, sich nur auf die biologische Vorprobe allein ohne Gruppenbestimmung zu verlassen und auch nicht im Sinne OEHLECKERS. CLAIRMONT beschreibt einen Todesfall, wo nach 20 ccm Blutübertragung schon der Tod eintrat (s. auch NATHER-OCHSNER, LAJOS-SCHMIDT); und HOCHE erwähnt, daß berufsmäßige Spender ihren Spenderpaß anderen Leuten überlassen haben! *Also vor jeder Transfusion: noch*fehlerhafte Gruppenbestimmung: Übertragung von A-Spender auf 0-Empfänger (eigene Beobachtung). Daraus müßte man folgern: 1—2 Minuten Abwarten ist nicht ausreichend; besser: man entnimmt als Voroperation dem Spenderarm mittels 5 ccm-Spritze nur 5 ccm Blut und spritzt dies intravenös dem Empfänger ein und wartet nun 5 Minuten! Erst dann beginne man mit der eigentlichen Transfusion!

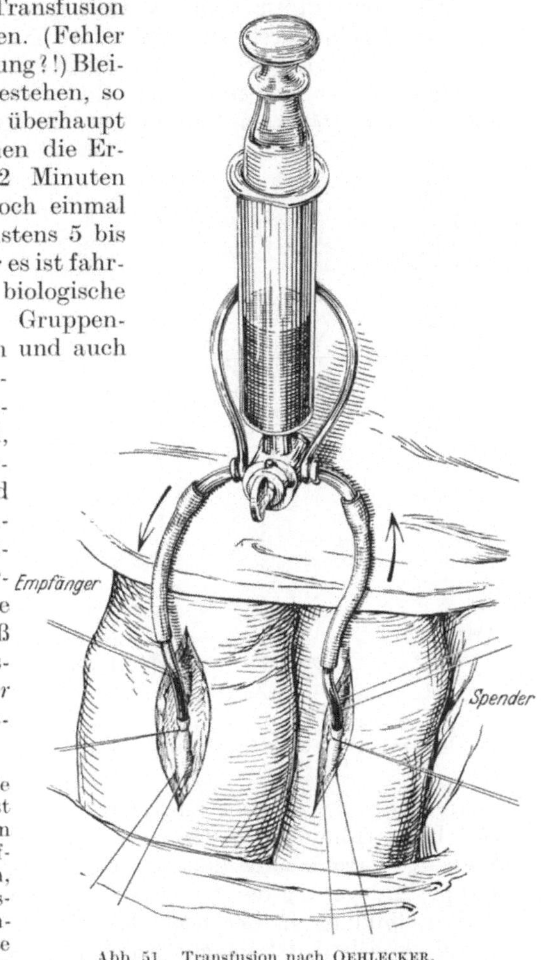

Abb. 51. Transfusion nach OEHLECKER. (Aus KIRSCHNER: Operationslehre I.)

[1] Es sind aber auch Fälle beobachtet, bei denen erst nach 4—5 Minuten Zeichen einer Störung auftraten: heftige Schmerzen im Rücken, nach 30 bis 60 Sekunden ausstrahlend in beide Nierengegenden, weiter Cyanose der Finger, völliges Fehlen der Radialpulse bei gut erhaltenen Femoralpulsen —

mals Bestimmung der Blutgruppen mittels Hämotest und die biologische Vorprobe!

Tritt keine Störung ein, so füllt man die Spritze bis 50 ccm mit Spenderblut, dreht den Hahn und leitet das Blut zum Empfänger, stets darauf achtend, daß eingedrungene Luftblasen nicht mit übergeleitet werden. Wenn alles glatt geht, so ist man imstande, 750—1000 ccm Blut in etwa 20 Minuten mit dem Oehlecker-Apparat zu übertragen. Dann löst man sofort die Staungsbinde am Spender, entfernt beide Kanülen, ein Tupferdruck genügt, um die Blutung schnell zu stillen. So wie geschildert verliefen in früheren Jahren bei uns die meisten Bluttransfusionen, nur selten gelang es uns nicht, insbesondere beim Empfänger, mit den einfachen scharfen Kanülen percutan in die Vene zu kommen. Dann muß eine möglichst starke Glaskanüle in die freigelegte Vene eingebunden werden. Auch bei Spendern, wenn ihre Venen schon häufig in Anspruch genommen sind, kann der einfache Einstich mißlingen.

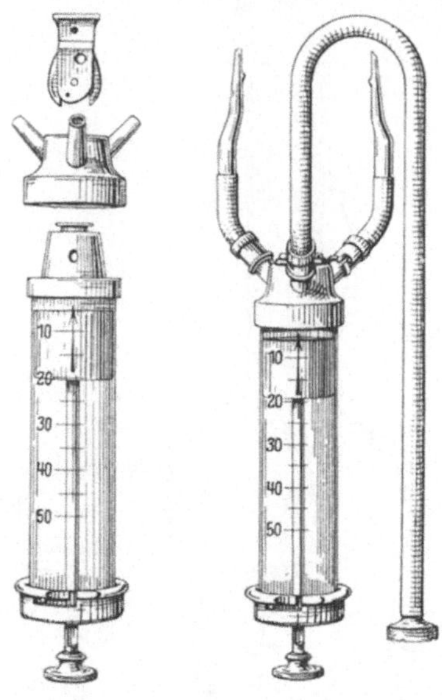

Abb. 52 a und b. Rotanda-Spritze von JÜNGLING.

Der Spender soll nach dem Eingriff eine halbe Stunde ruhen und kann dann seiner Arbeit nachgehen. Auf Störungen, die während der Transfusion eintreten können, sei kurz hingewiesen. Das Blut strömt durch den Spenderschlauch nicht mehr in den Kolben: Verschiebung der Kanüle, Verschluß an einer Venenklappe, Anlagerung der Venenwand an die Mündung der Kanüle, Gerinnselbildung in der liegenden Nadel, Blutdrucksenkung im Spenderkreislauf (Ohnmacht bei nichtgewerbsmäßigen Spendern) können die Ursache von Störungen sein. Beim Empfänger kann sich die eingelegte Nadel verschieben, die Hinterwand durchbohren: Hämatombildung; solche Zwischenfälle können zur erneuten Einführung und Befestigung der Kanüle an anderer Stelle zwingen.

Auf Grund seiner großen Erfahrung (in 8 Jahren fast 1000 Bluttransfusionen) hat SCHOENE das Verfahren nach OEHLECKER abgeändert, ganz besonders in dem Bestreben, den Spender vor jeder Infektion durch den

Empfänger zu sichern. Er hilft sich damit, daß er bei jedem Ansaugen des Spenderblutes eine neue Spritze nimmt, also um 1000 ccm zu übertragen, braucht er 20 Spritzen zu 50 ccm und eine Spritze für den biologischen Vorversuch. Nach der Operation schient er den Arm des Spenders und behält den Spender bis zur völligen Heilung der kleinen Hautwunde im Krankenhaus — eine Vorsicht, die uns nicht nur übertrieben erscheint, sondern auch für die meisten Krankenhäuser nicht durchführbar ist. — ROMANKEVIC stellte eine Vereinfachung des Oehlecker-Apparates her, über die größere Erfahrungen nicht vorliegen.

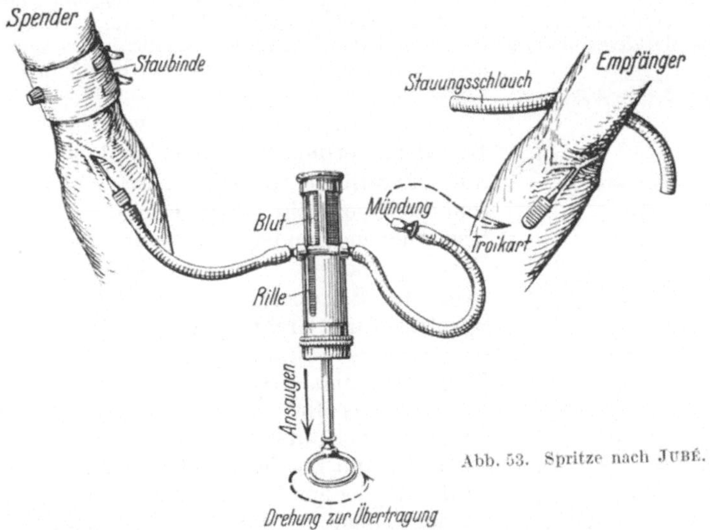

Abb. 53. Spritze nach JUBÉ.

Um das Auswechseln der Spritzen zu vermeiden und gleichzeitig mit Kochsalzlösung durchzuspülen, konstruierte JÜNGLING die Rotanda-Spritze, die sich vielfach bewährt hat (Abb. 52).

Neben dem Verfahren von OEHLECKER gibt es zahlreiche ältere und neuere Methoden, welche eine zwischen Spender und Empfänger geschaltete *Spritze* benutzen (Autoren: JUBÉ, BÉCART, TZANCK, deren Modelle besonders in Frankreich beliebt sind)[1]. Besondere Erwähnung verdient die Spritze von JUBÉ, die sich in den letzten Jahren in Frankreich und Italien große Beliebtheit erworben hat. Ihr Vorzug liegt in der Einfachheit der Apparatur und der Handhabung.

Die Spritze (Abb. 53) faßt 5,0 ccm (ein anderes Modell 10 ccm). Der Glaszylinder der Spritze wird oben durch eine feste, unten durch eine abnehmbare Metallkappe abgeschlossen. Ein Metallrahmen enthält zwei

[1] Bei der Durcharbeitung der französischen Literatur hat mich Herr Dr. E. FUSS-Berlin in dankenswerter Weise unterstützt.

Ansatzstücke für Gummischläuche, die zum Spender und Empfänger führen, der Glasteil enthält entsprechende Durchbohrungen. Der Metallstempel ist aus Leichtmetall und trägt eine Längsrinne, die oben am Stempel breiter anfängt, gerade in die Richtung des Griffes abwärtsläuft und $1^1/_2$ cm vor dem Stempelboden aufhört. Die 15 cm langen dickwandigen Gummischläuche tragen ein weibliches Metallverbindungsstück für die Spenderkanüle und ein männliches für die Empfängerkanüle. Die Spendernadel ist eine einfache Nadel, deren Ansatzstück eine kleine Metallverlängerung besitzt zum Aufsetzen des Metallverbindungsstückes an den Schlauch. Für den Empfänger ist eine Troikartkanüle bestimmt, deren Ansatzstück so ausgehöhlt ist, daß nach Entfernen des Troikarts das männliche Metallverbindungsstück zum Schlauch exakt hineinpaßt. In den Kanülen und Ansatzstücken sind nirgends tote Winkel, in denen sich das Blut stauen und gerinnen könnte.

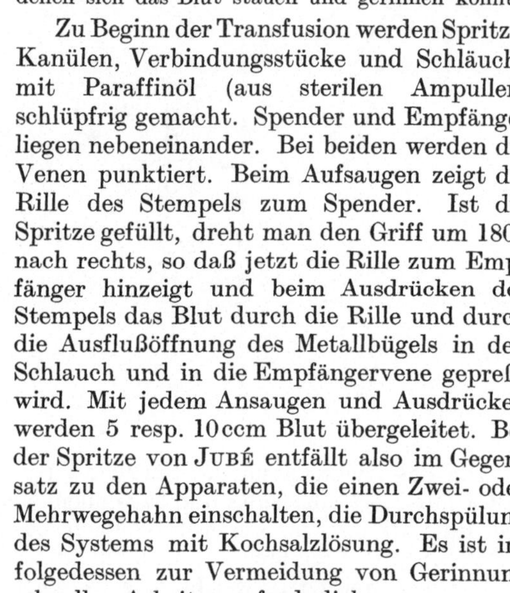

Zu Beginn der Transfusion werden Spritze, Kanülen, Verbindungsstücke und Schläuche mit Paraffinöl (aus sterilen Ampullen) schlüpfrig gemacht. Spender und Empfänger liegen nebeneinander. Bei beiden werden die Venen punktiert. Beim Aufsaugen zeigt die Rille des Stempels zum Spender. Ist die Spritze gefüllt, dreht man den Griff um 180° nach rechts, so daß jetzt die Rille zum Empfänger hinzeigt und beim Ausdrücken des Stempels das Blut durch die Rille und durch die Ausflußöffnung des Metallbügels in den Schlauch und in die Empfängervene gepreßt wird. Mit jedem Ansaugen und Ausdrücken werden 5 resp. 10 ccm Blut übergeleitet. Bei der Spritze von Jubé entfällt also im Gegensatz zu den Apparaten, die einen Zwei- oder Mehrwegehahn einschalten, die Durchspülung des Systems mit Kochsalzlösung. Es ist infolgedessen zur Vermeidung von Gerinnung schnelles Arbeiten erforderlich.

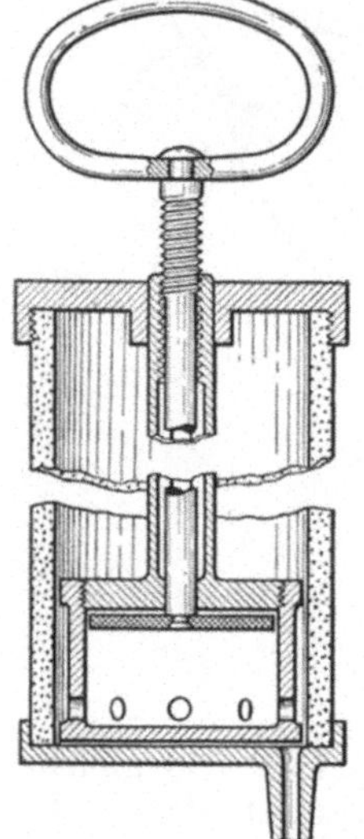

Abb. 54. Spritze nach Bécart. (Séringue à piston autovaselineure.)

Auf andere Weise wird der Gerinnung bei jenen Modellen entgegengewirkt, welche den Spritzenstempel aushöhlen und mit Vaseline (Bécart) oder Natriumcitrat (Walinski-Engel) anfüllen.

Die Spritze von Bécart (Abb. 54) besteht aus einer Glasspritze mit exzentrischem Ansatz und einem Kolben mit Stange und Griff. Dieser Kolben hat einen komplizierten Bau. Er besteht aus einer Metallkapsel, von der nur die vorspringenden Seitenkanten der Endwände die Wand der Spritze berühren. Im Innern der Kapsel befindet sich der eigentliche hohle Stempel, mit mehreren Löchern. In die Höhle des Stempels kommt Vaselin, das mittels Drehung des Griffes durch die Löcher herausgedrückt wird und die Spritzenwand benetzt. Ermöglicht wird dieses Herauspressen des Vaselins, weil der Griff auf einer Schraube sitzt, die die Stange des Kolbens durchbohrt. Durch Drehung von links nach rechts wird der Kolbenboden in seinem Volumen verringert, dadurch das Vaselin herausgedrückt. BÉCART benutzt zur Venenpunktion eine besonders konstruierte Troikartkanüle. Das Ansatzstück der Kanüle wird von dem Metallröhrchen durchbohrt, so daß es in das Ansatzstück der Glasspitze hineinreicht. Auf diese Weise fließt das Blut aus der Vene direkt in die Spritze. Außerdem hat BÉCART ein Ansatzstück für die Kanüle anfertigen lassen, das einen Abstellhahn trägt. Nach Abnahme der mit Blut gefüllten Spritze wird dieses Ansatzstück auf die Kanüle aufgesetzt. Der Abstellhahn verhindert das weitere Auslaufen von Blut aus der Vene. Die Sterilisation erfolgt im Autoklaven; auch ist Auskochen möglich, doch sorgfältiges Abtrocknen des Wassers notwendig. Die Spritze muß erkaltet sein. Dann wird die Kolbenstange abgeschraubt und die Metallkapsel des Kolbens mit sterilem Vaselin-Paraffin im Verhältnis Vaselin 70%, Paraffin (Schmelzpunkt 55°) 30% (fertige Tuben durch das Laboratorium Bruneau-Paris) gefüllt. Ist die Kapsel gefüllt, so wird die Kolbenstange aufgesetzt. Mit einem Tampon werden alle Teile des Kolbens und der Stange sowie das Innere der Spritze gut mit Vaselin

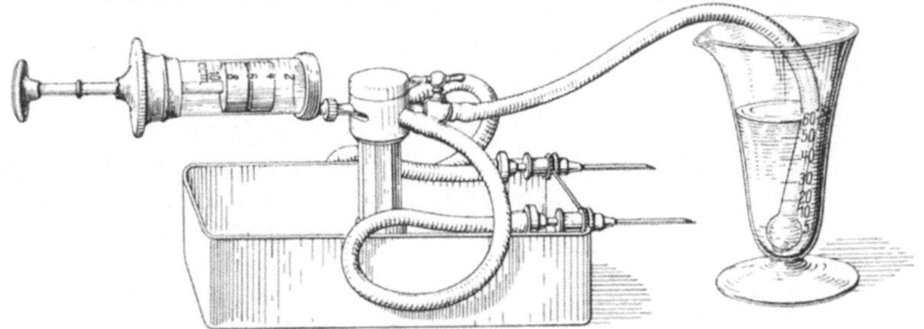

Abb. 55. Apparat von TZANCK mit Dreiwegehahn.

überzogen. Dann gießt man einige Kubikzentimeter Paraffinöl in die Spritze, um alle Luftblasen zu vermeiden und armiert sie mit Kolbenstange und Griff. Damit ist die Spritze gebrauchsfertig. Wenn beim Aufziehen des Blutes sich Luftbläschen an der Spritzenwand zeigen, wird am Griff etwas von links nach rechts gedreht, etwas Vaselin-Paraffin ausgepreßt und die Blasen herausgedrückt.

Die Apparatur von TZANCK (Abb. 55) besteht aus einer Metallkapsel, die im Innern eine drehbare Metallplatte hat, die im Sinne eines Dreiwegehahnes die drei Zuflußwege: entweder 1. vom Spender oder 2. zum Empfänger oder 3. von einer Ampulle her, die mit Kochsalzlösung gefüllt ist, in Verbindung bringt, ein dem Oehlecker-Apparat ähnliches Prinzip, mit einem Dreiwegehahn. Spender und Empfänger müssen nebeneinanderliegen; bei beiden werden die Venen möglichst nur punktiert. Der Dreiwegehahn ist so konstruiert, daß in der Stellung, in der mit der Spritze Blut vom Spender aufgesaugt wird, gleichzeitig die Kochsalzlösung angesaugt wird; der Apparat hat eine Mittel- oder Ruhestellung, bei der keine Rille mit irgendeiner der drei Öffnungen in Verbindung treten kann; man kann also zu jeder Zeit die Transfusion unterbrechen. Die Spritze kann mit ihrem Ansatz so fest auf die Metallkapsel aufgesetzt werden, daß sie hält und während der ganzen Transfusion nur von einer Hand bedient zu werden braucht; die andere Hand ist frei und kann jeweils die Spender- oder Empfängerkanüle überwachen. Verwendet man das ältere Modell mit den längeren Gummischläuchen, so empfiehlt es sich, vor Gebrauch alle Teile mit Paraffinöl zu benetzen; bei dem neuen Modell mit kurzen Schläuchen ist es nicht nötig (TZANCK konstruierte außerdem einen Apparat mit einem Zweiwegehahn).

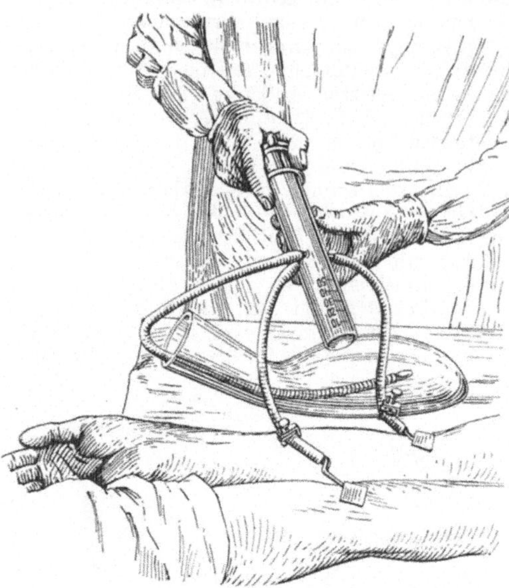

Abb. 56. Apparat von GOEPEL-BRAUN.

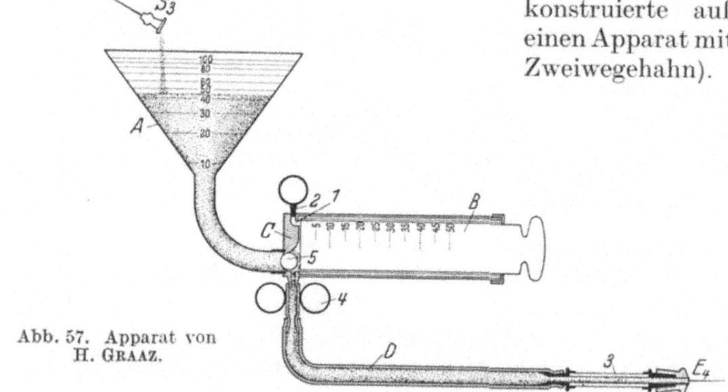

Abb. 57. Apparat von H. GRAAZ.

Einen sehr einfachen Transfusionsapparat „Assa" (Autor: R. GOEPEL) stellt BRAUN-MELSUNGEN her (s. Abb. 56).

Der Apparat besteht aus einer einzigen etwa 50 ccm fassenden Spritze mit drei Schlauchansätzen zum Empfänger, Spender und zu einer Schale mit Kochsalzlösung (am besten eine sterile Urinflasche). Der Glaskolben ist mit einer Rinne versehen, die durch Drehung des Kolbens zu den verschiedenen Schlauchansätzen führt; so kann ohne Wechsel der Spritze und ohne Gefahr des Eintretens von Luft nur durch Drehung des Kolbens Blut angezogen und abgegeben und auch jederzeit das System mit physiologischer Kochsalzlösung gefüllt werden.

Sehr handlich ist der Apparat von GRAAZ (s. Abb. 57). Er besteht aus Auffangtrichter (*A*) aus Glas mit etwa 100 ccm Inhalt, Transfusionsspritze (*B*) von etwa 50 ccm mit eingeschliffenem Glaskolben und Entlüftungsöffnung (*1*) mit Verschluß (*2*). Verbindungsteil (*C*) mit selbsttätigem Kugelventil (*5*) aus Metall oder Glas, Schlauchverbindungsstück (*D*) mit Kontrollglasröhrchen (*3*) und Fingerringgriff (*4*), Stativ mit fixierbarer Platte und verstellbarem Handgriff. Der Arm des Empfängers wird flach auf eine Tischplatte gelagert, der Arm des Spenders so, daß seine Hand im Handgriff des Statives eine Stütze findet. Die Spritze (*B*) wird nach leichter Einfettung mit Vaselin mit ca. 30 ccm physiologischer Kochsalzlösung gefüllt; der Trichter (*A*) im Kugelventilteil (*C*) eingesetzt. Die Empfängerkanüle (E_1 — E_4) auf das Kontrollglasröhrchen (*3*) am Schlauchverbindungsstück (*D*) angefügt. Die Empfängerkanüle wird in die Vene eingeführt und fixiert; das Empfängerblut muß bei gelinder Stauung rückwärts heraustreten (Luftbeseitigung). Die Spritze (*B*) mit Schlauch (*D*) verbunden, Aufsetzen des Schlauchs auf den Konus des Fingerringgriffes (*4*). Aufhebung der Venenstauung und Injektion der Kochsalzlösung in Empfängervene bis im Kontrollglasröhrchen (*3*) kein Blut mehr vorhanden. Dann Venenstauung beim Spender, Einführung der Spendernadel, den Spenderarm über den Trichter halten, so daß das Blut in den Trichter läuft. Etwa 20—30 ccm Spenderblut aus dem Trichter durch das Kugelventil in die Spritze (*B*) aspirieren; den Spritzenkolben in den Zylinder drücken, dessen Inhalt nunmehr durch (*D*) und das Kontrollglasröhrchen zum Empfänger gepreßt wird. Während der Injektion fließt das Aderlaßblut dauernd in den Trichter.

BLAIN berichtet über 3000 Bluttransfusionen mittels des Apparates von BRINES. Alle Teile des Apparates (s. Abb. 58) werden steril in einer Tuchhülle aufbewahrt. Empfänger und Spender werden parallel nebeneinander gelagert, ihre Arme ruhen auf einem kleinen Brett, das zwischen den beiden Tragen angebracht ist; an diesem Zwischenbrett befestigt der Operateur ein Stativ, auf dem der kleine Transfusionsapparat ruht. Operateur und Assistent stehen zwischen dem Spender und dem Kranken sich gegenüber. Der Apparat besteht aus einem kugeligen Mittelteil, auf das zwei Spritzen angesetzt werden, und zwei seitlichen Mündungen für Leitungsschläuche. Die Spritzen (20 ccm) werden mit Kochsalzlösung durchspritzt; die eine wird gefüllt, an die Mündung des Gestelles angesetzt und die eine Nadel beim Empfänger eingestochen und durch geeignete Drehung eines Zweiwegehahnes das Kochsalz jener Spritze in die Empfängervene gedrückt: Gleichzeitig wird die zweite Nadel beim Spender eingeführt (BLAIN und BRINES führen die Nadeln proximalwärts gerichtet ein, die größere für den Empfänger, die kleinere für den Spender — die Gummischläuche sind 22 cm lang). Der Inhalt der ersten

Spritze, mit Spenderblut gefüllt, wird durch einfache Drehung des Hahnes zum Empfänger übergeleitet und gleichzeitig füllt der Assistent seine Spritze neu mit Spenderblut. Der Verlauf ist meist so glatt, daß beide Spritzen nicht mit Ersatzspritzen ausgewechselt werden, und die Autoren geben an, daß sie für 500 ccm Blut nur 5 Minuten brauchen. Es ist also ein einfacher, handlicher Apparat, das Blut wird nicht verändert, die Menge genau bestimmt. Und wenn 3000 Transfusionen mit ihm glatt verlaufen sind, so verdient diese Technik die größte Beachtung.

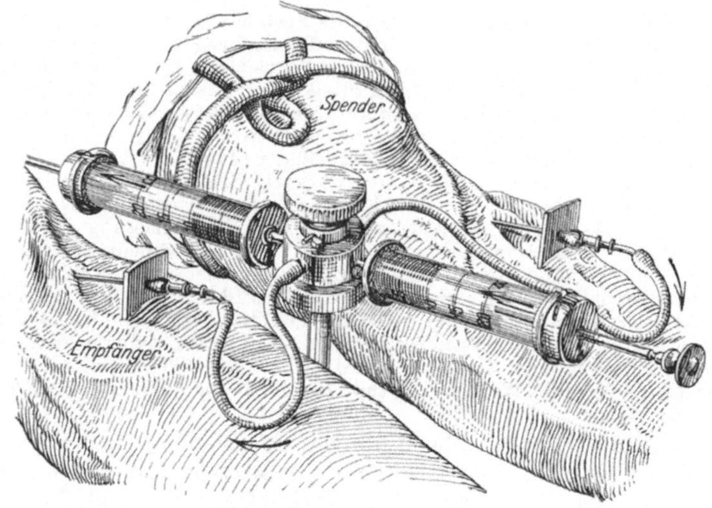

Abb. 58. Apparat von A. Brines.

Ebenfalls einfach und in Amerika gebraucht wird der Apparat von Strauss: er besteht aus drei 100 ccm fassenden Luer-Spritzen, aus einem kurzen Gummischlauch und zwei Kanülen, eine für den Geber, die andere für den Empfänger. Die Kanüle enthält einen Obturator. In der Mitte der Kanüle befindet sich ein Bügel mit einem Loch für eine zweite Nadel. Nun wird der Arm des Empfängers gestaut, eine feine Nadel wird quer zur Längsachse der gestauten Vene so durch die Haut gestochen, daß gleichzeitig die obere Wand der Vene fixiert wird. Darauf wird die Kanüle durch die Haut in die Vene eingeführt und wird durch die zweite Nadel, die einerseits durch die Haut, andererseits durch das Loch des Bügels und auf der gegenüberliegenden Seite wieder durch die Haut gestochen wird, gehalten. Dieselbe Technik wird bei dem Spender angewandt, der Obturator aus der Kanüle entfernt und die Spritze mit dem kleinen Gummischlauch an die Kanüle des Spenders angesetzt. Die Spritze war vorher mit zitrierter Kochsalzlösung ausgespritzt worden. Es werden nun 100 ccm aufgezogen, die dann dem Empfänger durch die Kanüle einverleibt werden, während der Assistent mit der zweiten Spritze wiederum 100 ccm aufsaugt usf. Nach jedem Male wird die Spritze mit zitrierter Kochsalzlösung durchgespritzt.

So können 600—800 ccm Blut innerhalb von 10 Minuten vom Geber zum Empfänger übertragen werden (Ref. von HAUMANN).

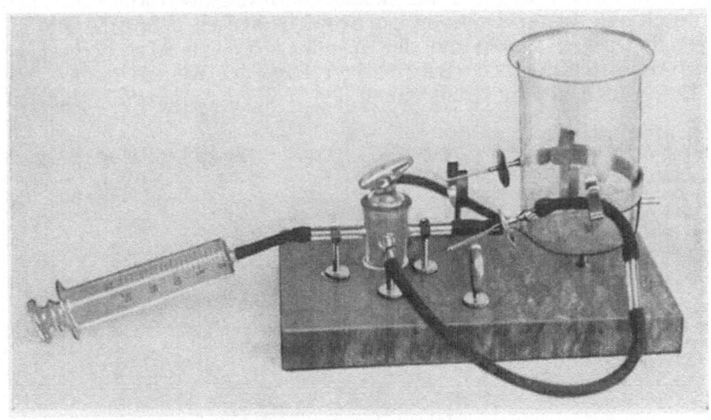

Abb. 59. Apparat von DRESEL.

Einen einfachen transportablen Apparat, der von einigen inneren Kliniken bevorzugt wird, konstruierte DRESEL (Abb. 59). Das Wesentliche ist die Verwendung eines Hahnes mit vier rechtwinklig angeordneten Hahnwegen und dazu passenden Stopfen (Abb. 60). Benutzt wird eine 20 ccm-Spritze, ein Becherglas von etwa 300 ccm Inhalt, der Hahn wird auf eine schwere Platte montiert, der eine Hahnweg durch einen kurzen Schlauch mit der Spritze verbunden. Von dem gegenüberliegenden Hahnweg geht ein Schlauch in das mit warmer Kochsalzlösung gefüllte Becherglas. Die beiden anderen Hahnwege führen in zwei Schläuche, zum Spender und zum Empfänger. Zur Transfusion wird die gefüllte Spritze an das Gummiverbindungsstück angesetzt und durch Eindrücken des Stempels die Luft aus Hahn und Schlauch in das Becherglas getrieben. Jetzt wird der Stopfen in Stellung *II* gedreht und so lange Kochsalzlösung durch den linken Hahnweg herausgedrückt, bis Schlauch und Kanüle frei von Luft sind; das gleiche geschieht in Stellung *III*. Jetzt wird der Stopfen in Stellung *IV* gebracht, in der keinerlei Kommunikationen bestehen. Einführung

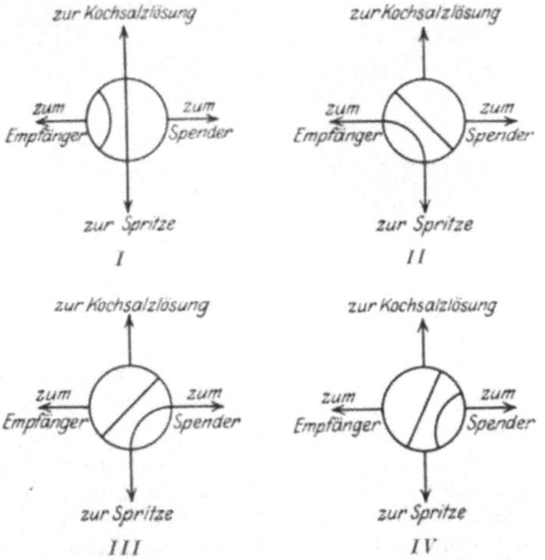

Abb. 60. Hahnstellung *I—IV* beim Apparat DRESEL.

der Kanüle beim Spender und Empfänger. Bei der Einführung der Nadel ist es zweckmäßig, so vorzugehen, daß bei Hahnstellung *IV* und unter Stauung am Oberarm die Nadel zunächst durch die Haut gestochen und nun durch eine kleine Drehung des Stopfens zwischen Spritze und Kanüle hergestellt wird. Befindet sich der Spender auf der rechten Seite, geschieht dies in Hahnstellung *III*. Bei richtiger Lage der Kanüle strömt das Blut in den Schlauch hinein, drückt auch den Kolben rückwärts. Man entfernt

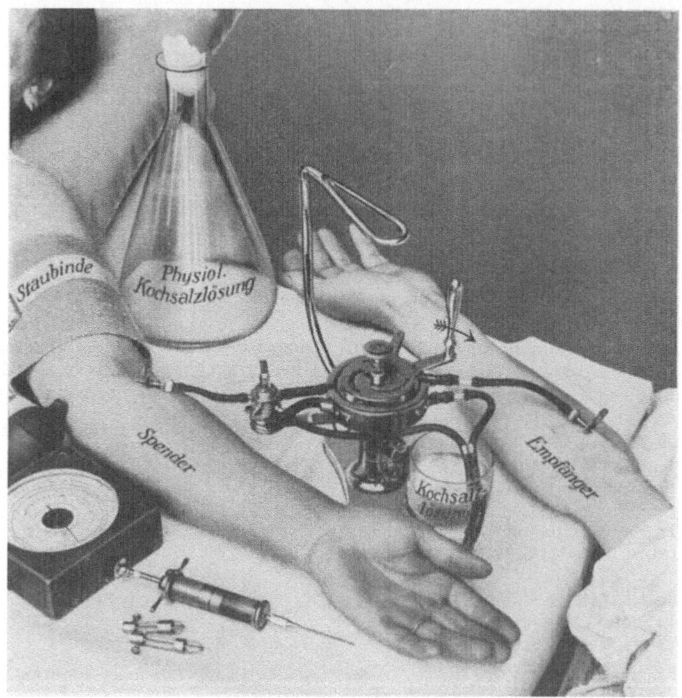

Abb. 61. Bluttransfusion nach BECK.

sofort die Stauung und drückt aus der Spritze so lange Kochsalz durch den Schlauch zur Spendervene, bis man an dem Glaszwischenstück höchstens noch einen rötlichen Schimmer erkennt (zur Verhinderung von Gerinnsel in der Kanüle). Man schließt das Spendersystem durch eine Vierteldrehung des Stopfens, füllt die Spritze in Hahnstellung *I* neu mit Kochsalz, führt in die Empfängerkanüle in die Vene und spült mit Kochsalz nach. Die Transfusion beginnt: Man dreht den Stopfen in Stellung *III* und läßt das Spenderblut (der Oberarm ist gestaut) in die Spritze hineinströmen, bis zu 20 ccm. Nach Aufhebung der Stauung dreht man den Stopfen in Stellung *II* und drückt das Blut zum Empfänger hinüber. In Stellung *I* zieht man mit der Spritze 20 ccm Kochsalz aus dem Becherglas, spült in Stellung *III* 10 ccm zum Spender, dann in Stellung *II* 10 ccm zum Empfänger. Und nun wiederholt sich der gleiche Vorgang, bis man die gewünschte Menge Blut transfundiert hat.

Ohne Spritze wird die direkte Übertragung von BECK ausgeführt: Der BECKsche Apparat (Abb. 61—63) wird von einer Reihe erfahrener Operateure BECK, A. W. MEYER, DZIALOSZYNSKI, LINDSTRÖM u. a. bevorzugt. Wir folgen einer Schilderung von STAHNKE: „Mit dem Bluttransfusionsapparat nach BECK erfolgt die Blutübertragung vom Spender zum Empfänger durch ein Gummischlauchsystem.

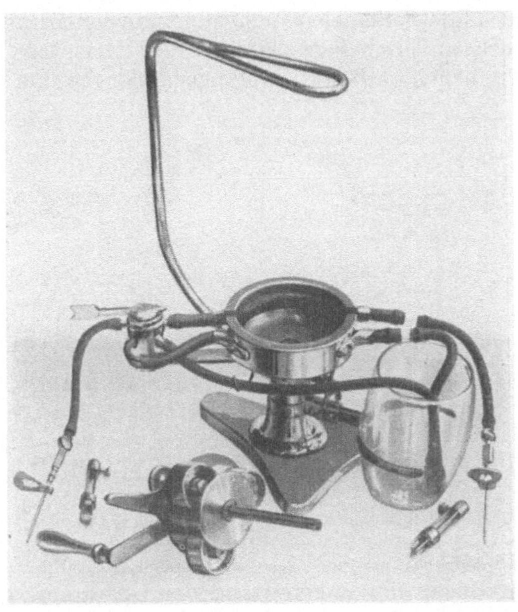

Abb. 62. Transfusionsapparat nach BECK mit herausgenommenem Rolleneinsatz. Durch die 3 kleinen Rollen werden die in die Trommel eingelegten Schläuche nach einer Richtung ausgepreßt. Die Elastizität der jeweils hinter der Rolle sich entfaltenden Schlauchwand übt die Saugwirkung aus.

Die Gummischläuche werden durch eine Trommel geführt, in der, an einer Scheibe befestigt, drei Rollen rotieren. Durch diese Rollen wird das in der Trommel befindliche Schlauchstück in der Richtung vom Spender zum Empfänger entleert. Bei jeder Umdrehung der Scheibe werden aus dem Schlauchsystem dem Empfänger etwa $2^1/_2$ ccm Flüssigkeit zugeführt. Diese Zahl scheint bei den einzelnen Apparaten etwas zu schwanken und auch im geringen Grade durch die Rollenspannung beeinflußt zu werden. Es empfiehlt sich, sie für jeden Apparat auszumessen. Zur Verhinderung der Blutgerinnung wird durch einen zweiten, die Trommel gleichfalls durchlaufenden Schlauch, das Schlauchsystem sowohl zum Spender wie zum Empfänger mit physiologischer Kochsalzlösung durchspült. Mittels Dreiwegehahn kann entweder der Weg vom Spender zum Empfänger oder der Weg vom Behälter — mit physiologischer Kochsalzlösung — zum Spender und Empfänger freigegeben werden. Das Schlauchsystem mit Dreiwegehahn wird zur Transfusion ausgekocht, die Trommel bleibt unsteril. — Lagerung des Patienten wie zur Oehlecker-Transfusion. Der Apparat ohne Schlauchsystem steht auf einem mit sterilem Tuch überdecktem Tischchen zwischen den Patienten, Operateur so an dem Tischchen, daß der Empfänger links von ihm liegt. Ein-

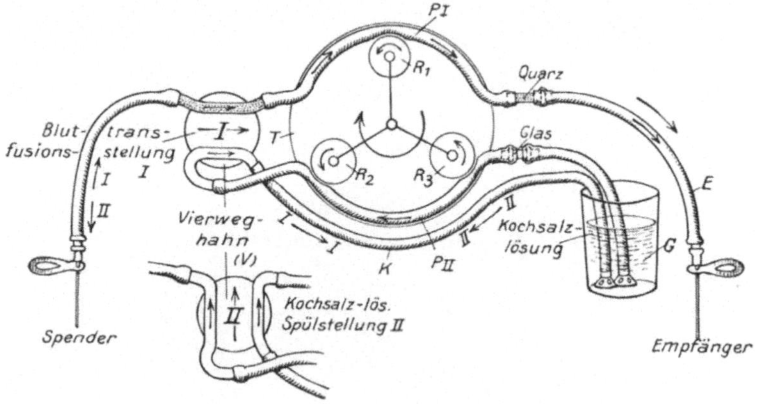

Abb. 63. Transfusionsapparat nach BECK. Schematische Zeichnung.

setzen des Gefäßes für physiologische Kochsalzlösung in den dafür vorhandenen Bügel, der linken Hand des Operateurs gegenüber. Danach wird mit sterilen Handschuhen das sterile Schlauchsystem eingesetzt, die Rollen bis zur Marke 8 gespannt. Dabei muß darauf geachtet werden, daß die Schlauchansatzstücke für Empfänger, Spender und Kochsalzlösungsbehälter steril bleiben und gleich in sterile Gläser gelegt werden. Nach entsprechender Stellung des Dreiwegehahnes Auffüllen des ganzen Schlauchsystems mit physiologischer Kochsalzlösung, durch mehrere Umdrehungen der Drehscheibe, Abdecken des Apparates mit sterilem Tuch. Punktion der Vene des Empfängers. Bei guten Venen ist es praktisch, die Punktion mit den doppelläufigen Kanülen nach BECK auszuführen, weil diese sich nach Entfernung des Troikartstückes leicht weit in die Vene vorschieben lassen und dadurch recht sicher in der Vene liegen. Sonst Punktion mit Strauß-Kanüle.

Befestigung der Kanülen mit zwei Heftpflasterstreifen. Ist die Punktion gelungen, dann wird das Ansatzstück des Empfängerschlauches auf die Kanüle fest aufgesetzt und zur Prüfung der richtigen Lage der Kanüle und Verhinderung einer Blutgerinnung, mit einigen Umdrehungen der Drehscheibe physiologische Kochsalzlösung dem Empfänger zugeführt. Mit neuen sterilen Handschuhen Venenpunktion des Spenders mit BECKscher Kanüle und Aufsetzen des Schlauchansatzstückes. Befestigung der Kanüle mit zwei Heftpflasterstreifen. Zufuhr von physiologischer Kochsalzlösung bei Spender und Empfänger mit einigen Umdrehungen der Drehscheibe. Nach Umstellen des Dreiwegehahnes Beginn der eigentlichen Blutübertragung: Es werden zunächst bei Hahnstellung Spender-Empfänger drei Umdrehungen gemacht und damit dem Empfänger ca. $7^1/_2$ ccm Blut zugeführt. Dann erhalten Spender und Empfänger so lange Kochsalzlösung, bis das Glasstück des Empfängerschlauches ganz klar gespült ist. 5 Minuten Abwarten, ob Hämolyseerscheinungen auftreten, danach fortlaufend Blutübertragung nach Umstellung des Dreiwegehahnes. Zur Verhinderung der Blutgerinnung ist es nötig, jedesmal nach 10—15 Umdrehungen der Drehscheibe die Blutübertragung zu unterbrechen und das Schlauchsystem mit physiologischer Kochsalzlösung so lange sauber zu spülen, bis das Glasstück des Empfängerschlauches absolut klar ist. Auf diese Weise kann jede beliebige Menge Blut übertragen werden. Es ist wichtig, daß die Gummischläuche an allen Ansätzen mit Seidenfäden gesichert werden, sonst können sie bei der Transfusion abspringen."

Das jüngste Verfahren dieser Art stammt von BOLLER (Abb. 64 und 65).

Das Blut wird mit Spritze vom Spender abgesaugt und in die Vene des Empfängers infundiert. Ein Vorzug ist, daß mit Hilfe eines Zwischenstückes die Kanüle mit Kochsalzlösung dauernd durchspült werden kann. Dieses Zwischenstück ist für Empfänger- und Spendernadel gleich. Es ist ein rechteckiger Körper von etwa $2^1/_4$ cm Länge, 1 cm Breite und etwa $^3/_4$ cm Höhe. In der Mitte ist ein Hebel *n*, der, mit einem kleinen Zeiger *p* versehen, nach drei Punkten (Marke *B*, *K* und *O*) verstellbar ist. Seitlich sind zwei Fortsätze angebracht; der eine dient als Haltevorrichtung (*q*) mit einem verstellbaren Griffbrett (*r*), der andere, (*i*), ist innen hohl und ist das Zuleitungsrohr für die physiologische Kochsalzlösung. Ein Außenkonus (*d*) vermittelt den Kontakt mit der in der Vene liegenden Kanüle, ein Innenkonus (*e*) ist für das Ansetzen einer Spritze auf der Gegenseite bestimmt. Die Kochsalzzuleitung führt zu einem Wechsel, der durch den Hebel *n* betätigt wird. Dieser Wechsel gibt die Möglichkeit, 1. einen Weg zwischen Spritze und Nadel während des Blutabsaugens bzw. Bluteinspritzens herzustellen (der an dem Hebel angebrachte Zeiger zeigt auf Marke *B*); 2. nach Absetzen der Spritze eine Kochsalzspülung des Wechsels und der Kanüle beim Abschließen des Blutweges durchzuführen (Zeiger

Marke K); 3. Kochsalzspülung und Blutweg abzuschließen (Zeiger Marke O). Außerdem spült die physiologische Kochsalzlösung ständig den Wechsel und durch einen Seitenweg den Innenkonus e, so daß auch dort sich kein Gerinnsel bilden kann. Zwei Drosselschrauben l ermöglichen es, den Kochsalzzufluß zum Wechsel und zur Kanüle einerseits und zum Innenkonus andererseits zu regulieren.

Die Durchführung der Bluttransfusion gestaltet sich folgendermaßen: Das Zwischenstück für den Empfänger wird mit einem Behälter von physiologischer Kochsalzlösung, der etwa 1 m über dem Bette des Patienten angebracht ist, durch einen Schlauch verbunden. Die Drosselschraube wird so eingestellt, daß die physiologische Kochsalzlösung kontinuierlich langsam abtropft. Das Zwischenstück für den Spender wird mit einer Überdruckspritze von 100—150 ccm, die physiologische Kochsalzlösung enthält und sich durch Federzug entleert, in Verbindung gebracht. Spender und Empfänger werden auf zwei Betten nebeneinander gelagert. Zwischen den beiden Betten bleibt für zwei Sessel Raum, die für die die Transfusion durchführenden Ärzte bestimmt sind. Zuerst wird eine Trokarnadel in die Empfängervene eingestochen. Sobald die Kanüle in der Vene liegt, wird der Trokar herausgezogen und stumpf in der Vene vorgegangen. Hierauf wird das Zwischenstück angesetzt und der Kochsalzweg (Marke K) freigegeben. Das Zwischenstück wird an der Griffplatte mit Daumen und Mittelfinger gehalten. Wenn die Kanüle in der Empfängervene liegt, wird gleichartig beim Spender durch den zweiten Arzt vorgegangen und sofort die erste Spritze Blut abgesaugt. Bevor die mit Blut gefüllte Spritze abgesetzt wird, wird mit dem Zeigefinger der Hebel von der Marke B über die Marke K auf die Marke O gestellt und die Spritze zum Infundieren zum Empfänger gereicht. Durch die Verschiebung des Hebels vor dem Absetzen der gefüllten Spritze wird zuerst der Blutweg abgesperrt und zugleich zwangsläufig eine Kochsalzspülung von Wechsel und Kanüle vorgenommen und endlich Blutweg und Kochsalzweg nach vorn abgeschlossen. Durch den obenerwähnten Seitenweg spült die physiologische Kochsalzlösung den Innenkonus und Wechsel. Beim Empfänger wird, sobald die mit Blut gefüllte Spritze angesetzt ist, durch eine Betätigung des Hebels der Kochsalzhauptweg unterbrochen, der Hebel auf die Marke B

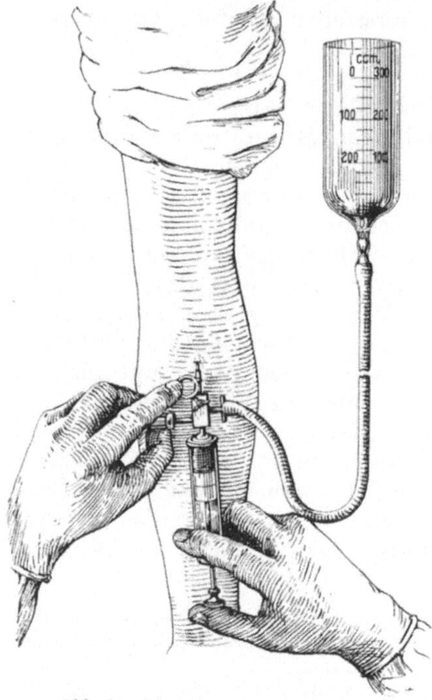

Abb. 64. Blutinfusion nach BOLLER.

gestellt und das Blut eingespritzt (Abb. 64). Der Seitenweg, der den Innenkonus spült, wird durch den Spritzenkonus beim Ansetzen der Spritze verschlossen. Ist die Spritze entleert, so wird der Kochsalzweg durch Verschiebung des Hebels wieder hergestellt und die Spritze einer dritten Hilfsperson gereicht, die sie durch Durchspülung mit Kochsalzlösung reinigt. Dieselbe dritte Hilfsperson hat vorher zum Spender eine leere Spritze gereicht, die in der oben beschriebenen Weise gefüllt wird und wieder zum

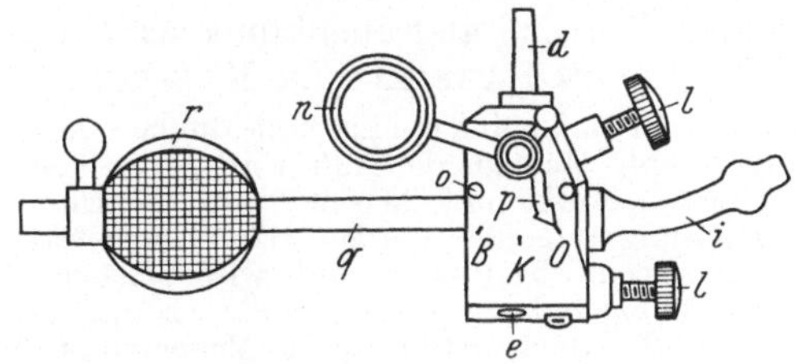

Abb. 65. Apparat von BOLLER. (Das Zwischenstück.)

Empfänger wandert. Drei oder vier 20 ccm-Spritzen genügen, um den Kreislauf vom Spender zum Empfänger aufrechtzuerhalten.

Größere Erfahrungen mit diesem Apparat liegen noch nicht vor.

2. Technik der indirekten Transfusion.

Auch für die indirekte Transfusion sind zahlreiche Verfahren beschrieben worden. Fast stets liegt das Prinzip zugrunde, daß das Blut ungerinnbar gemacht und alsdann infundiert wird. Wenn wir von der Defibrinierung, einem heute verlassenen Verfahren, absehen, so kann man nach der Methode der Gerinnungsverhütung unterscheiden:

a) Anwendung chemischer Zusätze,

b) Verwendung präparierter Auffanggefäße.

Von *chemischen Zusätzen* hat praktisch allein *Natrium citricum* Bedeutung behalten. Damit soll über den Wert oder Unwert einzelner anderer Zusätze — LAQUA und LIEBIG geben eine Zusammenstellung der früher empfohlenen Zusätze (z. B. Hirudin) — nicht geurteilt werden, es genüge die Feststellung, daß Natrium citricum praktisch ausreicht. In den für die Transfusion erforderlichen Mengen ist es nicht toxisch, und Nachteile, die ihm zur Last gelegt werden, sind in Wirklichkeit zumeist auf andere Momente zurückzuführen (Verwendung nichtsteriler Lösungen, unzulängliche Gerinnungsverhütung bei zu niedrigen Citratmengen u. a. m.[1]).

Ein älteres, immerhin einfaches Verfahren war folgendes: In ein steriles 500 ccm-Meßglas bringt man 50,0 ccm einer 3proz.

[1] Versuchen, die Gerinnbarkeit des Blutes schon im Spender herabzusetzen (Injektion von Heparin [MASON], Hirosol [BOSHAMMER]), kommt eine praktische Bedeutung nicht zu.

Lösung von Natriumcitrat. Die Lösung soll frisch bereitet und sterilisiert sein. Die Menge reicht aus, um bei vollständiger Füllung des Gefäßes mit Blut die Gerinnung zu verhindern. Während das Blut in das Gefäß fließt, wird dauernd mit einem Glasstab umgerührt. Dieses Citratblut läßt man durch einen Irrigator in die Vene des Empfängers einlaufen.

In der Berliner Universitätsfrauenklinik wird folgendermaßen vorgegangen (MICKULICZ-RADECKI und KEESER):

An einem 1000 ccm-Meßzylinder sind mit dünnen Leukoplaststreifen zwei Marken angebracht. Wie aus der Aufschrift hervorgeht, soll der Meßzylinder bis zur ersten Marke mit 25 ccm 5proz. Natrium citricum und 250 ccm Normosallösung aufgefüllt werden. Da in dem Natrium citricum-Fläschchen bereits 25 ccm abgemessen sind, wird zunächst diese Flüssigkeitsmenge in den Meßzylinder gegossen, sodann Normosallösung bis zur ersten Marke nachgefüllt; damit ist genau die Menge von 250 ccm erreicht.

Nach nunmehriger Punktion der Vena cubitalis beim Spender wird durch die Punktionskanüle das Blut in den Meßzylinder übergeleitet, bis die Flüssigkeitsmenge die zweite Marke erreicht. Damit sind genau 250 ccm Spenderblut gesammelt und eine 0,25proz. Natrium citricum-Blutlösung hergestellt. Sollte versehentlich etwas mehr Blut übergeleitet worden sein, so schadet das nichts. Die Natrium citricum-Konzentration ist so hoch bemessen, daß bei geringem Überschreiten des Mischungsverhältnisses eine Gerinnung nicht eintritt. Der Überschuß an Blut kann an der Graduierung des Meßzylinders leicht abgelesen werden. Das Citratblutgemisch wird nicht umgerührt, sondern nur im Meßzylinder leicht geschüttelt. — Bei diesem Vorgehen werden bei 1 l Blut 5 g Natriumcitrat überführt, eine Menge, die sicher ungefährlich ist.

Man hat dem Citratblut vorgeworfen, daß es sowohl das zu überführende Blut schädigt als auch dem Empfänger sonst Nachteile bringen könne, ja sogar Todesfälle verursacht hätte. v. MICKULICZ und KEESER prüften alle aus dem Schrifttum bekannten Todesfälle, denen Infusionen mit Citratblut vorangegangen waren und kommen zu dem Ergebnis, daß der Citratzusatz keinesfalls mit Sicherheit für einen Todesfall angeschuldigt werden kann. Und wenn man hinzufügt, daß in der Mayo-Klinik Tausende von Citratbluttransfusionen ausgeführt sind, so dürfte jeder Zweifel behoben sein; und, es ist nicht zu leugnen, werden auch Störungen nach Transfusion unveränderten Blutes beobachtet, allerdings seltener. v. MICKULICZ und KEESER bestimmten nun in genauen Versuchen die Dosis toxica und die Dosis letalis für intravenös injiziertes Natriumcitrat bei Kaninchen und Hunden. Es ergibt sich bei langsamer Injektion am Kaninchen die

Dosis toxica bei 0,13 pro kg
Dosis letalis „ 0,18 „ „

bei Hunden

Dosis toxica bei 0,2 pro kg
Dosis letalis „ 0,28 „ „

Die Autoren legen Wert auf den Befund des Absinkens des Calciumgehaltes des Blutes und finden, daß Trinatrium-Citrat länger die Gerinnung hindert, während das Mononatrium-Citrat leichter zu Gerinnseln führt und dem Blute ein schokoladenfarbenes Aussehen verleiht. Entsprechend den Tierversuchen würde die toxische Dosis für eine 50 kg schwere Person 6,5—10 g Natrium citricum betragen. Bei der oben angegebenen Technik werden auf 500 g Blut 2—3 g Natrium citricum, bei 1000 g 4—6 g übertragen, eine Dosis, die sicher ungefährlich ist.

Hin und her schwanken die Ansichten, ob man Citratzusatz empfehlen oder ablehnen soll. HEIM aus der Klinik SELLHEIM spricht sich für das Citratblut aus, DECASTELLO ebenfalls, letzterer legt Wert auf eine ganz bestimmte Konzentration:

„Um eine möglichst rasche, gleichmäßige Vermischung und exakte Einstellung auf die gewünschte Citratkonzentration von 0,3% zu erreichen, rate ich, das Blut in Erlenmeierkolben von ca. 300 ccm Inhalt aufzufangen, welche vor der Sterilisierung mittels eines dicken ringförmigen Blaustiftstriches eine Eichung auf 200 ccm erhalten. Jeder Kolben wird mit 20 ccm einer frisch bereiteten, sterilen, 3proz. Natriumcitratlösung beschickt. Während des Einfließens des Blutes aus der Punktionskanüle wird der Kolben dauernd geschwenkt. Sobald die Marke 200 erreicht ist, kommt der nächste Kolben an die Reihe, bis die gewünschte Blutmenge, meist 400—800 ccm, erlangt ist. Zum Überleiten des Citratblutes kann man einfach eine größere Spritze verwenden, deren Konus an den zur Nadel führenden Schlauch angesetzt werden kann und immer wieder abgenommen und gefüllt werden muß, oder eine Spritze, welche durch Doppelhähne, Ventile, Rinnen im Kolben oder andere Vorrichtungen (z. B. die ‚Rotanda‘) abwechselnd als Saug- und Druckpumpe dient.“ DECASTELLO verwendet nach einer amerikanischen Angabe einen nach Art einer Spritzflasche ausgestatteten, großen, graduierten Glaskolben, in dem durch ein Gebläse Druck erzeugt wird, welcher das Blut in die Vene treibt.

HOCHE wiederum lehnt das Citratblut ab und gibt als Bedenken an: Verminderung des Komplementgehaltes, Zerstörung der Opsonine (UNGER), Herabsetzung der Resistenz der roten Blutkörperchen und hämolytische Schädigung (SCHNEIDER).

Wenn manche Autoren glauben, daß Nebenwirkungen häufiger nach Citratmethoden als nach unverändertem Blut beobachtet werden, so muß doch darauf hingewiesen werden, daß nach der Beobachtung von GÄRDSTAM Frösteln bei Perniciosapatienten häufiger auftritt als bei anderen Kranken. Es wäre also noch zu untersuchen, ob die Ursache der Nebenwirkungen bisweilen weniger im Citratblut als in dem Grundleiden des Patienten zu suchen ist. Sicher ist, daß man nur einwandfreie Citratlösungen nehmen darf; entweder frisch zubereitet oder aus zugeschmolzenen Ampullen. Blut, das als Citratblut benutzt werden soll, muß möglichst schnell aus dem Spender in den Behälter, um Verklumpungen zu meiden, einfließen. Manche Autoren raten, Citratblut vor dem Gebrauch noch einmal durch Gaze zu filtrieren (LEWISOHN). Die Transfusion mit Citratblut gestaltet sich im allgemeinen etwas einfacher als mit unverändertem Blut; wenn trotzdem heute die Mehrzahl der Kliniken unverändertes Blut bevorzugt, so beruht dies wohl auf Angaben in der Literatur, daß üble Zufälle am Empfänger häufiger nach Citratblut beobachtet sind (s. o.); dabei mag dahingestellt sein, ob dies auf den Citratzusatz zurückzuführen ist oder z. B. auf die Abkühlung im Auffanggefäß (SHERA). ASHBY glaubt nachgewiesen zu haben, daß sich trotz Zusatz von Natrium citricum die roten Blutkörperchen 30 Tage lebensfähig erhalten. (Anhangsweise mag hier erwähnt werden, daß BELENKIJ Citratblut 6—15 Tage aufbewahrte und dann erst auf Kranke übertrug, ein Verfahren, das bisweilen für Rettungsstationen bei plötzlichen Unfällen empfohlen wird, aber nicht unbedenklich ist.

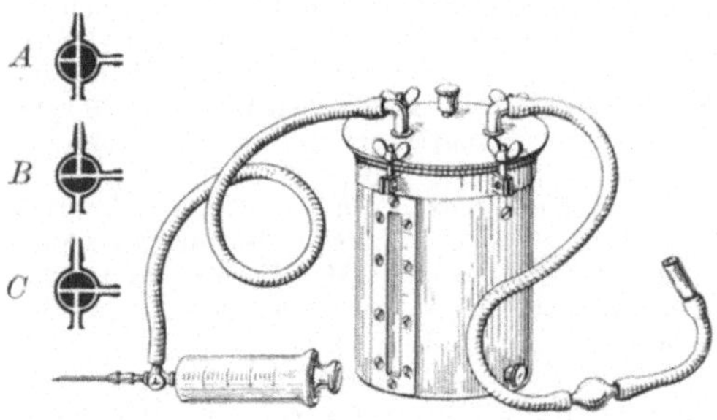

Abb. 66. Modell von SASAKI (Japan).

SASAKI (Tokio) benutzt einen eigenen Apparat (s. Abb. 66): Ein zylinderförmiges, doppelwandiges Gefäß (600 ccm) aus Metall mit einer durch vier Schrauben luftdicht schließbaren Decke. An der Seitenwand des Gefäßes befindet sich ein schmales Glasfenster, durch das der Inhalt des Gefäßes sichtbar ist. Die Decke hat zwei Öffnungen, von denen jede mit einem Gummischlauch verbunden ist. Der eine Schlauch soll durch Saugen mit dem Mund im Gefäße einen negativen Druck hervorrufen (Blutentnahme) oder durch das Gummigebläse einen positiven Druck schaffen (Infusion), der andere ist für die Blutpassage. Von dem Loch für die Blutpassage hängt ein Metallschlauch bis zum Boden des Gefäßes, der durch eine Schlaube befestigt ist. Das andere Ende des Gummischlauches für die Blutpassage ist mit einem Stopfenverschluß verbunden, der durch Drehen des Hahnes nach beliebigen Richtungen (*A*, *B*, *C*) durchgängig ist. Dieser Stopfenverschluß ist noch mit einer Kanüle und einer Spritze von 20 ccm versehen. Das Innere der Doppelwand wird mit warmem Wasser gefüllt.

Blutentnahme: Zunächst saugt man 5proz. Natriumcitratlösung in die Spritze und einen Teil davon gießt man in das Gefäß. (Man braucht von der Natriumcitratlösung so viel, daß das entnommene Blut 4% Natriumcitrat enthält.) In der Lage *A* macht man den Venenstich, dann dreht man den Hahn in die Lage *B* und saugt von dem anderen Gummischlauch die Luft im Gefäße ab, wodurch das Blut in das Gefäß einfließt. Ab und zu dreht man den Hahn in die Lage *A* und spritzt in die Kanüle etwa 1 oder 2 ccm Natriumcitratlösung von der Spritze, dann dreht man wieder in die Lage *B*, damit Verstopfung in der Kanüle vollkommen vermieden wird.

Die Transfusion wird durch den positiven Druck des Gummigebläses gefördert. Zunächst saugt man etwas Kochsalzlösung in die Spritze. Bei der Lage *B* erzeugt man im Gefäße einen positiven Druck durch das Gebläse, dann schwindet die Luft und man spritzt das Blut aus der Spritze der Kanüle. Der Hahn wird gleich in die Lage *A* gedreht. Durch das Durchspülen mit der Kochsalzlösung in der Spritze wird die Kanüle blutfrei. Dabei muß man einige Kubikzentimeter Kochsalzlösung noch in der Spritze zurücklassen; diese geringe klare Flüssigkeit wird bei dem Einstechen in die Vene ein ganz bequemes Merkmal verschaffen, um zu beurteilen, ob die Spitze der Kanüle richtig in der Vene liegt; dann dreht man den Hahn in die Lage *B*; das Blut fließt von dem Gefäße in die Vene des Empfängers dauernd durch den Druck des Gebläses.

Erwähnt sei noch ein Apparat von Russell: er besteht in einer weithalsigen $^1/_2$ l-Flasche; auf dem Verschlußstück ist ein kleiner Zylinder angebracht, durch den Citratlösung tropfenweise zufließen kann. Während die Luft in der Flasche abgesaugt wird, füllt diese sich mit Blut vom Spender. Das Hinüberpumpen zum Empfänger geschieht mittels eines besonderen Verbindungsstückes für die Schläuche und einer Glasspritze (ähnlich wie beim Oehlecker-Apparat). Bei mehreren tausend Transfusionen soll sich der Apparat bewährt haben.

Das Prinzip des Ansaugens des Spenderblutes ist auf die Spitze getrieben in fast gewaltsamer Weise durch ein Verfahren von Grifols y Roig (Spanien):

Er benutzt einen Glasballon, ähnlich einer Urinente, von 300 ccm Inhalt mit ausgezogenen Enden, die durch Gummistopfen verschlossen werden. Nach dem Sterilisieren wird das Glasgefäß mit 10 ccm einer 10 proz. Natriumcitratlösung beschickt und luftleer gemacht und mit den Stopfen versehen; eine Spezialkanüle mit beiderseits scharf gespitzten Enden ist an dem einen Glasende so auf einem Metallbügel befestigt, daß man, den ganzen Apparat in der Hand haltend, beim Spender die Vene ansticht, dann mit der zum Glasballon zeigenden Spitze der Kanüle den Gummistopfen durchsticht. Sofort stürzt das Blut in die luftleere Röhre und vermischt sich mit der Citratlösung. Ist der Glaskolben vollgelaufen, wird er mit der Kanüle vom Spender abgenommen, die benutzte Kanüle wird entfernt. Durch die Elastizität des Gummistopfens wird der Punktionskanal sofort verschlossen. Dieser Stopfen wird nun mit einer neuen Kanüle durchstochen, die mit einem Gummischlauch und Druckpumpe verbunden ist. Das andere Glasende mit Gummistopfen wird mit einer Spezialkanüle und Metallbügel armiert, so wie beim Spender vorher gebraucht, die Empfängervene punktiert, dann mittels des anderen scharfen Nadelendes der Gummistopfen durchstoßen und mit der Druckpumpe die Blutcitratflüssigkeit in die Empfängervene gepumpt.

Bei dieser Methode ist zu bedenken, ob die Blutkörperchen, die in den luftverdünnten Glaskolben stürzen, wobei sich immer Schaum bildet, nicht leiden, ob sie platzen oder Sauerstoff abgeben!

Flessa (Hebammenlehranstalt Erfurt) ist zwar auch ein Anhänger der indirekten Methode, lehnt aber Citratblut ab und hält es einem Blute ohne Zusatz keineswegs gleichwertig. Flessa tritt warm für einen schon 1923 von Merke angegebenen Apparat ein (Abb. 67):

„Das Wesentliche an der MERKEschen Apparatur ist der nach dem Thermosflaschenprinzip gebaute Transfusionsglaskolben. Es handelt sich dabei um eine doppelwandige evakuierte Glasflasche, die sich nach oben verjüngt. Das Fassungsvermögen beträgt 850 ccm. Innen wird der Glaszylinder zur Vermeidung der Blutgerinnung durch Berührung mit der Glaswand wie die Percy-Röhre paraffiniert. An der Außenwand des Glaszylinders ist eine doppelte Skala zum Ablesen der Blutmenge bei Entnahme und Spendung angebracht. Der große Vorteil des MERKEschen Apparates ist einleuchtend: Das dem Spender entnommene Blut bleibt in dem Glaskolben außerordentlich lange flüssig, da ja die Abkühlung des körperwarmen Blutes in der Thermosflasche sehr langsam vor sich geht. Man kann deshalb Spenderblut ohne weiteres von Klinik zu Klinik in dem verstöpselten Kolben transportieren.

Das Spenderblut läßt man in den angelegten Zylinder einfließen, wobei dieser beständig langsam gedreht wird, um die Bildung einer Blutstraße und damit eben die Gerinnung zu vermeiden. Das Blut soll ferner an den Wänden des Zylinders hinabfließen, es soll nicht auf den Boden des Gefäßes auffallen, dadurch läßt sich die Defibrination sicher ausschließen. Das entnommene Blut kann man nach Verschluß der Flasche mit einem sterilen Gummistopfen unbeschadet längere Zeit stehen lassen bzw. auch transportieren. Ich habe einmal versuchsweise einige 100 ccm Blut mehr abgenommen, als ich transfundierte; auch nach einer Stunde und nach noch längerer Zeit war das Blut im Zylinder absolut flüssig und körperwarm geblieben.“ Und nun gelangt das aufbewahrte Blut zum Empfänger: „Die dazu noch notwendige Apparatur ist denkbar einfach und besteht im wesentlichen aus zwei verschieden langen, rechtwinklig abgebogenen Glasröhren, die durch einen durchlöcherten sterilen Gummistopfen durchgeführt werden und aus einer besonders konstruierten Venenpunktionsspritze nach MERKE. Den mit Blut gefüllten Glaszylinder stellt man in einen aus Holz gefertigten gefensterten Standfuß und setzt jetzt den Gummistopfen mit den durchgesteckten Glasröhren auf den Thermoszylinder auf. Die lange Glasröhre, die sog. Steigröhre, ist innen und außen paraffiniert. Sie reicht fast bis zum Boden des Zylinders, in ihr steigt das unter Druck gesetzte Blut empor und fließt zum Arm des Empfängers ab. Die kurze Glasröhre ist die Druckröhre, sie braucht nicht paraffiniert zu werden, da sie ja nicht in das Blut eintaucht. Auf die Druckröhre wird außen ein gewöhnliches Druckgebläse mit Doppelballon aufgesetzt, während an die Steigröhre ein kurzer Gummischlauch angeschlossen wird. An Stelle einer gewöhnlichen Punktionsnadel benutzt MERKE eine besondere Nadel mit Seitenweg, die man auf eine 5 ccm-Rekordspritze aufsteckt. Die Spritze füllt man etwa bis zur Hälfte mit 10proz. steriler Citratlösung. MERKE läßt nun auf den Seitenwegkonus der Nadel den Gummischlauch der Steigröhre aufstecken, nachdem das

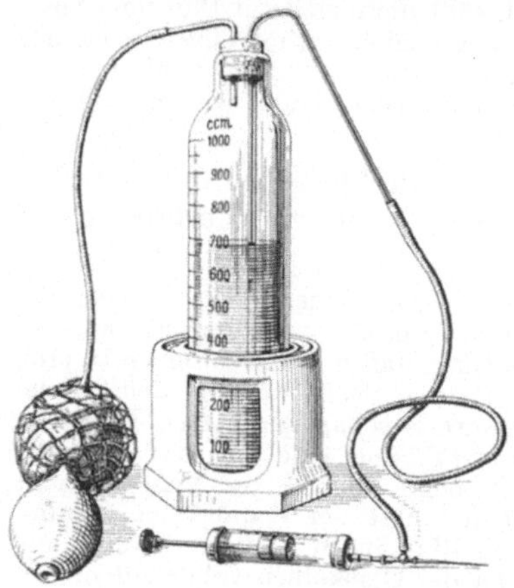

Abb. 67. Apparat von MERKE.

Spenderblut durch Betätigung des Druckgebläses hier ausfließt, punktiert eine Empfängervene, überzeugt sich durch Aspiration von etwas Blut aus der Vene von dem richtigen Sitz der Nadel, und die Transfusion geht vor sich."

Flessa selbst geht etwas anders vor, und zwar punktiert er *zuerst* die Empfängervene; fließt dann am Seitenweg der Nadel Empfängerblut ab, so wird jetzt erst der Zylinder unter Druck gesetzt. Erscheint das Spenderblut am Schlauchende, wird dieses sofort auf den Seitenweg der Nadel aufgesetzt, und die Transfusion ist im Gange. Auf diese Weise wird eine Blutgerinnung im Schlauch unmöglich. Henschen entscheidet sich auf Grund großer Erfahrung für das Prinzip der Thermosflasche und Citratzusatz; zwei Arbeiten seiner Klinik (Basel) von Heusser und Christ seien als eindrucksvoller Beweis angeführt.

Im Auslande (Wien-Eiselsberg, Schweiz, Amerika) wird das Verfahren von Percy bevorzugt; sein Prinzip besteht darin, daß in einen starren Glaszylinder, der zur Verhütung der Gerinnung paraffiniert wird, das Blut des Spenders aufgesaugt und dann durch ein Gebläse in die Vene des Empfängers hinübergepumpt wird. Der Ausbau der Methode ist mit den Namen von Kimpton, Brown, Schlaepfer u. a. verknüpft (Abb. 68).

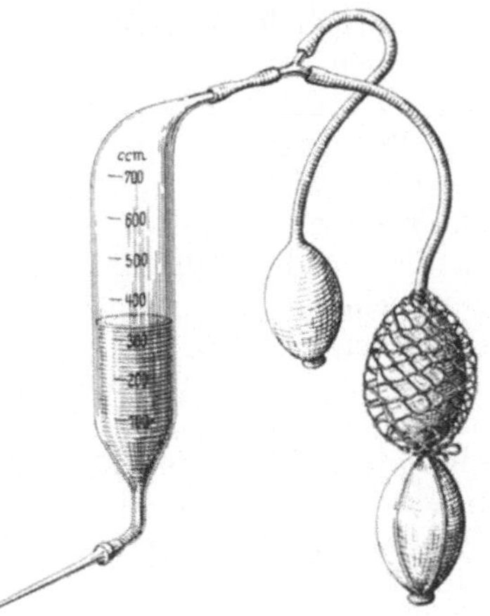

Abb. 68. Apparat von Percy.

Vor der Transfusion muß der Glaszylinder sorgfältig mit Paraffin ausgegossen sein, seine Innenfläche lückenlos mit Paraffin bedeckt; dazu gehört eine gewisse Technik und Erfahrung. Wir folgen der Schilderung von Kubanyi: Der Rezipient muß vollständig trocken sein, die Innenfläche wird zuerst mit Salpetersäure, dann mit warmem Wasser so lange gespült, bis jede Spur früherer Verunreinigung, Blutreste und das frühere Paraffin verschwunden sind. Nun wird der Rezipient entweder ausgekocht oder trocken sterilisiert. Die Reste des Wasserdampfes werden mittels Alkohol, dieser mittels Äther entfernt. Die Verflüchtigung der Ätherdämpfe wird mit Hilfe des Ballons beschleunigt. Erst jetzt beginnt man mit der Herstellung des Paraffinüberzuges der Innenfläche des Rezipienten. In sterilem Metallgefäß wird Paraffin von 50—60° Schmelzpunkt geschmolzen; es kann als steril betrachtet werden, wenn sich Dampf entwickelt. Der Rezipient muß jedoch zuvor erwärmt werden, was in der Weise stattfindet, daß man mit der rechten Hand das nicht zugespitzte Ende ergreift und die Mittelpartie des Rezipienten über die Flamme hält. Unter langsamem Drehen wird so die obere und mittlere Partie des Rezipienten erwärmt. Wenn dies geschehen ist, ergreift man die Mittelpartie mit einem in der linken Hand gehaltenen sterilen Tuche und hält unter langsamem Drehen das spitze Ende über die Flamme. Nachdem jeder Teil des Rezipienten entsprechend erwärmt worden ist, wird das spitze Ende in das vorher geschmolzene Paraffin getaucht; vom entgegengesetzten Ende aus wird nun das Paraffin, am besten mit dem Munde, aufgesaugt. Darauf suchen wir durch entsprechende Bewegungen zu erreichen, daß auch nicht der kleinste Teil der Innenfläche des Rezipienten paraffinfrei bleibe. Das überschüssige Paraffin wird durch das nichtzugespitzte Ende des Rezipienten ausgegossen. Nun wird der Rezipient auf kurze Zeit entweder ins Fenster gelegt oder mit Hilfe eines Föhnapparates so lange gekühlt, bis der Paraffinbelag vollständig erstarrt ist. Im zugespitzten Teil des Rezipienten, dessen Durchmesser meistens bloß 2 mm beträgt, wird das Lumen vom Paraffin während dieser Manipulation gewöhnlich verstopft. Man hilft sich in der Weise, daß man nach der Erhärtung des Paraffins an der Innenfläche des Rezipienten das zugespitzte Ende auf einen Augenblick über die Flamme hält und am anderen Ende einmal kräftig ansaugt. Aus praktischen Gründen empfiehlt es sich, mehrere Rezipienten vorzubereiten und sie — in sterile Leintücher gehüllt — ständig bereit zu halten.

Der Spender kann neben den Empfänger gelagert werden oder auch in einem anderen Raum. Zur Schonung und zum öfteren Gebrauch der Venen empfiehlt Kubányi dieselbe möglichst hoch am Oberarm beim Spender, dagegen möglichst distal beim Empfänger zu wählen; beim Spender wird die freigelegte Vene zentral unterbunden, distalwärts eine Gefäßklemme angelegt, die Vene incidiert und das spitze Ende des Glasrezipienten tief ins Lumen vorgeschoben vor Abnahme der Klemmen (s. dagegen unsere Bedenken S. 129).

Vor der Blutentnahme werden in den Rezipienten 10—15 g steriles, flüssiges Paraffin oder Petrolat gegossen, dann wird das zugespitzte Ende des Rezipienten in die freipräparierte und eröffnete Vene des Spenders eingeführt und zugleich die provisorische Gefäßklemme abgenommen. Nun wird der Spender aufgefordert, seine Faust energisch zu schließen und zu öffnen. Das in den Rezipienten einströmende Blut hebt das flüssige Paraffin langsam in die Höhe, so daß sich bei entsprechender Stauung im Rezipienten binnen einiger Minuten 500—700 ccm Blut ansammeln. Hat man die gewünschte Blutmenge gewonnen, so entfernt der Assistent die früher angelegte Esmarchsche Binde und der Apparat wird sofort in die vorher freigelegte und eröffnete Vene des Empfängers eingeführt. Die Blutentnahme wird durch die Wirkung des einen, die Infusion durch die Wirkung des anderen Ballons gefördert. Bei zu schnellem Abfluß des Blutes komprimiert man die Vene mit einem Finger und regelt so das Tempo der Infusion. Bei einer sorgfältig vorbereiteten Transfusion erfordert die Übertragung von 500 ccm Blut 8 bis 10 Minuten (15—20 Minuten bleibt das Blut flüssig). Nach der Transfusion muß die Operationsschwester den Apparat sofort in Ordnung bringen und nach Abmontierung des Ballons zuerst mit kaltem Wasser das Blut, dann mit heißem Wasser das Paraffin entfernen.

Das Verfahren nach PERCY bietet zweifellos manche Vorteile: Spender und Empfänger können in getrennten Räumen liegen; die Transfusion kann schnell geschehen; das Blut kommt mit Luft kaum in Berührung; die Reibung an der paraffinierten Zylinderwand ist so minimal, daß irgendeine schädigende Veränderung des Blutes ausgeschlossen ist (NATHER, OCHSNER, BOITEL). Aber die Methode hat auch erhebliche Nachteile: beim Spender kann das Ansaugen versagen, wenn sich die Glasspitze an der Venenwand festsaugt; Drehen, Heben oder Senken der Bürette ist dann notwendig, um das glatte Einfließen zu ermöglichen (CLAIRMONT); tritt eine Gerinnung auf, so wird die gesamte gewonnene Blutmenge unbrauchbar; vor allem aber erfordert das Paraffinieren des Glases solche Technik und Übung, daß OEHLECKER u. E. mit Recht die Methode ablehnt (ähnlich HABERLAND). Die biologische Vorprobe läßt sich nicht ausführen, weil sie ein minutenlanges Beobachten und Abwarten am Empfänger erfordert. *Nur da, wo der Operateur und sein Personal bis ins kleinste mit der Percy-Methode vertraut sind, sollte sie Anwendung finden.*

Ein neues wohldurchdachtes und auf zahlreichen Versuchen basierendes Prinzip liegt den Transfusionsapparaten von LAMPERT zugrunde. LAMPERT ging gemeinsam mit NEUBAUER der Frage nach: Was ist die Ursache der blutgerinnungsverzögernden Wirkung durch Paraffin? Sie fanden, daß stark benetzbare Körper die Blutgerinnung beschleunigen, wenig benetzbare sie verzögern. Nachdem man die Schwierigkeit des umständlichen Paraffinierens der Büretten kennengelernt hatte, lag es nahe, nach einer Substanz zu suchen, die die Blutgerinnung verzögerte, durchsichtig, fest und leicht sterilisierbar war. Auf Grund der Benetzbarkeitsuntersuchungen fand LAMPERT eine solche Substanz in den Kunstharzen, die den Sammelnamen *Athrombit* erhielten. Aus Athrombit stellten LAMPERT und NEUBAUER eine Bürette und zwei Becher her, um mit ihnen zu transfundieren (Abb. 69 und 70). Verschlossen wird die Bürette durch ein Metallverschlußstück. An das Glasrohr schließt sich ein Gummigebläse, um mit ihm das Ausfließen des Blutes aus der Bürette durch vermehrten Luftdruck zu beschleunigen. Das Blut selbst wird nach Punktion der Spendervene in einem Becher aufgefangen und in die Bürette übergegossen. Zwischen Bürettenausfluß und Kanüle wird ein nachgiebiges Schlauchstück eingesetzt. Während der eine Becher sich mit Spenderblut füllt, fließt der vorhergehende schon in die Empfängervene ein.

Später fand LAMPERT im Preßbernstein eine noch bessere Substanz als Athrombit. Bernstein ist alkalifest, dehnt sich beim Erhitzen nicht aus und dunkelt bei mehrmaligem Sterilisieren nicht nach. Im Prinzip blieb bei Verwendung des Bernsteins die Transfusionsmethode die gleiche wie bei Athrombit. LAMPERT

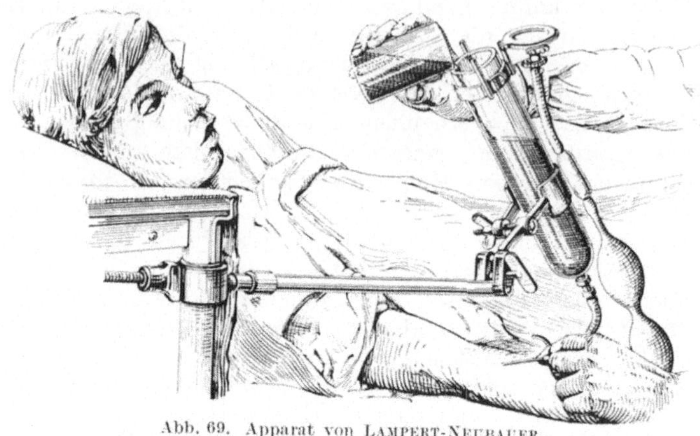

Abb. 69. Apparat von LAMPERT-NEUBAUER.

beginnt den Eingriff beim Empfänger; wenn die Empfängerkanüle richtig liegt, wird die Spendervene angestochen. — Da von chirurgischer Seite das bei der Bechermethode notwendige

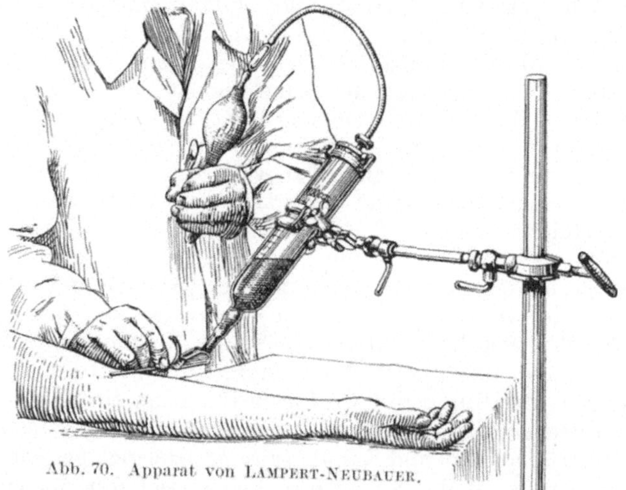

Abb. 70. Apparat von LAMPERT-NEUBAUER.

Übergießen des Blutes nicht gutgeheißen wurde, haben LAMPERT und zu gleicher Zeit BÜRKLE DE LA CAMP eine dem Percy-Verfahren nachgebildete Saugmethode mit einer Bernsteinapparatur ausgearbeitet. Diesen Apparat allerdings hat LAMPERT bald wieder zugunsten der alten Bechermethode aufgegeben, für die wir hier die Vorschrift geben:

Sterilisation: Verschlußdeckel der Bürette durch Drehen an der großen Mittelschraube öffnen, die zwei kleinen Flügelschrauben durch Linksdrehen lockern (nur bei Athrombit), Bürette, zwei Becher, zwei konische Schlauchstücke mit angesteckten Kanülenkonussen und Klemme und vier Ainitkanülen in bereits kochendes destilliertes Wasser „ohne jeden Sodazusatz" einlegen und „nur 5 Minuten lang" kochen lassen. Kocht man Athrombit länger als 5 Minuten, wird es weich und verändert die Form. Echten Bernstein kann man beliebig lange kochen. Nach der Sterilisation alles herausnehmen, in ein steriles Tuch legen und mindestens 30 Minuten lang auskühlen lassen (in der heißen Bürette würde das Blut schnell gerinnen). Dann die zwei kleinen Flügelschrauben durch Rechtsdrehen ohne Kraft anziehen (nur bei Athrombit). Die konischen Schlauchstücke 2—3 Minuten lang in ein steriles Äther-Paraffinölgemisch (1 ccm Paraffin solid. auf 80 ccm Äther) legen. Der Äther verdunstet nach dem Herausnehmen rasch, das Paraffin bleibt und macht die Innenwand des Schlauches unbenetzbar. Dann den konischen Schlauch mit dem Kanülenkonus und der Klemme in der Mitte auf die Olive der Bürette so kräftig und so weit aufschieben, daß er nicht mehr leicht heruntergezogen werden kann.

Vorbereitung: Spender und Empfänger liegen in zwei benachbarten Räumen. Die Bürette wird mittels der Klammer (Stativarm) in geeigneter Stellung am Krankenbett fixiert. Die Schlauchklemme ist geöffnet, Anlegen der Staubinde beim Empfänger, Einstechen der Hohlnadel in die Empfängervene, Lösen der Binde (nur bei nicht sichtbaren oder kollabierten Venen Venae sectio). Liegt die Nadel richtig, dann steckt man die Kanüle an den Kanülenkonus am Schlauch und fixiert ihn mit Heftpflaster an der Haut. Das ausfließende Blut steigt ohne irgendwelche Manipulationen (man hat beide Hände frei!) im Schlauch hoch und verdrängt daraus die Luft. — Blutentnahme vom Spender: Anlegen der Staubinde beim Spender, Einstechen der Hohlnadel in die Vene, Einlassen des Blutes in einen „Athrombit-" oder „Bernstein"becher; ist dieser gefüllt, so kommt der zweite zur Verwendung.

Infusion: Jetzt langsames abwechselndes Eingießen der mit Blut gefüllten Becher in die Bürette. Man läßt das Blut die Bürettenwand entlangfließen, um die die Gerinnung stark beschleunigende Schaumbildung zu vermeiden. Schließen des Deckels durch Drehen der Schraube. Infusion des Blutes durch geringen Gebläsedruck. Bevor der letzte Rest Blut ca. 20 ccm aus der Bürette ausläuft, muß der Schlauch abgeklemmt werden, um den Luftzutritt zu verhindern. Die Becher nach Ausgießen des Blutes jedesmal durch Spülen mit steriler physiologischer Kochsalzlösung reinigen. Im allgemeinen sollten pro Minute nicht mehr als 50—100 ccm Blut einfließen. In längstens 10—15 Minuten soll die Transfusion beendet sein, meist genügen aber 4—8 Minuten.

Reinigung und Sterilisation: Sofortige sorgfältige Reinigung und Sterilisation der Instrumente, damit sie jederzeit gebrauchsfertig sind. Der geringste zurückgebliebene Blutrest oder eine Stoffaser würde Blut zur Gerinnung bringen. Bürsten dürfen nicht verwendet werden, sondern nur der beigegebene Flanellappen, um die Politur nicht zu beschädigen. Die Bürette muß immer vollkommen blank ohne Flecken sein. Flecken verursachen vorzeitige Gerinnung. Der konische Schlauch soll nach 10maligem Gebrauch evtl. erneuert werden. — Mit der Bechermethode hat ein Münchener Krankenhaus 500 Transfusionen in Jahresfrist ohne Störung ausgeführt.

Bürkle de la Camp veränderte den Apparat von Lampert und Neubauer dahin, daß er das Blut aus dem Spender in eine 300 bzw. 600 ccm fassende Athrombitbürette ansaugt und durch Umstellung eines Zweiwegehahnes das aufgesaugte Blut durch einen Gebläsedruck in die Empfängervene pumpt (Abb. 71). Die Punktionskanüle aus Ainit (Bürkle de la Camp bevorzugt das Becksche Modell) ist ohne Zwischenstück an dem Apparat aufgesetzt; das Prinzip des Verfahrens ähnelt also der Percy-Methode. Die Abkühlung des Blutes während der Übertragung beträgt bei diesem Apparat etwa 1° C, bei der Bechermethode 6° C (Lützeler). Der Nachteil des Apparates liegt in der starren Verbindung zwischen Spendervene-Kanüle-Bürette und, wie uns scheint, kommt Hanf-Dressler aus diesen Gründen mit Recht zu einer Ablehnung der Modifikation Bürkle de la Camp und empfiehlt (ebenso wie Maxon) als besser die Bechermethode nach Lampert; zur Zeit schweben Meinungsverschiedenheiten zwischen diesen drei Autoren.

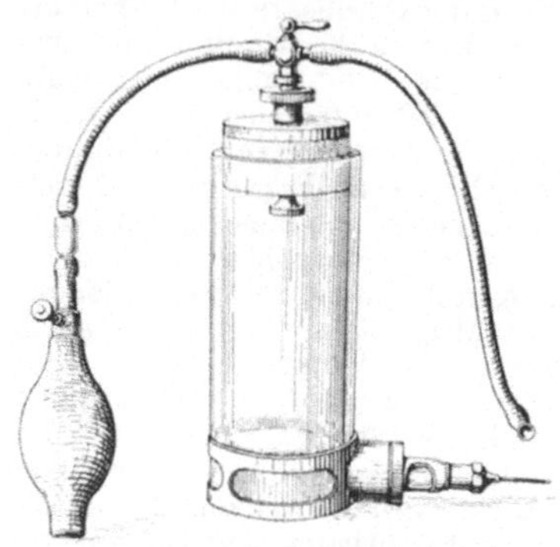

Abb. 71. Apparat von Bürkle de la Camp-Lautenschläger.

Wir selbst sind in der jüngsten Zeit zu einer Kombination des Apparates von Oehlecker mit dem Bernsteinbecher von Lampert übergegangen. Anlaß gab die Notwendigkeit, Transfusionen auf der Infektionsabteilung bei maligner Diphtherie auszuführen, angeregt durch Erfahrungen von Benedikt (Wiener Kinderklinik). Bei allen Infektionskrankheiten, die Anlaß zu einer Bluttransfusion geben können — Diphtherie (Benedikt), Scharlach (Schultz), spinale Kinderlähmung (Schottmüller) —, ist eine Trennung von Spender und Empfänger absolut notwendig; und wir gehen nun so vor: Spender und Empfänger liegen in verschiedenen Räumen; beim Spender wird am gestauten Arm eine Ainitkanüle in die Ellbogenvene in proximaler Richtung eingestochen und das Blut in einem Bernsteinbecher (Lampert) aufgefangen (s. Abb. 73); dieser mit 100 ccm Blut gefüllte Becher wird zum Empfänger gebracht; an ihm ist bei gut entwickelten Venen eine Kanüle eingestochen oder bei schlecht entwickelten Venen nach ihrer Freilegung eine Oehlecker-Glaskanüle eingebunden. Diese Kanüle ist an dem einen Arm der Oehlecker-Spritze mit Schlauch wie sonst befestigt; durch die Spritze ist etwas Kochsalzlösung vorgespritzt, um die Blutsäule zu verdrängen und die Venenlichtung zu erweitern; der andere Schlauch wird in den Bernsteinbecher eingetaucht, das Blut angesaugt und übertragen (Abb. 72) unter Beachtung der biologischen Vorprobe, während ein zweiter Becher vom Assistenten am Spender gefüllt wird. Mit sechs Bechern sind 600 ccm in wenigen Minuten übertragen. — Das Verfahren hat den Vorzug: Spender und Empfänger bleiben völlig getrennt; es wird nicht mehr Blut entnommen, als wirklich verwandt wird; die biologische Vorprobe ist möglich; die Transfusion kann in jedem Augenblick unterbrochen werden; das Blut bleibt unverändert; und das Ganze erfordert kein neues Instrumentarium.

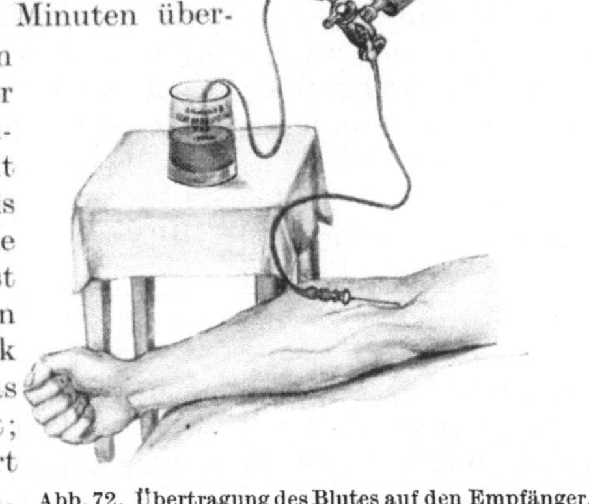

Abb. 72. Übertragung des Blutes auf den Empfänger.

Wir verzichten also auf die Bürette von LAMPERT *und ihre Modifikation nach* BÜRKLE DE LA CAMP; *bei unserem Verfahren sind diese Büretten überflüssig und Zwischenfälle, die gelegentlich bei ihrem Gebrauch sich ereignen, ausgeschlossen. Dieses, nach unserer Meinung wirklich sehr einfache Verfahren, hat sich so bewährt, daß es, wie wir glauben, die große Mehrzahl der Apparate, die wir bisher schilderten, verdrängen wird.*

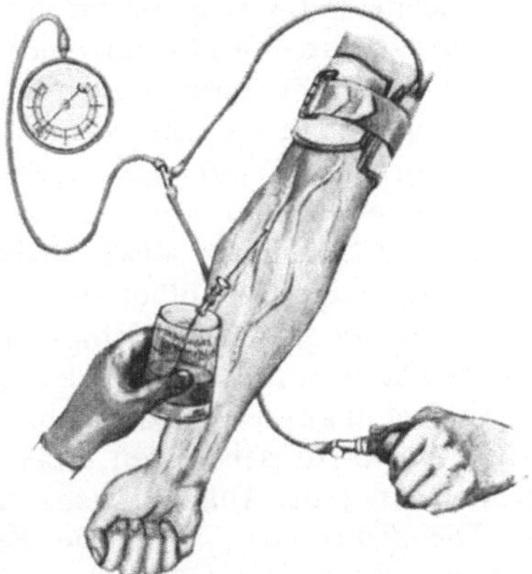

Abb. 73. Auffangen des Blutes in einem Bernsteinbecher.

Überblicken wir alle Methoden und Apparate, die hier besprochen sind und die ja nur eine Auslese darstellen, so erhebt sich die Frage: Welche Methode ist die beste, welcher Apparat ist demjenigen anzuraten, der Transfusion ausüben will? Die Frage dürfte dahin zu beantworten sein: Nahezu mit jeder Methode kann der Geübte einwandfreie Erfolge erzielen. Jeder lobt den

Apparat, mit welchem er zu arbeiten gewohnt ist (DENK). Derjenige, der eine Bluttransfusion ausführen will, muß sich entscheiden, ob er die direkte Methode wählt, Spender und Empfänger nebeneinander gelagert, oder ob er die indirekte bevorzugt mit Citrat- oder unverändertem Blut; und da herrschen unter den Autoren noch gründliche Gegensätze; ja es entbehrt nicht eines gewissen Reizes, daß noch 1932 in dem gleichen Heft (J. Labor. a. clin. Med.) RUSSELL erklärt, die Citratblutmethode habe ihre Feuerprobe bestanden; er setzt sich begeistert dafür ein, und in der unmittelbar folgenden Arbeit lehnen mit der gleichen Energie POLAYES und LEDERER das Citratblut ab zugunsten des unveränderten Blutes. Eine Umfrage von MASON in den Hospitälern von Nordamerika ergab: 42 nehmen Citratblut, 39 unverändertes Blut, und 12 wählen beide Methoden. Wir selbst haben auf Grund eigener Erfahrungen den Eindruck, daß unsere Kombination (Oehlecker-Spritze + Lampert-Becher) am wenigsten zu Zwischenfällen führt. Denn an allen Apparaten können Hemmungen eintreten, und nicht alle Transfusionen verlaufen glatt; auch der Geübte kann Schwierigkeiten haben: Je komplizierter ein Apparat, je mehr Einzelteile, um so leichter kann er versagen. Und das kann sich besonders schlimm da auswirken, wo die Transfusion nicht im Krankenhaus, sondern in der Wohnung des Kranken ausgeführt wird. Aus diesem Grunde wird ein kleines Krankenhaus gut tun, sich einen möglichst einfachen Apparat zu beschaffen; die zweite Schwierigkeit können die Venen des Empfängers bereiten: ist ihre Wand dünn und zart, so kann die Empfängernadel leicht aus dem Lumen gleiten, es gibt ein Hämatom, man ist gezwungen, eine zweite Vene aufzusuchen, und dann verzichtet man am besten auf das Anstechen mit einer Nadel und bindet lieber eine Glaskanüle nach OEHLECKER ein. Aber der Zeitverlust führt zur Gerinnung etwa schon aufgefangenen Blutes oder zur Verklumpung; die Kolben der Spritzen verkleben, an der Lampert-Bürette verlegt sich der Schlauch, man erzeugt zu hohen Druck, der den Schlauch am Ansatzstück absprengt — und aus einer einfachen Transfusion kann eine recht üble blutige Szene werden. Die Erfinder aller Apparate schweigen über solche Zwischenfälle, ebenso das Schrifttum (eine Ausnahme macht HOCHE), aber die Praxis lehrt es.

Die *Reinfusion*, d. h. die Einführung von Blut, das sich in die Bauchhöhle ergossen hat, in die Venen desselben Kranken, gehört strenggenommen nicht zu unserem Thema, soll aber, da sie gelegentlich von Bedeutung werden kann, hier kurz besprochen werden. Experimentelle Erfahrungen, insbesondere an Hunden angestellt, lehren: Blut, das sich in die Bauchhöhle ergossen hat, wird von hier nur so langsam resorbiert, daß es praktisch keine Bedeutung erlangt; eine Hämolyse dieses Bauchhöhlenblutes tritt in den ersten 24 Stunden nicht ein. Bauchhöhlenblut in die Vene wieder infundiert, rettet Tieren das Leben, auch wenn sie bis 4,5% ihres Körpergewichts durch den Blutverlust eingebüßt haben; nicht ganz so günstig wirkt die Reinfusion von Bauchhöhlenblut, wenn es mit Kochsalzlösung 1:3 verdünnt wird. Es ist selbstverständlich, daß beim Menschen nur Blut reinfundiert werden darf, das absolut steril ist, und so kommt es nur in Frage bei Tubargravidität, bei Ruptur der gesunden Milz oder Leber, bei Stichverletzung eines großen Bauchgefäßes. HENSCHEN gibt an, daß der Zusatz von Hirudin oder Natr. citr. notwendig sei. Man behauptet, daß das Blut im Frühstadium der Blutung in die Bauchhöhle toxisch durch Protamin, im Spätstadium giftig durch Histamin wirke; man soll das Blut also frühestens nach 30 Minuten und spätestens nach 24 Stunden benutzen (HENSCHEN). Sicher ist, daß sich das Blut in der Bauchhöhle chemisch rapid verändert in bezug auf seine Sauerstoffkapazität, seinen Gehalt an Blutzucker, Milchsäure und glykolytischen Fermenten. Die Technik der Reinfusion selbst ist einfach: Man beginnt mit einer intravenösen Kochsalzinfusion, deckt über den Kochsalzbehälter 6—8 Lagen sterilen Mull, an dessen Rand man einige Kocherklemmen hängt, damit er nicht abgleiten kann, und läßt das mit dem Löffel ausgeschöpfte Blut durch die Gaze filtrieren. Eine vorangehende Defibrinierung ist nicht zweckmäßig (KUBÁNYI). — Nach Infusion von Bauchhöhlenblut sind Todesfälle beobachtet worden; es ist schwer zu entscheiden, ob sie lediglich eine Folge der Reinfusion sind. Hat man freie Wahl, so ziehen wir die reguläre Bluttransfusion der Reinfusion vor. Doch sei betont, daß manche Kliniken sich für letztere einsetzen (S. KUBÁNYI). Das Für und Wider aus dem Schrifttum ist eingehender, als hier am Platze ist, von LAQUA-LIEBIG (1925) kritisch untersucht worden.

Endlich sei darauf hingewiesen, daß erfahrene Chirurgen, wohl auf Grund der Erkenntnis, daß jeder Bluttransfusion gewisse Gefahren anhaften, in ihrer Anwendung zurückhaltender geworden sind. WEICHARDT hat — ausgehend von der Vorstellung, daß die physiologische Kochsalzlösung auf das Blut nicht günstig wirkt — eine vollkommen isotonische, gepufferte Lösung (Tutofusinampullen bei PFRIMMER-Nürnberg) hergestellt, die nach seiner Auffassung die Wirkung der Bluttransfusion bei weitem übertrifft; und BIRCHER hält das Tutofusin für einen vollkommenen Ersatz der Bluttransfusion sowohl für Shockbekämpfung wie vor und nach Operationen.

C. Blutgruppen und Kriminalistik (Blutfleckdiagnose und Verwandtes).

Wirkliche und vermeintliche Blutflecke spielen in Kriminalfällen — und nicht nur in Romanen, sondern auch im Leben — eine wichtige Rolle. Bis etwa vor 30 Jahren mußte man sich damit begnügen, auf chemischem Wege festzustellen, ob *Blut* vorlag oder nicht. Die TEICHMANNschen Häminkrystalle lieferten den positiven Beweis. Daneben stehen heute noch andere hochempfindliche Verfahren, so die Spektroskopie, zur Verfügung. Über die Herkunft des Blutes — ob Menschen- oder Tierblut — ließ sich nur ausnahmsweise etwas sagen. Waren die Blutkörperchen gut erhalten, so konnte aus der Anwesenheit oder dem Fehlen von Zellkernen geschlossen werden, ob etwa Vogel- oder Kaltblüterblut vorlag oder nicht. Wesentlich weiter geführt hat dann erst die Anwendung *serologischer* Methoden. Die von UHLENHUTH und WASSERMANN ausgearbeitete Präcipitinmethode erlaubt es, beliebiges Tierblut seiner Herkunft nach zu bestimmen. Die Reagenzien zum Nachweis der verschiedenen Tierarten werden gewonnen, indem man Kaninchen das Blut der zu untersuchenden Tierart, auch z. B. des Menschen, einspritzt. Allmählich nimmt das Blut des Kaninchens, und zwar das Blutserum, die Fähigkeit an, klare Extrakte des betreffenden Blutes zu trüben. Die Trübung verdichtet sich zu Flocken, die als Niederschläge (Präcipitate) zu Boden sinken, daher der Name Präcipitinprobe. Für die gerichtliche Anwendung wurde das Verfahren von UHLENHUTH derart durchgearbeitet, daß es mit nahezu absoluter Zuverlässigkeit funktioniert. Neben seiner Treffsicherheit setzt immer wieder die hohe Empfindlichkeit in Erstaunen. Für winzige Blutspuren, 1000- und 10000fache Verdünnungen des Ausgangsmaterials, läßt sich mit aller Sicherheit aussagen, ob sie von Menschen oder etwa vom Hund, Rind, Schaf oder einer anderen Tierart herrühren. Nur bei nahe verwandten Tierarten ist eine sichere Unterscheidung nicht immer möglich, und man hat umgekehrt auch das „Übergreifen" der Reaktion als Maßstab für die Verwandtschaft im Tierreich verwenden wollen. So stehen sich Menschenblut und das Blut der Menschenaffen serologisch nahe, und in gerichtlichen Gutachten wird der Feststellung, daß es sich um Menschenblut handelt, vorsichtigerweise die Einschränkung hinzugefügt, „sofern das Blut höherer Affen ausgeschlossen werden kann". Läßt sich schon das Blut des Menschen und mancher Affen mit Hilfe der Präcipitinprobe nicht sicher unterscheiden, so ist es nicht erstaunlich, daß die Probe für die Unterscheidung der verschiedenen Menschenrassen nicht anwendbar ist. Noch viel weniger erlaubt sie eine *individuelle* Blutdiagnose. Eine solche im wörtlichen Sinne ist nun allerdings auch heute noch nicht möglich. Wohl aber kann mit Hilfe der LANDSTEINER*schen Reaktion* die Blutgruppe von Blutflecken festgestellt werden. Da die LANDSTEINERsche Reaktion im allgemeinen an frischem Blut, nicht an angetrockneten Resten ausgeführt wird, so war hierfür eine Abänderung der Technik erforderlich. Schon 1903 hat LANDSTEINER zusammen mit dem Wiener Gerichtsmediziner RICHTER ein brauchbares Verfahren beschrieben, das mit einer von LATTES vorgeschlagenen Modifikation heute noch praktische Anwendung findet. Man bringt das fragliche Material, etwa ein von der Blutspur abgekratztes Schüppchen, auf eine Glasplatte (Objektträger), setzt eine Aufschwemmung von Blutkörperchen mit bekannter Blutgruppe hinzu und legt ein Deckgläschen auf. Enthält das Schüppchen ein Isoagglutinin, so kommt es in dem Berührungsgebiet zur Agglutination. Die Zuverlässigkeit des Ergebnisses wird durch besondere Vorsichtsmaßregeln und Kontrollversuche gewährleistet. Auf diesem Wege hat sich in praktisch wichtigen Fällen mehrfach eine Aufklärung herbeiführen lassen. LATTES, der diese Methode in die Praxis eingeführt hat, gibt eine interessante Zusammenstellung seiner Erfahrungen. In wichtigen Kriminalsachen wurde z. B. festgestellt, daß ein Blutfleck an der Kleidung, an einer Wand, an einem Korbgeflecht usw. nach der Blutgruppenzugehörigkeit von einer bestimmten Person nicht herrühren konnte, woraus sich dann wichtige entlastende oder belastende Schlüsse ziehen ließen (vgl. auch MARTIN und ROCHAIX, POPOFF, MÜLLER-HESS und HÜBNER, GORONCY u. a.).

Die Isoagglutinine sind nun aber recht hinfällig und in manchen Blutproben, die bei Untersuchung mit der Präcipitinprobe noch eine sehr deutliche Artreaktion geben, schon zugrunde gegangen. Dagegen sind die *Agglutinogene* verhältnismäßig widerstandsfähig. Man hat deshalb auch Methoden ausgearbeitet, um die Anwesenheit der Blutkörpercheneigenschaften *A* und *B* in Blutflecken festzustellen.

Das gewöhnliche Agglutinationsverfahren ist nicht anwendbar, denn in angetrocknetem Blut sind die Erythrocyten nicht mehr agglutinierbar. Gleichwohl haben sie ihre serologische Reaktionsfähigkeit nicht völlig verloren. Sie vermögen immer noch das entsprechende Isoagglutinin zu absorbieren. Man bringt also etwas von dem fraglichen Material mit Serum, welches das Agglutinin α bzw. β enthält, in Kontakt und entfernt nach einiger Zeit die festen Bestandteile durch Zentrifugieren. Hat das Material Blutkörperchen A oder B in ausreichender Menge enthalten, so ist das entsprechende Isoagglutinin unwirksam oder doch stark abgeschwächt worden. Diese Methode ist recht empfindlich, auch hier muß das Ergebnis durch Kontrollen, die sich von Fall zu Fall aus der Art des Materials ergeben, gesichert werden. Wurde z. B. die Absorption nicht mit reinem Blut, sondern mit einem von Blut durchsetzten Stoffrest vorgenommen, so muß festgestellt werden, daß blutfreie Stoffteile das Isoagglutinin nicht schon von sich aus abschwächen.

Noch empfindlicher als die Absorption der Gruppenantikörper an feste Bestandteile ist häufig das wesensverwandte „Hemmungsverfahren". Es beruht darauf, daß *Lösungen*, welche die Gruppeneigenschaften A oder B enthalten, die entsprechende Isoagglutinationsreaktion spezifisch hemmen. Man stellt sich aus dem zu untersuchenden Material Extrakte — oft sind Kochextrakte zweckmäßig — her und prüft, ob eine bestimmte eben kräftig wirksame Agglutinindosis von dem Extrakt gehemmt wird. Besonders empfindlich ist das Hemmungsverfahren, wenn an Stelle des Agglutinins ein Hämolysin benutzt wird. Für die A-Eigenschaft steht hierfür außer dem Isolysin das obenerwähnte A-spezifische Schafhämolysin zur Verfügung, welches durch Immunisierung von Kaninchen mit Menschenblutkörperchen der Blutgruppe A zu erhalten ist. Bei der Deutung positiver Befunde muß die überaus große Empfindlichkeit des Verfahrens berücksichtigt werden. So kann etwa bei der Untersuchung eines Kleidungsstückes unter Umständen eine positive A-Reaktion erhalten werden, die gar nicht von fremdem Blut herrührt, sondern von Ausscheidungen des Trägers (Brahn und Schiff, Amsel und Hirszfeld). Denn der Gruppennachweis ist ja nicht nur auf das Blut beschränkt, es sind vielmehr, wie bereits oben besprochen wurde, auch in den meisten Organen und den Ausscheidungen Gruppenmerkmale vorhanden.

Ist diese große Reichweite bei der Untersuchung von Blut unter Umständen eine Gefahr, so ist es andererseits wertvoll, daß eine Gruppenbestimmung sich nicht unbedingt auf Blut zu beschränken braucht. Man kann etwa an Organen einer Leiche oder an Sperma oder auch an Zigarrenstummeln, Briefumschlägen u. ä. noch kriminalistisch entscheidende Feststellungen treffen (Asada, Hanaguti, Krainskaja-Ignatowa, Lattes, Schiff u. a.). Routinemethoden, die sich schematisch ausführen ließen, gibt es für derartige Fälle nicht. Es ist sowohl zur Ausnutzung des oft winzigen Materials wie auch zur Beurteilung der Befunde große Erfahrung erforderlich. Besondere Vorsicht ist bei negativen

Befunden geboten. Fehlen von *A* und *B* in Blutflecken besagt für sich allein noch nicht, daß die Gruppe *0* vorliegt. Es könnte ja auch eine ursprünglich vorhanden gewesene *A*- oder *B*-Eigenschaft nachträglich geschwunden sein. Denn die Gruppeneigenschaften — obwohl gegen die verschiedensten Einwirkungen, Kochen, Einfluß von Säure und Alkali, bakterielle Infektion recht widerstandsfähig — können außerhalb des Körpers früher oder später zugrunde gehen, ein Anlaß mehr, bei der Bewertung negativer Befunde zurückhaltend zu sein. Der Schwund der Gruppeneigenschaften ist — wenn auch sicher nicht ausschließlich, so doch häufig — durch ein im Körper gebildetes *Ferment* bedingt, welches die Gruppensubstanzen abbaut (vgl. S. 35).

Wieweit die Wirkung des Blutgruppenfermentes im einzelnen die gerichtlich-medizinische Anwendung beeinträchtigt, darüber fehlen noch Untersuchungen. Man muß von Fall zu Fall mit einer spontanen Abschwächung oder Zerstörung der Gruppenmerkmale rechnen. Für das *Blut* trifft es sich günstig, daß hier das Ferment anscheinend nicht vorkommt. Unbegrenzt haltbar sind aber auch im Blute die Gruppenmerkmale natürlich nicht. Ob sie bei besonders günstigen Konservierungsverhältnissen die Jahrhunderte überdauern können, ist zumindest zweifelhaft.

Bei einigen ägyptischen und amerikanischen Mumien konnte ich Gruppeneigenschaften nicht feststellen. Da es sich aber um Angehörige der Gruppe *0* gehandelt haben kann, so beweisen derartige negative Befunde noch nichts für die Vergänglichkeit der Gruppenmerkmale.

Auch die Blutkörpercheneigenschaften *M* und *N* kommen im Prinzip für die gerichtliche Blutfleckuntersuchung in Betracht. An getrockneten Blutresten im Gewicht von 50 mg konnten LANDSTEINER und LEVINE diese Eigenschaften noch nachweisen. Fälle von Anwendungen in der Praxis liegen aber wohl noch nicht vor.

D. Die Erblichkeit der Blutunterschiede.

I. Allgemeines.

Die Jahrhundertwende hat mit der Auffindung der Isoagglutination durch LANDSTEINER und der erstmaligen Erzeugung von Immunisolysinen durch EHRLICH und MORGENROTH die Grundlagen für die Aufstellung von Bluttypen gebracht. In die gleiche Zeit fällt die Wiederentdeckung der MENDELschen Regeln durch DE VRIES, CORRENS und TSCHERMAK und somit die Grundlegung der heutigen Vererbungswissenschaft. Seither hat sich eine enge

Beziehung zwischen der Blutgruppenserologie und der Vererbungsforschung herausgebildet, und die Jahre 1900—1901 dürfen somit in doppeltem Sinne als die Geburtsjahre der Blutgruppenforschung angesehen werden.

Die Vererblichkeit der Blutgruppeneigenschaften *A* und *B* war schon frühzeitig vermutet worden (LANGER, EPSTEIN, OTTENBERG); bewiesen wurde sie, als v. DUNGERN und HIRSCHFELD das Auftreten der Blutgruppen in 72 Familien mit 348 Personen studierten. Sie fanden, daß eine Gruppeneigenschaft *A* oder *B* nur dann bei einem Kinde auftrat, wenn sie auch bei den Eltern vertreten, wenn also *A* bzw. *B* zumindest bei einem der Eltern vorhanden waren. Diese Feststellung bewies, daß die *Vererbung* für das Auftreten der Gruppeneigenschaften maßgebend ist. Sie zeigte darüber hinaus, daß eine *dominante* Vererbung vorliegen muß, sofern sich die MENDELschen Regeln hier überhaupt anwenden lassen.

Es waren damals nur wenige Jahre vergangen, seit die ersten Beispiele für die Gültigkeit der MENDELschen Regeln im Tierreich bekannt geworden waren. Als normale *menschliche* Merkmale, welche den MENDELschen Regeln folgten, hatten soeben DAVENPORT und HURST die Haar- und Augenfarbe aufgefunden. Neben diese traten die Blutgruppen. Unter der Annahme, daß das Auftreten der Blutkörpercheneigenschaft *A* über das Fehlen von *A*, ebenso die Anwesenheit von *B* über das Fehlen von *B dominieren*, ließen sich MENDELsche Zahlenverhältnisse erhalten. Spätere Untersuchungen haben erwiesen, daß die durchaus richtigen Beobachtungen von v. DUNGERN und HIRSCHFELD eine abgeänderte Deutung erfordern und daß die Verhältnisse etwas komplizierter liegen, als ursprünglich angenommen wurde.

Dagegen liegt ein außerordentlich schönes Beispiel einfachster MENDELscher Vererbung bei den Eigenschaften *M* und *N* vor. Ich möchte deshalb diese vor den Gruppeneigenschaften *A* und *B* besprechen.

II. Die Vererbung der Eigenschaften *M* und *N*.

Die von MENDEL in seinen Erbsenversuchen aufgefundenen Regeln betreffen gewisse *Paare* von Merkmalen. Für die Farbe der Erbsen hat MENDEL die beiden Merkmale gelb und grün studiert, für die Gestalt der Samen die Merkmale rund und kantig.

Bei der Kreuzung von gelb mit grün oder rund mit kantig wurden keine Zwischenformen gebildet, sondern es entstanden gelbe bzw. runde Hybriden. Die Merkmale grün bzw. kantig schienen verschwunden, sie wurden von MENDEL als recessiv bezeichnet, die anderen als dominant. Seither haben wir Merkmalspaare mit *intermediärer* Vererbung kennengelernt; hier kann man von dominant und recessiv nicht sprechen, die Bastarde zeigen eine Mittelform — bei einem Merkmalspaar weiß-rot etwa rosa — oder es bleiben die beiden Merkmale nebeneinander erkennbar. Diese intermediäre Vererbung ist — eben weil die

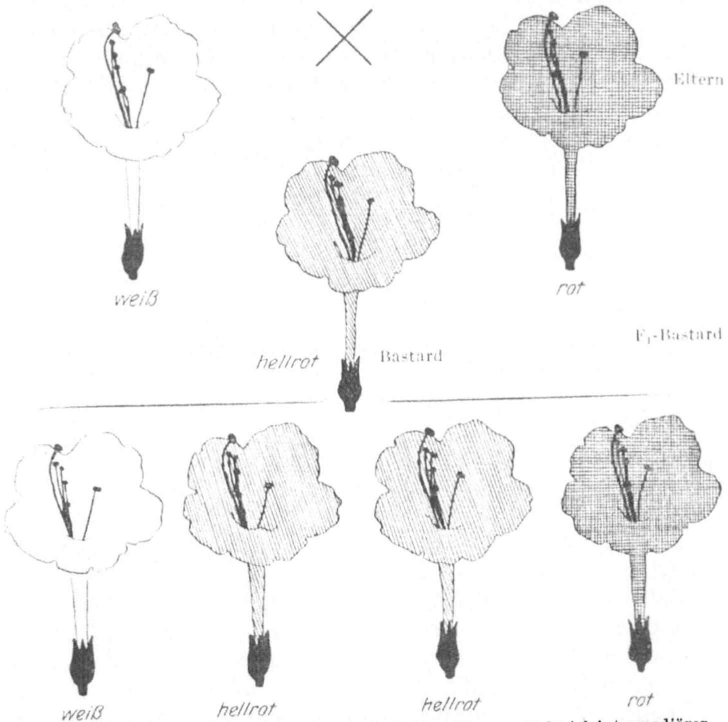

Abb. 74. Kreuzung und Mendelspaltung der Wunderblume. Beispiel intermediärer Vererbung.

Bastarde sofort als solche zu erkennen sind und weil es eine latente Vererbung hier nicht gibt — noch übersichtlicher als der einfache Mendelfall mit Dominanz. Diese einfachste und übersichtlichste Vererbungsweise liegt nun bei den Eigenschaften M und N vor. Aus der Elternverbindung $M \times N$ gehen also Kinder des Typus MN hervor (Abb. 74).

Wir nehmen nun seit MENDEL an, daß jedem „mendelnden" Merkmal *zwei Erbanlagen* entsprechen, eine mütterliche und eine väterliche. Bei der Befruchtung des Eies treffen sich diese beiden Erbanlagen, um nun nebeneinander in den Zellen fortzubestehen. Bei Eltern mit gleichen Erbanlagen stimmen die durch die Keimzellen übermittelten Erbanlagen unter sich überein. Bezeichnen wir in dem Erbsenbeispiel die Erbanlage für gelb mit A, für grün mit a, so würden Kinder rein gelber Eltern die beiden Anlagen AA erhalten, Kinder rein grüner Eltern entsprechend aa. Bei der Kreuzung grün × gelb hätten die Kinder die „Erbformel“ Aa, und da nach dem oben Gesagten gelb (A) über grün (a) dominiert, gelb aussehende Kinder.

Für das Merkmalspaar M—N können wir die gleichen Buchstaben benutzen, nur haben wir dabei zu beachten, daß A und a gleichwertig sind, und daß der große Buchstabe nicht etwa Dominanz ausdrückt. Wir erhalten dann die folgenden Erbformeln:

1. für reine M-Individuen . . . AA,
2. für reine N-Individuen . . . aa,
3. für MN-Individuen . . . . . Aa.

Diese Erbformeln geben uns den *Genotypus*, die serologischen Bezeichnungen (M, N, MN) den *Phänotypus*. Man sieht, daß wir ebenso viele Phänotypen haben wie Genotypen, wie im folgenden noch einmal tabellarisch zusammengestellt ist.

	Serologischer Befund (Phänotypus)	Abgekürzte Bezeichnung	Erbformel (Genotypus)
Klasse 1	$M+N-$	$+-$ oder M	AA
Klasse 2	$M-N+$	$-+$ oder N	aa
Klasse 3	$M+N+$	$++$ oder MN	Aa

Aus dem Schema geht ohne weiteres hervor, warum wir hier drei Klassen haben, nicht nur zwei, wie es für das Erbsenbeispiel der Fall ist. Dort fallen infolge der Dominanz von A die beiden Klassen AA und Aa zu einer zusammen, hier dagegen muß die intermediäre Vererbungsweise dazu führen, daß die Bastarde Aa eine Klasse für sich, die dritte Klasse, bilden.

Ebenso ist es verständlich, daß nicht etwa vier Klassen — wie bei den Blutgruppen — vorhanden sind, obwohl ja äußerlich gesehen, die Verhältnisse übereinzustimmen scheinen; denn hier wie dort sind zwei serologische Merkmale — A und B bzw. M und N — vorhanden. A und B aber stehen, wie unten besprochen werden soll, zueinander in einem anderen Verhältnis als M zu N. Bilden M und N ein mendelndes Merkmalspaar, so sind, je nachdem, ob Dominanz oder intermediäre Vererbung vorliegt, entweder zwei oder drei Klassen möglich, niemals aber vier Klassen.

Die Beobachtung hat nun tatsächlich die Existenz der *drei* Klassen eindeutig erwiesen: es liegen bisher etwa 20000 Einzelbeobachtungen vor, die die Dreiklassentheorie und damit auch die Lehre von der intermediären Vererbung stützen.

Weiter läßt sich nun die Richtigkeit der Annahme auch durch sog. *Familienbeobachtungen*, Studien an Eltern und Kindern, dartun.

Die Erbformeln erlauben es, theoretisch abzuleiten, welcher Art die Kinder aus den verschiedenen Elternverbindungen sein können. Einzelheiten sind aus der folgenden Tabelle ersichtlich.

Tabelle 22. Einfache intermediäre Vererbung bei Vorliegen eines Genpaares.

	Eltern	Kinder
I. Homozygot	1. $AA \times AA$	AA
	2. $aa \times aa$	aa
	3. $AA \times aa$	Aa
II. Heterozygot (einfach)	4. $Aa \times AA$	AA Aa
	5. $Aa \times aa$	aa Aa
Desgl. doppelt	6. $Aa \times Aa$	AA aa Aa

Es ist also die Blutklasse der Kinder bei drei Elternverbindungen, denjenigen der rein homozygoten Eltern, eindeutig festgelegt: die Kinder von konkordant homozygoten Eltern müssen den Eltern gleichen (Nr. 1 und 2), die Kinder der diskordant homozygoten Eltern sind einheitlich heterozygot, also phänotypisch von beiden Eltern verschieden (Nr. 3). Bei zwei Elternverbindungen, denjenigen, in denen Vater oder Mutter heterozygot sind, sind zwei Sorten von Kindern zu erwarten, und nur aus der Kreuzung von zwei heterozygoten Eltern können Kinder aller drei Klassen hervorgehen. Für die serologischen Phänotypen erhält man demnach die nebenstehende Tabelle.

Tabelle 23.

Eltern	Kinder
1. $M \times M$	M
2. $N \times N$	N
3. $M \times N$	MN
4. $MN \times M$	M und MN
5. $MN \times N$	N und MN
6. $MN \times MN$	M N MN

Weiter sind noch zwei *qualitative* Konsequenzen aus den Vererbungsformeln beachtenswert, die sich bei *Homozygotie*, also bei Personen der Klassen M und N, ergeben:

1. Ist Vater oder Mutter homozygot, so muß das Kind das Merkmal des homozygoten Elters ebenfalls besitzen, ob homozygot oder heterozygot, hängt von dem anderen Elter ab. Mit anderen Worten, ein Vater oder eine Mutter AA muß das Gen A auf das Kind übertragen; demnach kann dieses wohl die Formeln AA oder Aa, niemals aber aa aufweisen. Entsprechendes gilt natürlich auch für Eltern aa, so daß man allgemein sagen kann:

Kinder und Eltern können nicht entgegengesetzt homozygot sein. Diese Forderung ist durch Beobachtungen an mehreren tausend Mutter-Kindpaaren ausnahmslos bestätigt worden.

2. Bei gleichartig homozygoten Eltern sind nicht nur die Kinder festgelegt — sie gleichen den Eltern —, sondern auch für die *Enkel* läßt sich eine Voraussage treffen: sie müssen das Gen A oder a der Großeltern ebenfalls besitzen. Die Kinder können demnach nicht den *Großeltern* entgegengesetzt homozygot sein. Unter Anwendung der serologischen Klassenbezeichnungen ergeben sich also folgende Schemata:

Tabelle 24.

1. Kinder eines homozygoten Vaters oder einer homozygoten Mutter:

Vater oder Mutter M	Kind M oder MN – nicht N,
Vater oder Mutter N	Kind N oder MN – nicht M.

2. Enkel eines homozygoten Großelternpaares:

Großeltern $M \times M$	Enkel M oder MN – nicht N,
Großeltern $N \times N$	Enkel N oder MN – nicht M.

Liegt nun eine MENDELsche Vererbung vor, so müssen auch bestimmte *Zahlenverhältnisse* der Kinder erwartet werden. Für den hier vorliegenden Spezialfall der intermediären Vererbung gestaltet sich die Analyse besonders einfach. Wir brauchen nur die Kreuzungen Nr. 4—6 zu betrachten, da in den anderen Fällen die Kinder ja stets nur einer einzigen Klasse angehören (Tab. 22).

Tabelle 25. Die relative Häufigkeit der Kinder aus den heterozygoten Ehen.

Eltern	Kinder		
	AA	aa	Aa
4. $Aa \times AA$	50	0	50
5. $Aa \times aa$	0	50	50
6. $Aa \times Aa$	25	25	50

Setzt man die serologischen Bezeichnungen für die Phänotypen ein, so lautet die Tabelle für sämtliche Elternverbindungen:

Tabelle 26.

Eltern	Kinder		
	M	N	MN
1. $M \times M$	100	0	0
2. $N \times N$	0	100	0
3. $M \times N$			100
4. $MN \times M$	50	0	50
5. $MN \times N$	0	50	50
6. $MN \times MN$ . . .	25	25	50

Wir haben also für die Kinder aus der Kreuzung $MN \times MN$ das bekannte MENDELsche Zahlenverhältnis $^1/_4 : {^1/_4} : {^1/_2}$ unmittelbar zu erwarten, für die Kreuzungen $MN \times M$ und $MN \times N$ das Verhältnis 1:1. Als Beispiel für eine Prüfung der Formeln an der Beobachtung gibt die Tabelle 27 einen Überblick über meine eigenen Familienbeobachtungen[1]. Es wurden lediglich solche Familien einbezogen, bei denen mit einem nennenswerten Fehler durch etwaige Illegitimität kaum gerechnet werden konnte. Es handelt sich überwiegend um mir seit Jahren bekannte Familien von Ärzten, Juristen und anderen Akademikern, die über den Sinn der Untersuchung aufgeklärt waren.

Ein Blick zeigt, daß hier *qualitativ* die MENDELschen Regeln erfüllt sind: nirgends tritt ein Kind auf, das der Erwartung widerspräche.

Tabelle 27. Vererbung der Eigenschaften M und N bei 108 Familien eigener Beobachtung.

Elternverbindungen		Anzahl	Kinder		
Phänotypus	Erbformel		$M(AA)$	$N(aa)$	$MN(Aa)$
1. $M \times M$ . .	$AA \times AA$	5	22	0	0
2. $N \times N$ . .	$aa \times aa$	7	0	22	0
3. $M \times N$ . .	$AA \times aa$	8	0	0	21
4. $MN \times M$ . .	$Aa \times AA$	21	31	0	37
5. $MN \times N$ . .	$Aa \times aa$	34	0	35	37
6. $MN \times MN$.	$Aa \times Aa$	33	18	22	48
		108	71	79	143

Auch *quantitativ* ist die Übereinstimmung befriedigend. Bei den Ehen $M \times MN$ und $N \times MN$ haben wir annähernd das Verhältnis 1:1 der beiden Sorten Kinder (31:37; 35:37), für die Ehen $MN \times MN$ ist das theoretische Verhältnis 1:1:2 mit den Zahlen 18, 22, 48 ebenfalls annähernd erfüllt. Eine absolute Übereinstimmung mit den Zahlen der Theorie ist selbstverständlich bei den verhältnismäßig kleinen Zahlenwerten nicht zu erwarten.

Einen Überblick über die Gesamtheit der bisher veröffentlichten Familienbeobachtungen bietet die Tabelle 28.

Die Tabelle läßt erkennen, daß die Annahme intermediärer Vererbung im Prinzip jedenfalls zu Recht besteht. Abweichungen von der angenommenen Vererbungsweise sind im ganzen nur 8mal unter 2291 Kindern verzeichnet. Eine genauere Analyse

[1] Die ersten und grundlegenden Familienbeobachtungen rühren von LANDSTEINER und LEVINE (1928) her.

Tabelle 28. Vererbung der Bluteigenschaften *M* und *N* in 793 Familien mit 2291 Kindern. Nach den Beobachtungen von LANDSTEINER-LEVINE, SCHIFF, WIENER-VAISBERG, THOMSEN-CLAUSEN, LATTES-GARRASI, BLAUROCK.

Ehen	Anzahl	Zahl der Kinder			Summe
		M	*N*	*MN*	
1. $M \times M$ . . .	70	201	0	1	202
2. $N \times N$. . . .	41	0	116	0	116
3. $M \times N$. . . .	76	0	2	202	204
4. $MN \times M$ . . .	222	310	3	362	675
5. $MN \times N$. . . .	168	2	261	244	507
6. $MN \times MN$. . .	216	143	128	316	587
	793	656	510	1125	2291

der Einzelfälle und die Berücksichtigung der ausnahmslos der Theorie entsprechenden Mutter-Kindbeobachtungen (vgl. S. 170) ergibt mit aller wünschenswerten Klarheit, daß diese „Abweichungen“ nicht auf Unregelmäßigkeit der Vererbung beruhen, sondern auf Illegitimität (vgl. SCHIFF, MAYSER, WIENER-VAISBERG, WIENER, ROTHBERG und FOX).

Eine weitere elegante und einfache Prüfung der Vererbungsverhältnisse erlaubt nun die sog. *Populationsstatistik*. Hierfür dienen als Grundlage die Zahlenwerte, die bei der wahllosen Durchmusterung größerer Personenreihen in bestimmten Gebieten für die Frequenz der drei serologischen Klassen gefunden wurden.

Eine Übersicht über an verschiedenen Orten gefundene Häufigkeiten enthielt die Tabelle 17, S. 53.

Die Tabelle liefert uns die Häufigkeit der drei Phänotypen *M*, *N* und *MN* oder, was damit gleichbedeutend ist, der Genotypen *AA*, *aa* und *Aa*. Da nun der einzelnen Person immer zwei Erbanlagen entsprechen, so kennen wir auch die Häufigkeit der Erbanlagen *A* und *a* in den einzelnen Klassen und in der Gesamtbevölkerung. Haben wir beispielsweise beobachtet

Klasse *M* . . . . 30 Personen,
„ *N* . . . . 20 „ ,
„ *MN* . . . . 50 „ ,

so gehören

in Klasse *M* zu den 30 Personen . . . . . . 60 Erbanlagen *A*,
„ „ *N* „ „ 20 „ . . . . . . 40 „ *a*,
„ „ *MN* „ „ 50 „ . . . . . . 50 „ *A*,
und 50 „ *a*.

Der Gesamtzahl der 100 Personen entsprechen also 110 Erbanlagen *A* und 90 Erbanlagen *a*, die prozentuale Häufigkeit der Erbanlagen *A* und *a* beläuft sich demnach in unserem Beispiel auf 55 bzw. 45. Allgemein seien die relativen Häufigkeiten der beiden Erbanlagen A und a mit den Buchstaben m und n bezeichnet.

Betrachten wir nun eine gleichmäßig durchgemischte Bevölkerung, in der die beiden Erbanlagen mit den Häufigkeiten m und n vertreten sind, so werden sich bei Kreuzungen die Erbanlagen in den Kindern nach den Gesetzen der Wahrscheinlichkeit zusammenfinden, es werden sich also m und n nach dem einfachen quadratischen Schema kombinieren:

	m	n
m	m^2	mn
n	mn	n^2

Bei dem Zusammentreffen von zwei Erbanlagen A resultiert also die Klasse M, und zwar mit der Häufigkeit m^2, entsprechend bei dem Zusammentreffen von a mit a die Klasse N mit der Häufigkeit n^2; treffen die Erbanlagen A und a zusammen, so liegt die Klasse MN vor, die Frequenz dieser Klasse ausgedrückt in Genhäufigkeiten ist $2\,mn$.

Was hier für die Kinder der einen Generation gesagt wurde, gilt naturgemäß auch für den Durchschnitt einer gleichmäßig durchgemischten Bevölkerung, d. h. es muß das folgende Schema erfüllt sein:

Klassen	M	N	MN
Genhäufigkeiten	m^2	n^2	$2\,mn$

Wir können mithin aus den beobachteten Häufigkeiten für M und N die Genhäufigkeiten m und n als Quadratwurzeln der Beobachtungswerte ohne weiteres errechnen[1].

In unserem Beispiel erhalten wir

$$m = \sqrt{0,3} = 0,55\,,$$

$$n = \sqrt{0,2} = 0,45\,.$$

Für einen Vergleich der beobachteten Klassenfrequenzen gehen wir von Prozentwerten aus. Dann ist $m^2 + 2mn + n^2 = 100$,

[1] Auch ohne Ziehen der Quadratwurzel lassen sich die Genhäufigkeiten m und n erhalten, wenn man die Frequenzzahlen der Klasse M und der halben Klasse MN bzw. der Klasse N und der halben Klasse MN addiert. Denn man erhält dann

$$m^2 + mn = m(m + n) \quad \text{bzw.} \quad n^2 + mn = n(n + m)\,.$$

Da man nun $m + n = 1$ setzen kann, so sind dann die entsprechenden Summen unmittelbar $= m$ bzw. $= n$.

also $m + n = 10$. Man kann leicht prüfen, ob diese Relation tatsächlich erfüllt ist. Die folgende Tabelle gibt eine Übersicht über einige in verschiedenen Ländern erhobene Befunde.

Tabelle 29.
Die Genhäufigkeiten m und n in einigen Beobachtungsreihen.

		Anzahl	m	n	$m+n$
Landsteiner-Levine	Weiße (New York)	532	5,11	4,51	9,62[1]
Landsteiner-Levine	Neger (New York)	181	5,26	4,99	10,25[1]
Landsteiner-Levine	Indianer	205	7,75	2,21	9,96[1]
Wiener-Vaisberg	Weiße (New York)	904	5,53	4,61	10,14[1]
Wolff[2]	Stockholm	410	6,00	4,10	10,10
Wiener, Rothberg, Fox[2]	New York (Mütter)	461	5,31	4,57	9,88
Schiff[2]	Berlin	3635	5,54	4,42	9,96
Blaurock	Köln	2000	5,42	4,64	10,06

Die aus den Beobachtungsziffern errechnete Summe $m + n$ liegt dem theoretischen Wert 10,0 regelmäßig sehr nahe. Genauere Berechnungen zeigen, daß die Abweichungen fast stets innerhalb der Fehlergrenzen liegen. Wo dies ausnahmsweise nicht der Fall ist, entspricht der untersuchte Personenkreis nicht einer einheitlich durchgemischten Bevölkerung (Wiener).

Alles in allem bildet die Vererbung der Eigenschaften M und N ein besonders schönes Beispiel einfachster und absolut regelmäßiger Mendelvererbung beim Menschen. Das Zusammenfallen von Phänotypus und Genotypus bewirkt, daß für jede Person durch die serologische Bestimmung sofort auch die genaue Erbformel bekannt ist, die Einfachheit der Vererbungsweise schafft in Zusammenhang hiermit die übersichtlichen und geradezu paradigmatischen Verhältnisse, und die große Anzahl der Einzelbeobachtungen, bei deren Sammlung die früher schon auf dem Gebiete der Blutgruppen gemachten Erfahrungen berücksichtigt werden konnten, ermöglicht es, die Übereinstimmung von Theorie und Erwartung in einer für den Menschen nahezu einzigartigen Weise festzustellen.

III. Die Vererbung der Blutgruppeneigenschaften *A* und *B*.

Die Vererbung der Blutgruppeneigenschaften A und B erfolgt ebenfalls nach den Mendelschen Regeln. Nur dürfen wir hier nicht ein *Paar* von Erbanlagen (etwa für A und B) zugrunde legen,

[1] Aus Wiener (1931).

[2] In diesen Serien ist „Familienmaterial“ (Eltern und Kinder, Mütter und Kinder, Geschwisterreihen) nicht enthalten.

auch nicht zwei voneinander unabhängige Paare (etwa *A* und Nicht-*A*, *B* und Nicht-*B*), sondern wir müssen davon ausgehen, daß die Erbanlage für „Blutgruppe" in *drei* verschiedenen Sorten vorkommt (F. Bernstein 1924). Eine solche Vielfältigkeit der Erbanlage für ein Merkmal ist eine der Vererbungslehre wohlvertraute Erscheinung, es handelt sich nicht etwa um eine gekünstelte Annahme, die gerade nur für die Blutgruppen aufgestellt wäre.

Bezeichnet man ein einfaches Merkmalspaar als ein Allelomorphen- oder Allelenpaar, so spricht man hier von *multiplen* Allelen. Das Wesen der Erscheinung läßt sich auf dem Boden der heutigen Anschauungen über die Lokalisation der Erbanlagen leicht verstehen. Wie hier nicht weiter ausgeführt zu werden braucht — jedes Lehrbuch der Vererbungslehre gibt hierfür ausreichende Belege —, ist jede Erbanlage an einer bestimmten Stelle eines ganz bestimmten Chromosoms lokalisiert zu denken. Das gleiche gilt auch für die multiple Allelie. Hier ist eine *Serie* von Erbanlagen für das betreffende Merkmal bekannt, in dem einem Chromosom eines Paares findet sich aus der Serie *eine* der Erbanlagen, in dem zweiten Chromosom eine zweite. Bei *drei Erbanlagen*, wie sie nach F. Bernstein für die Gruppeneigenschaften *0*, *A*, *B* anzunehmen sind, hätten wir — wenn wir die Erbanlage für *0* mit Bernstein *R* nennen und die anderen beiden Erbanlagen mit den gleichen Buchstaben wie die beiden Blutgruppeneigenschaften bezeichnen — die drei Glieder

R *A* *B*

der Serie.

Da sich hiervon in einem Chromosomenpaar jeweils immer nur zwei Erbanlagen vorfinden, so haben wir die folgenden Kombinationsmöglichkeiten der Zygoten:

RR *RA* *AA* *RB* *BB* *AB*.

Genotypisch gibt es also sechs verschiedene Blutgruppen, wir kennen aber phänotypisch nur vier, weil sich die Typen *RA* und *AA* und entsprechend *RB* und *BB* serologisch bisher nicht unterscheiden lassen (Abb. 75). Die Formeln für den Genotypus erlauben es, in ähnlicher Weise wie bei den Eigenschaften *M* und *N* die aus den einzelnen Elternkombinationen zu erwartenden Kinder abzuleiten. Von den zwei Erbanlagen der Mutter und des Vaters geht jeweils eine auf das Kind über. Einige Beispiele zeigen die Abb. 76 und 77, eine Übersicht über alle möglichen Fälle unter Angabe der Zahlenverhältnisse bringt Tabelle 30.

Tabelle 30. Vererbung der vier Blutgruppen unter Zugrundelegung der Genotypen.

Eltern	Kinder					
	RR	*AA*	*AR*	*BB*	*BR*	*AB*
1. *RR* × *RR*	100					
2. *AA* × *AA*		100				
3. *AR* × *AR*	25	25	50			
4. *BB* × *BB*				100		
5. *BR* × *BR*	25			25	50	
6. *AB* × *AB*		25		25		50
7. *RR* × *AA*			100			
8. *RR* × *AR*	50		50			
9. *RR* × *BB*					100	
10. *RR* × *BR*	50				50	
11. *RR* × *AB*			50		50	
12. *AA* × *AR*		50	50			
13. *AA* × *BB*						100
14. *AA* × *BR*			50			50
15. *AA* × *AB*		50				50
16. *AR* × *BB*					50	50
17. *AR* × *BR*	25		25		25	25
18. *AR* × *AB*		25	25		25	25
19. *BB* × *BR*				50	50	
20. *BB* × *AB*				50		50
21. *BR* × *AB*			25	25	25	25

Wie man sieht, ergeben sich aus der Kombination der elterlichen Gameten zwangsläufig ganz bestimmte Genotypen der Kinder. So müssen z. B. Kinder gleichartig homozygoter Eltern (etwa *RR*) genotypisch mit den Eltern genau übereinstimmen.

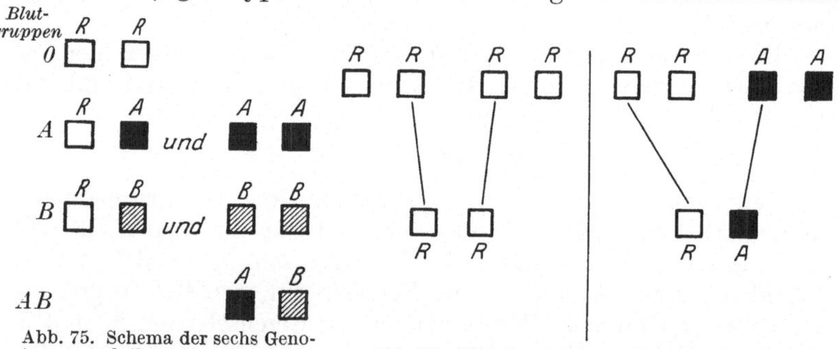

Abb. 75. Schema der sechs Genotypen und ihrer Verschmelzung zu vier Phänotypen.

Abb. 76. Vererbungsschema für die Kreuzungen *RR*×*RR* und *RR*×*AA*.

Wo die Kinder mehreren Blutgruppen angehören können, sind nicht nur qualitativ die Möglichkeiten begrenzt und genau vorherbestimmt, sondern es müssen auch bestimmte Zahlenverhältnisse, eben die bekannten Mendelproportionen 1:1 und

$^1/_4 : ^1/_4 : ^1/_4 : ^1/_4$ erwartet werden. Da nun aber die serologisch feststellbaren Blutgruppen, wie eben besprochen, nicht die Genotypen repräsentieren, sondern Phänotypen sind, die außer in

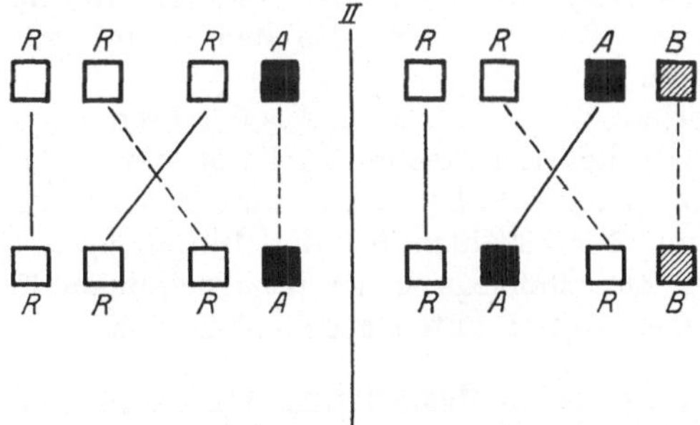

Abb. 77. Vererbungsschema für die Kreuzungen *RR* × *RA* und *RR* × *AB*.

den genotypisch eindeutigen Gruppen *0* und *AB* zwei Genotypen (z. B. *AA* und *AR*) in sich vereinigen, so können bei Kreuzung der Phänotypen im allgemeinen die Mendelzahlen nicht ohne weiteres hervortreten. Die folgende Tabelle gibt deshalb zunächst nur eine Übersicht über die qualitative Beschaffenheit der Kinder, die bei der Kreuzung der vier Phänotypen entstehen können.

Tabelle 31. Vererbung der vier Blutgruppen unter Zugrundelegung der Phänotypen.

Eltern	Kinder
1. *0* × *0*	*0*
2. *A* × *A*	*0*, *A*
3. *B* × *B*	*0*, *B*
4. *AB* × *AB*	*A*, *B*, *AB*
5. *0* × *A*	*0*, *A*
6. *0* × *B*	*0*, *B*
7. *0* × *AB*	*A*, *B*
8. *A* × *B*	*0*, *A*, *B*, *AB*
9. *A* × *AB*	*A*, *B*, *AB*
10. *B* × *AB*	*A*, *B*, *AB*

Will man die Zahlenverhältnisse der Kinder prüfen, so ist eine einfache Mendelproportion nur bei der Kreuzung *RR* × *AB* = *0* × *AB* zu erwarten, nämlich das Verhältnis 1:1. Für die anderen Kreuzungen muß rechnerisch eine Auflösung der Phänotypen in Genotypen vorgenommen werden. Die Kreuzung *A* × *0* beispielsweise enthält genotypisch die beiden Kreuzungen *AA* × *RR* und *AR* × *RR*. Aus der ersten Kreuzung sind nur Kinder *AR*, also der Blutgruppe *A*, aus der zweiten Kreuzung gleichviel

Kinder *AR* und *RR*, also der Gruppen *A* und *0* zu erwarten. Die Gesamtzahl der *A*- und der *0*-Kinder einzeln läßt sich dann genau angeben, wenn man weiß, in welcher Häufigkeit die beiden Kreuzungen vorkommen. Diese ist abhängig von der Häufigkeit der Genotypen *AA* und *AR*, also dem Anteil an Homo- und Heterozygoten.

Diese letztere Proportion kann aus der Frequenz der einzelnen Blutgruppen rechnerisch leicht abgeleitet werden, und in dieser Weise haben bereits v. Dungern und Hirschfeld 1910 den Nachweis von Mendelzahlen bei der Blutgruppenvererbung geführt. Unter Zugrundelegung der jetzt geltenden Erbauffassung soll ein Beispiel weiter unten gegeben werden.

Empirische Bestätigung der Erbformel.

a) Familienbeobachtungen. Über die Vererbung der Blutgruppen liegen sehr zahlreiche Einzeluntersuchungen vor.

Als Beispiel bringe ich die Ergebnisse einer Untersuchung von Sievers aus Finnland über 289 Familien mit 816 Kindern.

Tabelle 32. Vererbung der vier Blutgruppen nach Beobachtungen von Sievers. Absolute Zahlen.

Eltern	Anzahl Kinder				
	0	*A*	*B*	*AB*	Summa
0 × *0* . . .	101	—	—	—	101
0 × *A* . . .	95	123	—	—	218
0 × *B* . . .	36	—	50	—	86
0 × *AB* . .	—	30	29	—	59
A × *A* . . .	23	136	—	—	159
A × *B* . . .	12	54	29	32	127
A × *AB* . .	—	22	11	7	40
B × *B* . . .	3	—	19	—	22
B × *AB* . .	—	1	3	—	4
	270	366	141	39	816

Wie man sieht, sind die Erwartungen bezüglich der Beschaffenheit der Kinder stets erfüllt, nie findet sich ein Kind, das zu der Tabelle 31 in Widerspruch stände.

Die Prüfung der Zahlenverhältnisse — durchgeführt nach den oben besprochenen Grundsätzen — enthält Tabelle 33.

Auch diese Prüfung stimmt also mit der Theorie überein — größere Abweichungen finden sich nur dort, wo die absoluten Zahlen sehr klein sind —, und betrachtet man nun nicht nur diese eine Untersuchungsreihe, sondern die Gesamtheit der Beobachtungen — es sind im ganzen jetzt gegen 9000 Elternpaare

Tabelle 33. Vererbung der vier Blutgruppen nach Beobachtungen von SIEVERS. Anzahl der Kinder in Prozenten.

Eltern	*0*		*A*		*B*		*AB*	
	beobachtet	berechnet	beobachtet	berechnet	beobachtet	berechnet	beobachtet	berechnet
0 × *0* . . .	100	100	—	—	—	—	—	—
A × *A* . . .	14,5	16,2	85,5	83,8	—	—	—	—
B × *B* . .	13,6	20,6	—	—	86,4	79,4	—	—
AB × *AB* . .	—	—	—	25,0	—	25,0	—	50,0
0 × *A* . . .	43,6	40,3	56,4	59,7	—	—	—	—
0 × *B* . . .	41,9	45,6	—	—	58,1	54,4	—	—
0 × *AB* . .	—	—	50,9	50,0	49,1	50,0	—	—
A × *B* . . .	9,5	18,4	42,5	26,8	22,8	22,0	25,2	32,8
A × *AB* . .	—	—	55,0	50,0	27,5	20,3	17,5	29,7
B × *AB* . .	—	—	25,0	22,7	75,0	50,0	—	27,3

mit rund 20000 Kindern untersucht worden —, so ergibt sich ebenfalls eine sehr gute Übereinstimmung (Tab. 34). Absolut ist die Übereinstimmung jedoch nicht, es fallen vielmehr bei fast jeder Elternverbindung einzelne Kinder aus dem Rahmen, so z. B. bei der Elternverbindung *0* × *0* 17 = 0,65% Kinder. Gleichwohl ist die Übereinstimmung immer noch befriedigend, ja wie man

Tabelle 34. Zusammenstellung der Beobachtungen über Blutgruppenvererbung nach LATTES.

Eltern	Zahl der Ehen	Anzahl der Kinder in jeder Gruppe			
		0	*A*	*B*	*AB*
1. *0* × *0*	1192	2630	15*	2*	0
2. *A* × *A* . . .	1256	476	2364	1*	1*
3. *B* × *B* . . .	293	126	0	532	1*
4. *AB* × *AB* . . .	67	0	39	42	70
5. *0* × *A* . . .	2535	2256	3021	18*	9*
6. *0* × *B* . . .	997	958	11*	1230	1*
7. *0* × *AB* . . .	465	38*	571	525	34*
8. *A* × *B* . . .	1104	401	791	641	580
9. *A* × *AB* . . .	481	21*	525	253	307
10. *B* × *AB* . . .	327	13*	121	306	159
Im ganzen	8717	6919	7458	3550	1162
		19089			

eigentlich sagen muß, auffallend gut. Denn es ist von vornherein klar, daß bei einer so großen Anzahl von Einzelbeobachtungen verschiedenster Untersucher aus den verschiedensten Ländern und aus einem Zeitraum von etwa 20 Jahren dem statistischen Rohmaterial gewisse Fehler anhaften müssen. Wie jeder erfahrene Untersucher weiß, unterlaufen bei Massenbeobachtungen leicht einzelne *Fehler in der Blutgruppenbestimmung*, die bei sorgfältiger Behandlung des Einzelfalles ohne weiteres vermeidbar sind. Da Familienuntersuchungen bei dem großen Interesse, das der Gegenstand gefunden hat, überdies nicht nur von geübten Untersuchern, sondern bisweilen sogar in recht dilettantischer Weise vorgenommen wurden, so muß man mit einer gewissen Anzahl von unrichtigen Blutgruppendiagnosen und damit mit einer Trübung der Vererbungszahlen rechnen. Eine weitere Quelle für vereinzelte Fehler ergibt sich daraus, daß der Untersucher die Angaben, die ihm über die Eltern des Kindes gemacht werden, ohne Nachprüfung hinnehmen muß. Es ist vorgekommen, daß ein Adoptivkind zunächst als echtes Kind geführt wurde, weil die Eltern es nicht für notwendig gehalten hatten, den Untersucher aufzuklären, vielleicht nicht einmal danach gefragt worden waren. Vor allem aber muß man damit rechnen, daß einzelne aus einem Ehebruch stammende Kinder dem Untersucher als legitime Kinder vorgeführt werden. Diese zweite Fehlerquelle scheint auf den ersten Blick unüberwindlich, die Erfahrung hat jedoch gezeigt, daß sie sich praktisch durch sorgfältige Auswahl der Familien nahezu ausschalten läßt. Man sollte darauf verzichten, wahllos etwa die Angehörigen von Krankenhausinsassen und überhaupt Proletarierfamilien der großen Städte zu untersuchen, und vor allem die Eltern über den Sinn der Untersuchung aufklären und bei etwaigen Widerständen nicht auf Untersuchung drängen (OTTENBERG). Geht man so vor, so verschwinden die Ausnahmen. Dies und die Tatsache, daß eine nicht geringe Anzahl der früher berichteten angeblichen „Ausnahmen“ bei Nachprüfung mit Sicherheit auf die beiden genannten Fehlerquellen zurückgeführt werden konnte, berechtigt dazu, die BERNSTEINsche Vererbungstheorie der Blutgruppen als die richtige anzuerkennen.

Erwähnung verdient es, daß die Fehlerquelle der unerkannten Illegitimität ebenso wie bei den Eigenschaften M und N auch hier für bestimmte Fälle bei der Nachprüfung der Vererbungsweise ausgeschaltet werden kann. Die Frage der Vaterschaft ist nämlich dort ohne Bedeutung, wo die Vererbungsregel fordert, daß allein schon zwischen *Mutter und Kind* bestimmte Beziehungen bestehen. Das ist der Fall für Mütter der Blutgruppe 0: die Kinder erhalten hier sämtlich von der Mutter ein Gen R, infolgedessen kann das Kind nicht zur Blutgruppe AB gehören, denn hier ist für das Gen R in der Erbformel kein Platz. Entsprechend gilt auch für Mütter der Blutgruppe AB, daß ihre Kinder ein Gen A oder B besitzen müssen, also nicht zur Blutgruppe 0

gehören können. Man kann also prüfen, ob tatsächlich, wie es die Theorie fordert, Mütter der Blutgruppen *0* und *AB* niemals Kinder der Blutgruppen *AB* und *0* haben. Die frühere Literatur enthielt mehrfach Angaben über das Vorkommen derartiger Mutter-Kindverbindungen, neuere Untersuchungen haben aber diese Angaben nicht bestätigt. So wurden unter 5242 *gerichtlichen* Mutter-Kinduntersuchungen — diese Untersuchungen werden mit Rücksicht auf den Zweck der Untersuchung mit besonderer Sorgfalt vorgenommen — niemals die fraglichen Mutter-Kindkombinationen gefunden (SCHIFF 1929). Dagegen sind unter nicht sorgfältig ausgesuchten Familien entsprechende *Vater*-Kindverbindungen mehrfach gesehen worden. Dies zeigt, welche Bedeutung der Illegitimität zukommt.

Unter allen Beobachtungen liegt eine einzige vor, welche als gut beglaubigte Abweichung Beachtung verdient, ein von HASELHORST sowie von HASELHORST und LAUER beschriebenes Kind *0* einer Mutter *AB*. Die Mutter gehörte dem Untertypus *A*-klein an, und es ist deshalb möglich, daß das noch junge Kind ebenfalls ein genotypisches A_2 enthält, welches aber noch nicht manifest wurde. Es wäre aber auch möglich, daß hier Verhältnisse anderer Art vorliegen, wie wir sie bei den Drosophilastudien kennengelernt haben, nämlich ein pathologisches Verhalten der Chromosomen bei dem Übergang in die Eizellen. PH. LEVINE hat darauf hingewiesen, daß bei einem Zusammenbleiben des Chromosomenpaares (nondisjunction) auf die eine Zelle die beiden Chromosome *A* und *B*, auf die andere Zelle dagegen überhaupt kein Blutgruppenchromosom übergehen würde, womit dann das Auftreten eines Kindes *0* einer Mutter *AB* seine Erklärung fände. Für den Fall HASELHORST läßt sich eine Entscheidung nicht treffen, weil Beobachtungen über die nächste Generation zur Beurteilung erforderlich wären. Die beiden angeführten Erklärungsmöglichkeiten — sie sind nicht die einzigen in Betracht kommenden — genügen aber, um zu zeigen, daß die für die Allgemeinheit der Fälle gewonnene Erbauffassung durch einen derartigen Einzelfall nicht erschüttert werden kann. Daß dieser Einzelfall übrigens wirklich ein Einzelvorkommnis ist, geht daraus hervor, daß HASELHORST und LAUER eine derartige Beobachtung bei 2200 von ihnen sonst untersuchten Mutter-Kindpaaren nicht wiederholen konnten.

b) Populationsstatistik und Blutgruppenvererbung. Auf S. 172 wurde für die Bluteigenschaften *M* und *N* gezeigt, wie die Häufigkeitsverteilung der dort vorhandenen drei Blutklassen in Beziehung zu der Vererbungsweise steht. Ein entsprechender Zusammenhang muß natürlich auch für die vier Blutgruppen vorhanden sein, und er läßt sich, wie F. BERNSTEIN dargetan hat, auch tatsächlich leicht aufzeigen. Wir erhalten die entsprechenden Formeln, wenn wir die gleiche Berechnung wie oben S. 173 durchführen, aber dabei nicht von zwei, sondern von drei Erbanlagen ausgehen. Nennen wir die Erbfaktoren für die Merkmale *0*, *A* und *B*, wie dies bereits oben in der Tabelle S. 176 geschehen ist, der Reihe nach R, A und B und die Häufigkeiten der drei Erbanlagen in der Bevölkerung r, p, q, so ergibt sich die Häufigkeit, mit der die beiden Erbanlagen zusammentreffen, aus dem nebenstehenden Schema.

	r	p	q
r	r^2	pr	q^2
p	pr	p^2	pq
q	qr	pq	q^2

Hieraus erhält man für die vier Klassen (vier Blutgruppen) die folgenden Häufigkeiten:

Blutgruppe 0	r^2,
Blutgruppe $A (= AA + AR)$	$p^2 + 2pr$,
Blutgruppe $B (= BB + BR)$	$q^2 + 2qr$,
Blutgruppe AB	$2pq$.

Man kann also von der beobachteten Häufigkeit der vier Klassen ausgehen und daraus die Frequenzen r, p, q der drei Erbfaktoren in einer Bevölkerung rechnerisch ableiten. Die Berechnung wird nach den folgenden Formeln durchgeführt:

$$r = \sqrt{\bar{0}},$$

$$p = 1 - \sqrt{\bar{0} + \bar{B}},$$

$$q = 1 - \sqrt{\bar{0} + \bar{A}}.$$

Hierbei bedeuten $\bar{A}, \bar{B}, \bar{0}$ die Häufigkeiten der entsprechenden Blutgruppen bzw. die Prozentzahlen dividiert durch Hundert; p, q, r sind die Häufigkeiten der zugrunde liegenden Erbfaktoren A, B, R. Die so ausgerechneten Häufigkeiten müssen die Relation $p + q + r = 1$ innerhalb der Grenzen des mittleren Fehlers[1] erfüllen. Dabei ist allerdings Voraussetzung, daß es sich um eine gleichmäßig durchgemischte Bevölkerung handelt. Selbstverständlich wird der theoretische Wert 1,0 bei wirklichen Beobachtungen im allgemeinen nicht ganz genau, sondern nur annähernd erreicht sein. Die folgende Aufstellung (Tab. 35) zeigt für 20000 Einzelbeobachtungen aus Berlin, die in mehrere Serien aufgeteilt sind, daß die Abweichungen von 100 hier regellos bald nach oben, bald nach unten liegen, und daß für das große Gesamtmaterial die Annäherung an die Erwartung sehr groß ist. Für eine frühere Serie meiner Beobachtung (3120 Personen) hat BERNSTEIN eine Unterteilung in 39 Gruppen zu 80 Personen vorgenommen und

[1] Formel des mittleren Fehlers μ nach BERNSTEIN, Z. indukt. Abstammgslehre **56**, 233 (1930):

$$\sqrt{N} \cdot \mu(D) = \sqrt{\frac{pq}{2(1-p)(1-q)}}.$$

Tabelle 35. Die Genhäufigkeiten p, q, r in Berlin für 20000 Personen, aufgeteilt in 7 Einzelserien. (Nach SCHIFF und HIEN 1933.)

Jahr	Zahl der Untersuchten	Genhäufigkeiten			$D = 100 - (p + q + r)$
		p	q	r	
1922—24	750	26,4	12,2	61,4	0
1924—26	1750	30,6	10,7	58,2	+1,0
1927—28	3121	28,1	11,4	60,8	+0,5
1929	3005	27,6	11,1	61,6	−0,3
1930	3188	29,3	11,1	59,1	+0,5
1931	5932	27,6	11,0	61,8	−0,4
1932	2254	28,6	11,8	59,9	−0,3
Im ganzen	20000	28,3	11,2	60,6	−0,1

jedesmal die Abweichung der Summe $p + q + r$ von dem theoretischen Wert 100 berechnet. Diese 80 Abweichungen ergaben genau die GAUSSsche Zufallskurve (Abb. 78). Eine ähnliche Kurve zeigt das Material von GUNDEL. Die Beobachtung hat gezeigt, daß bei den meisten Beobachtungsreihen die Abweichung von 100, wenn überhaupt vorhanden, sehr gering ist. In manchen Fällen aber ist die Abweichung größer; dies ist nach BERNSTEIN theoretisch zu erwarten, wenn keine gleichmäßig durchgemischte Bevölkerung vorliegt ($p + q + r < 100$), z. B. auch, wenn ein Autor Beobachtungsreihen aus verschiedenen anthropologisch nicht gleichartigen Gebieten zu einer einzigen Statistik vereinigt hat (etwa Sammelstatistik „Russen"). Ferner kann auch die Häufung von Beobachtungsfehlern zu einer stärkeren Abweichung von der theoretischen Summe 100,0 führen. Wurden zu schwache Testsera benutzt, wohl der häufigste Fehler, so ist $p + q + r > 100$, der Wert D also negativ (vgl. BERNSTEIN, WIENER).

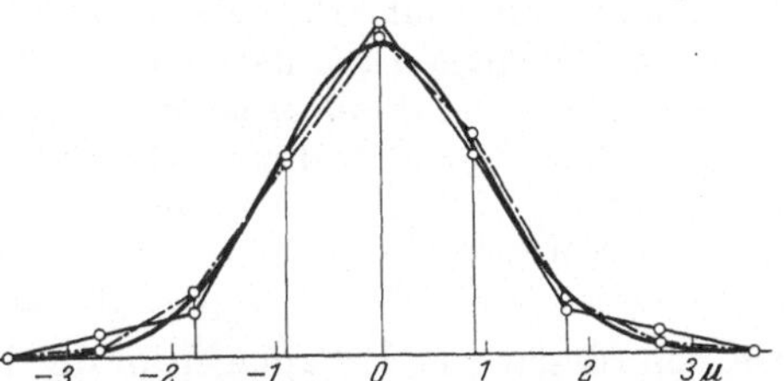

Abb. 78. Erklärung im Text. [Aus BERNSTEIN, Z. indukt. Abstammgslehre **56** (1930).] ——— Verteilungskurve berechnet aus den Beobachtungen von SCHIFF, GUNDEL. —·—·— Verteilungskurve berechnet aus den Beobachtungen von SCHIFF, GUNDEL und SIEVERS.

c) Die Vererbung der beiden Typen der A-Eigenschaft. Auch die beiden Typen der A-Eigenschaft (A-groß und A-klein — v. DUNGERN-HIRSCHFELD —, auch A_1 und A_2 genannt) vererben sich. LANDSTEINER und LEVINE untersuchten mit Hilfe der im menschlichen Serum gelegentlich vorkommenden Kälteagglutinine α_1 und α_2 69 Familien (Tab. 36; vgl. auch LAUER).

Tabelle 36. Vererbung der Untergruppen A_1 und A_2 nach LANDSTEINER und LEVINE.

Elternverbindung	Anzahl der Familien	Gesamtzahl der Kinder	Anzahl der Kinder		
			A_1	A_2	intermediär
$A_1 \times A_1$	6	27	21 (77,8)	3 (11,1)	3 (11,1)
$A_1 \times 0$ oder B . .	42	122	115 (94,3)	1 (0,8)	6 (4,9)
$A_1 \times A_2$	8	31	21 (67,7)	10 (32,3)	0
$A_2 \times 0$ oder B oder A_2	13	32	3 (9,4)	26 (81,2)	3 (9,4)
	69	212			

In der Hauptsache die gleichen Typenunterschiede haben THOMSEN und seine Mitarbeiter mit einer Technik erfaßt, bei der Zwischenformen nicht festzustellen sind[1]. Ob hierin ein Vorzug oder ein Nachteil liegt, läßt sich nicht ohne weiteres sagen, jedenfalls aber glaubt THOMSEN, aus seinen Untersuchungen auf eine ganz bestimmte Vererbungsweise schließen zu dürfen. Er nimmt an, daß für die Hämotypen A-groß und A-klein zwei verschiedene Erbanlagen existieren, welche in die Allelenreihe an Stelle von A einzusetzen sind. Dabei ist das Gen für A-groß dominant über das Gen für A-klein. Bezeichnet man diese beiden Gene mit A_1 und A_2, so würde man die folgende Serie von vier Erbfaktoren erhalten:

$$R \quad A_2 \quad A_1 \quad B.$$

Da von diesen vier Erbanlagen in der bekannten Weise immer je zwei zusammentreten, so erhält man zehn Genotypen, denen sechs Phänotypen entsprechen (siehe nebenstehend). Der Phänotypus A_1 zerfällt also in drei verschiedene Genotypen (A_1A_1, A_1A_2, A_1R), der Phänotypus A_2 in zwei Genotypen (A_2A_2 und A_2R).

Genotypen	Phänotypen	Genotypen	Phänotypen
RR	0		
A_2A_2, RA_2	A_2	BB, BR	B
A_1A_1, A_1A_2, RA_1	A_1	A_2B	A_2B
		A_1B	A_1B

Die Forderungen, die sich unter dieser Voraussetzung für die Beschaffenheit der Kinder aus den verschiedenen Elternverbindungen ergeben, sind nach THOMSEN und auch nach eigenen Beobachtungen praktisch gut erfüllt. Vor allem scheint sich A_1 bei einem Kinde nur dann zu finden, wenn A_1 auch bei den Eltern vertreten ist.

[1] Agglutination der A-Blutproben mit gewöhnlichem Anti-A-Serum, welches zuvor mit Erythrocyten A-klein absorbiert war.

Weiter findet sich bei Kindern aus Ehen $A_1B \times$ Nicht-A als A stets A_1, nicht aber A_2, und entsprechend folgen A-Kinder aus Ehen $A_2B \times$ Nicht-A nur dem Typus A_2, nicht aber A_1.

Ferner stimmen auch die bisherigen Beobachtungen über Geschwister aus A_1- und A_2-Ehen mit den theoretischen Forderungen gut überein. Ist z. B. aus einer Ehe $A_1 \times 0$ ein Kind 0 hervorgegangen, so fordert die Theorie, daß die Geschwister nur zu den Klassen 0 und A_1 gehören; denn die Formel des A_1-Elters muß lauten A_1R, ein Gen A_2 ist also nicht vorhanden und kann sich demnach auch bei den Kindern nicht vorfinden.

Entsprechend kann ein Vater A_1 eines Kindes A_2 nur Kinder A_1 und A_2, nicht aber Kinder 0 haben. Die bisherigen Erfahrungen bestätigen dies, Tabelle 37 gibt nach FRIEDENREICH und ZACHO die Befunde der THOMSENschen Schule wieder.

Tabelle 37. Vererbung der Untertypen A_1 und A_2 nach FRIEDENREICH und ZACHO.

Eltern	Anzahl Familien	Anzahl Kinder	Anzahl Kinder der Gruppen					
			A_1	A_2	0	B	A_1B	A_2B
$A_1 \times A_1$	15	41	34	1	6			
$A_1 \times A_2$	9	24	13	4	7			
$A_1 \times 0$	40	105	72	6	27			
$A_1 \times B$	7	21	13		6		2	
$A_1 \times A_1B$	1	2	1				1	
$A_1 \times A_2B$	3	6		2			3	1
$A_2 \times A_2$	1	3		3				
$A_2 \times 0$	10	22		18	4			
$A_2 \times B$	6	18		5	3	3		7
$A_2 \times A_1B$	2	10	5			1		4
$A_1B \times 0$	3	7	5			2		
$A_1B \times B$	2	10	1			8	1	
$A_2B \times 0$	3	11		8		3		
$A_2B \times B$	1	3		1		2		
	103	283						

d) **Vererbung des Faktors *P*.** Der Faktor P von LANDSTEINER und LEVINE wird durch tierische Sera nachgewiesen. Sehr ähnlich verhalten sich gewisse menschliche Normalsera. Das betreffende atypische Isoagglutinin haben LANDSTEINER und LEVINE „Extraagglutinin 1" genannt. Die Vererbung des mit diesem Extraagglutinin nachweisbaren Faktors haben sie an 103 Familien, 58 weißen und 44 farbigen, mit 498 Kindern untersucht. Nach der Stärke des Faktors unterscheiden sie drei Klassen: 1, 2 und 3, wobei 1 das stärkste Auftreten, 3 das Fehlen des Faktors bedeutet.

Tabelle 38. Vererbung des Faktors *P* nach LANDSTEINER und LEVINE.

Elternverbindung	Zahl der Ehen	Zahl der Kinder	Klasse 1	Klasse 2	Klasse 3
1 × 1	29	137	103	18	16
1 × 2	16	77	24	22	31
1 × 3	31	151	43	28	80
2 × 2	1	5	4	0	1
2 × 3	9	46	7	11	28
3 × 3	17	82	2	14	66

Die Tabelle läßt Erblichkeit mit Sicherheit erkennen. Die Eltern 1 × 1 haben überwiegend (zu 64%) Kinder der Klasse 1, die Eltern 3 × 3 überwiegend (80,5%) Kinder der Klasse 3. Bei den Ehen 1 × 3 finden sich 53% Kinder der Klasse 3. Eine einfache Erbformel läßt sich nicht aufstellen, es müßten mehrere Erbfaktoren angenommen werden, wofern man nicht annimmt, daß bei der Feststellung des Merkmals mittels der recht schwachen Extraagglutinine Ungenauigkeiten in der Erfassung eine störende und mit anderer Technik später vielleicht noch überwindbare Rolle spielen.

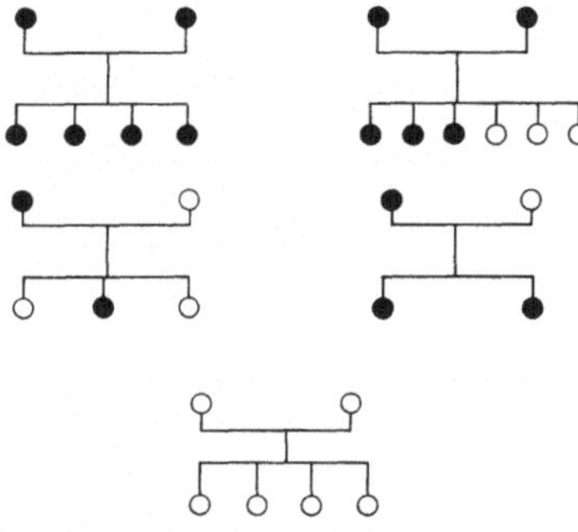

Abb. 79. Vererbung des Blutfaktors *H* in fünf Familien. • *H* ist vorhanden, ○ *H* fehlt.

e) Vererbung des Faktors *H*. Der Blutkörperchenfaktor *H* (vgl. S. 55) vererbt sich anscheinend dominant. Abb. 79 gibt einige Beispiele wieder. Dort, wo beide Eltern den Faktor *H* besitzen, kommt er meist bei den Kindern vor, er kann aber auch fehlen. In Familien, in denen nur ein Elter den Faktor besitzt, sehen wir Kinder mit und ohne den Faktor, in der letzten Familie der Abbildung endlich fehlt der Faktor sowohl bei den Eltern wie bei den Kindern. Diese Familie zeigt also das typische Verhalten eines recessiven Faktors; vermutlich liegt hier Gesetzmäßigkeit vor, es sind jedoch noch größere Erfahrungen erforderlich, um diese Annahme endgültig sicherzustellen.

f) Vererbung des Sekretionsfaktors *S*. Bei den meisten Menschen finden sich entsprechend der Blutgruppe die Gruppeneigenschaften *A*, *B* und *0* auch im Speichel, bei etwa 20—30% aber erweist sich der Speichel bezüglich der Gruppeneigenschaften als serologisch leer. Das Auftreten der Gruppeneigenschaft im Speichel ist erblich, und zwar unabhängig von der Blutgruppe.

Die folgende Tabelle nach SCHIFF und SASAKI zeigt dies für 68 Familien mit 215 Kindern. Mit S sind diejenigen Personen bezeichnet, in deren Speichel die Gruppeneigenschaft vorhanden ist („Ausscheider"), mit s die Nichtausscheider.

Tabelle 39. Vererbung des Sekretionsfaktors S nach SCHIFF und SASAKI.

Eltern	Zahl der Familien	Kinder	
		S	s
$S \times S$	33	93	15
$S \times s$	30	60	29
$s \times s$	5	0	18

Die genauere Analyse ergibt, daß die Vererbung auf einem einfach mendelnden Faktorenpaar beruht. Der Faktor für Ausscheidung ist dominant, der für Nichtausscheidung recessiv.

E. Die biologische Abstammungsprüfung.

I. Allgemeines. Historisch-Ethnologisches.

Die Beziehung zwischen Geschlechtsverkehr und Empfängnis soll nach ernsthaften, wenn auch angezweifelten Berichten, wie sie u. a. aus Australien und Neukaledonien vorliegen, auf einer frühen Kulturstufe noch nicht bekannt sein (Lit. vgl. BUSCHAN). Das Problem der Vaterschaft würde hier noch nicht existieren.

Anklänge an derartige Anschauungen enthalten vielleicht die bei allen Völkern wiederkehrenden mythologischen Vorstellungen über Kinder, die von Göttern oder Dämonen gezeugt sind. Im altkeltischen Heldenepos ist es nichts Ungewöhnliches, daß für den Helden gleichzeitig mehrere Väter angegeben werden.

Im allgemeinen wird man wohl anzunehmen haben, daß derartige mythologische Vorstellungen *trotz* Kenntnis der natürlichen Zusammenhänge weitergesponnen werden. Treffend hat das KARL VON DEN STEINEN mit den Worten ausgedrückt: „das Physiologische versteht sich immer von selbst".

Das Problem der *Vaterschaft* existiert selbstverständlich dort, wo die Ehe in irgendeiner Form besteht, es hat aber auch bei Promiskuität und überhaupt für das uneheliche Kind frühzeitig Bedeutung gewonnen.

Resignation diesem Problem gegenüber liegt sehr nahe, so daß es dann praktisch aufhört, ein Problem zu sein. Am krassesten kommt das in dem römischen Rechtsgrundsatz „pater semper incertus" zum Ausdruck. Diese radikale Beseitigung des Problems hat den Vorteil, daß klare Verhältnisse geschaffen werden. Nicht viel anders scheint schon die Einstellung im alten Babylon gewesen zu sein[1]. Dort hat es — im Zusammenhang mit der Tempelprostitution — eine große Zahl Kinder unbekannter Väter gegeben. Für eine bestimmte Kategorie, die Kinder von Priesterinnen der zweiten Klasse, der Sal-Me, ist ausdrücklich bestimmt, daß sie — genau wie bei uns die unehelichen Kinder — den Namen der Mutter zu tragen hatten. Eine bis ins kleinste gehende Adoptionsgesetzgebung zeigt, daß diese Kinder, weil sie sehr zahlreich waren, eine große Bedeutung gehabt haben müssen. Über Normen oder Versuche zur Ermittlung des Vaters liegt aber hier ebensowenig vor wie in der Ehegesetzgebung, über die wir ebenfalls recht gut Bescheid wissen. Trotzdem Opferschau und Wunderglauben im alten Babylon eine so große Rolle spielten, hat der nüchterne Gesetzgeber für das Problem der Vaterschaft hiervon keinen Gebrauch gemacht.

Immerhin mag erwähnt werden, daß bei Adoptionen zur Feststellung der Identität das Fußmaß der adoptierten Personen gemessen und urkundlich beglaubigt wurde. Es scheint mir nicht ausgeschlossen, daß hier Fuß*abdrücke* gemeint sind, und jedenfalls hören wir aus späterer Zeit, daß bei den Arabern aus den Fußspuren eine Entscheidung über die Vaterschaft getroffen wurde. Es wäre möglich, daß jene arabische Kunst (Quafa) schon im alten Babylonien geübt wurde.

Eine durchaus positive Einstellung zum Problem der Vaterschaftsbestimmung kennt das *chinesische* Hsi-Yüan-Lu, ein gerichtsmedizinisches Werk hohen Alters, das bis vor wenigen Jahren von den Behörden noch angewandt wurde und das im Inneren des Landes auch heute noch Beachtung findet. Hier wird genau beschrieben, wie man vorzugehen hat, wenn man die Abstammung eines Kindes von einem bestimmten Manne prüfen will. Seltsamerweise erinnert das Verfahren äußerlich an unsere heutige Blutdiagnostik.

Man läßt das Blut des Kindes und des vermeintlichen Vaters in einen Topf mit Wasser hineinfallen. Kommt es zur Gerinnung, so ist die Vaterschaft bewiesen.

Um die Abstammung von einem Verstorbenen zu prüfen, bringt man Blut des Kindes auf den Knochen des Toten. Ist es der des Vaters, so läßt sich das Blut nicht wieder abwaschen, ein sehr weitverbreitetes Motiv. Außer in jenem altchinesischen Gesetzbuch finden wir es u. a. in altjüdischen Erzählungen und

[1] Näheres bei M. David.

in den Gesta romanorum, einer im 12. Jahrhundert in England niedergeschriebenen Sammlung von Erzählungen.

Auf diese und andere Versuche, auf mehr oder weniger mystischem Wege die Vaterschaft zu bestimmen, soll hier nicht näher eingegangen werden. Die Frage erschien für den menschlichen Verstand allein so wenig lösbar, daß man selbst Gottesurteile, Wasser- und Feuerprobe herangezogen hat. Eine rationelle Grundlage hat allein das Urteil Salomos. Aber es dient gerade zur Hervorhebung seiner übermenschlichen Weisheit, daß die für den gewöhnlichen Menschenverstand nicht aufzuklärende Frage der Abstammung — diesmal der Mutterschaft — durch seine praktische Psychologie gelöst wird.

Alle Versuche früherer Zeit, die Frage der Abstammung auf rationelle Weise, auf biologischer Grundlage, wenn der Ausdruck erlaubt ist, zu beantworten, gehen naturgemäß von der Ähnlichkeit aus. Ähnlichkeit gilt als Beweis für die Vaterschaft, Unähnlichkeit stimmt den Ehemann zumindest mißtrauisch. Zur Klärung schwieriger Fälle hat man auch eine Vererbungstheorie des Altertums herangezogen, die allerdings von unseren modernen wissenschaftlichen Anschauungen sehr abweicht. Ich meine die Lehre vom Versehen der Schwangeren. Sie ist nämlich eine durchaus konsequente und scheinbar auch auf Beobachtung gestützte Vererbungstheorie. Allerdings nicht allgemeiner Art, denn sie will nur das Auftreten besonders auffälliger Merkmale erklären.

Eine Fülle von Beispielen aus antiker und späterer Zeit hat Iwan Bloch gesammelt. Daß dem Arzt besondere Sachkunde zuerkannt wurde, zeigt eine altgriechische Erzählung. Eine Mutter war in den Verdacht der Untreue geraten, weil das sehr schöne Kind niemandem aus der Familie ähnlich sah. Ein Arzt sprach die Vermutung aus, es könne sich in dem Schlafzimmer der Frau ein dem Kinde ähnliches Bild gefunden haben, und das fand man wirklich. In einem griechischen Roman wird die Geburt eines weißen Kindes durch Persinna, die Gemahlin des Äthiopierkönigs, auf die gleiche Weise erklärt.

Noch heute ist die Lehre vom Versehen im Volke weitverbreitet, ja selbst vor Gericht hat sie vor nicht langer Zeit noch Anerkennung gefunden. Aus Dänemark hat Thomsen über das uneheliche Kind eines Dienstmädchens berichtet. Das Kind besaß als Abnormität einen überzähligen Finger ganz ebenso wie der Dienstherr der Mutter. Die Unterhaltsklage wurde (in den 70er Jahren) vom Gerichte abgewiesen, weil das Versehen der Mutter die Abnormität des Kindes ausreichend erkläre.

Praktisch ist es nicht möglich, sich einfach mit der Unlösbarkeit des Problems abzufinden. Zu viele Einzelfälle des Rechtslebens, die Entscheidung fordern, hängen mit der Vaterschaft zusammen, und so zeigen uns denn die Prozeßberichte der letzten Jahrhunderte, in welcher Weise man zu einer Lösung zu gelangen suchte. Im Vordergrund steht im allgemeinen die Prüfung der Ähnlichkeit, mit der man außer den Gerichtsärzten mit Vorliebe auch Maler betraute. Neben der allgemeinen Ähnlichkeit achtete man darauf, ob sich besondere Kennzeichen des Kindes bei dem Manne und seiner Familie wiederfinden. Bei einem solchen Vorgehen mögen gute Beobachter in einzelnen Fällen wohl das Richtige getroffen haben. Im allgemeinen aber war der Gutachter in einer schwierigen Lage, weil er ohne das Fundament einer Vererbungs*wissenschaft* aus zufälligen Einzelbefunden nach Gutdünken seine Schlüsse ziehen mußte. Aus dem 18. Jahrhundert kennen wir zwei berühmte englische Prozesse, den um die Peerschaft der Douglas und den Townshend Peerage case, in denen die Ähnlichkeit geprüft wurde. Im Townshend Case wurde dem Prätendenten die Legitimität auf Grund der eidlichen Aussage eines Zeugen abgesprochen. Er hatte angegeben, die Ähnlichkeit des Kindes mit dem Ehebrecher sei so groß, daß er es daran unter 500 Kindern erkannt haben würde.

Das letzte berühmte Beispiel für diese Art der Begutachtung stellt in Deutschland der Prozeß Kwilecki dar. Hier handelte es sich nicht allein um die Vaterschaft, sondern vor allem auch um die Mutterschaft, denn es bestand der Verdacht der Kindesunterschiebung. Das Gericht sah Kindesunterschiebung nicht als bewiesen an. Bei der Begutachtung spielte die Frage der Ähnlichkeit eine wichtige Rolle. Beispiele MENDELscher Vererbung beim Menschen waren damals noch kaum bekannt, so daß im Prinzip nicht viel anders vorgegangen werden konnte, als etwa in den ähnlichen Fällen früherer Jahrhunderte.

Aber auch die allmählich durchdringende Erkenntnis, daß die MENDELschen Regeln in weitestem Umfang auch auf den Menschen angewendet werden dürfen, blieb zunächst für die Prüfung der Vaterschaft praktisch ohne Bedeutung. Denn die Merkmale, die man zugrunde legen wollte, waren entweder so selten, daß sie nur ausnahmsweise Bedeutung hatten — das gilt insbesondere für die vielen mendelnden Merkmale pathologischer Art —, oder aber es waren Eigenschaften, deren Vererbungsweise nicht mit genügender Sicherheit feststand. Die *Einführung der Blutgruppen* brachte hier schlagartig einen Umschwung. Hier lag ein scharf abgegrenztes, häufig benutzbares Merkmal mit einer klar hervortretenden und durchaus regelmäßigen Vererbungsweise vor. Das neue Merkmal „Blutgruppe“ bildete gleichsam das Schema dafür, wie man überhaupt bei einer exakten Erblichkeitsprüfung vorzugehen habe. Allerdings führt die Anwendung des einen Merkmals „Blutgruppe“ nur zu einem Teilerfolg. War dieser an sich schon wertvoll genug, so hat er doch außerdem noch die weitere Forschung angeregt. Das Problem der Vaterschaft, das früheren Generationen so unlösbar erschienen war wie etwa die Quadratur des Kreises, ist in seiner prinzipiellen Lösbarkeit erkannt worden; es ist heute keine Utopie mehr, wenn die Wissenschaft dahin strebt, Kriterien zu finden, welche es erlauben, in *jedem* Falle die Frage nach der Vaterschaft zu beantworten.

II. Die biologischen Grundlagen der Abstammungsprüfung.

a) Das Grundprinzip. Die Erkenntnis, daß die MENDELschen Gesetze auch für den Menschen gelten, hat für die Abstammungsprüfung eine wissenschaftliche Grundlage geschaffen. Der entscheidende Schritt MENDELS, in Detailversuchen einzelne differierende Merkmale zu untersuchen, ist auch für die Abstammungsprüfung vorbildlich. Ihre Aufgabe muß es sein, die Übereinstimmung oder Nichtübereinstimmung zwischen Kind und angeblichen Eltern nicht summarisch und gefühlsmäßig, sondern systematisch für möglichst viele mendelnde Einzelmerkmale festzustellen.

Die Forderung, daß es sich um mendelnde Merkmale handeln muß, ist wesentlich: wir müssen das betreffende Merkmal bereits kennen, wir müssen wissen, daß und wie es sich vererbt.

Trifft diese Voraussetzung zu, so läßt sich im konkreten Falle prüfen, ob die Vererbungsgesetze erfüllt sind oder nicht.

Entsprechen die Beobachtungen den Vererbungsgesetzen, so muß die *Möglichkeit* zugegeben werden, daß die Abstammung richtig angegeben wurde. Die Möglichkeit wird sich um so mehr zu einer *Wahrscheinlichkeit* verdichten, je mehr und je seltenere Merkmale untersucht werden konnten. In heute noch seltenen, besonders günstig gelegenen Fällen wird sich eine derartige Häufung von Übereinstimmungen finden, daß die Abstammung von einem bestimmten Elternpaar als nahezu sicher bezeichnet werden darf. Wir kommen dann dem Ideal einer *positiven* Abstammungsaussage recht nahe.

Im allgemeinen wird bei dem heutigen Stand unserer Kenntnisse dieser günstigste Fall nur so selten erreicht werden, daß sich ein näheres Eingehen hierauf im Rahmen dieses Buches erübrigt.

Dagegen hat jetzt schon der entgegengesetzte Fall — *die Vererbungsgesetze sind nicht erfüllt* — praktisch große Bedeutung gewonnen. Sind für ein Merkmal, dessen gesetzmäßige Vererbung einwandfrei feststeht, in einem Falle zweifelhafter Abstammung die Vererbungsgesetze nicht erfüllt, *so läßt sich die behauptete Abstammung ausschließen.*

Die moderne wissenschaftliche Betrachtungsweise hat also zu einer Verschiebung der Fragestellung geführt. Wir sind zunächst zufrieden, wenn uns das Studium der Vererbungsverhältnisse auf das Teilproblem — Ausschließung der Abstammung — eine sichere Antwort liefert.

Als Beispiel dafür, wie man unter Anwendung der Vererbungsregeln die Möglichkeit einer angegebenen Vaterschaft prüfen kann, sei ein einfacher Fall mendelnder Vererbung gewählt, nämlich die von GR. MENDEL selbst beschriebenen grünen und gelben Erbsen. Gelbe und grüne Endospermfarbe sind durch zwei allele Gene A und a bedingt; es gibt *rein* gelbe und *rein* grüne Formen, die in sich fortgepflanzt jeweils wiederum nur rein gelbe bzw. rein grüne Nachkommen bilden. Bei der Kreuzung der rein gelben mit den rein grünen Erbsen entstehen *gelbe* Erbsen.

Man bezeichnet deshalb gelb als das *dominante* Merkmal. Kreuzt man die Mischlinge untereinander, so „spalten sie auf“: sie ergeben zu drei Vierteln gelbe, zu einem Viertel grüne Nachkommen. In der übersichtlichen Formelsprache der Vererbungslehre kommt dies in Tab. 40 zum Ausdruck.

Für die Abstammungsprüfung ist bei dieser Vererbungsweise das Wesentliche, daß bei einem Kinde *das dominante Merkmal nur dann auftritt, wenn es auch bei den Eltern vertreten ist.* Findet sich das Merkmal A bei dem Kinde, so läßt sich sagen, daß A auch bei den Eltern, sei es bei der Mutter oder bei dem Vater, vorhanden sein muß. Ist das erwartete Merkmal bei der *Mutter* nicht vorhanden, so muß es sich bei dem Vater finden. Ein Mann, dem das Merkmal fehlt, kann demnach unter diesen Umständen als Erzeuger ausgeschlossen werden. Für die Vaterschaftsprüfung des Menschen ist dieser Satz zum erstenmal im Jahre 1910 von v. DUNGERN und HIRSCHFELD formuliert worden. Er folgt an sich mit Selbstverständlichkeit aus den MENDELschen Regeln, er hatte aber früher für das Problem der Vaterschaft keine Anwendung gefunden, weil es zunächst an geeigneten Merkmalen gefehlt hatte und weil die praktische Aufgabe der Vaterschaftsprüfung für die Vererbungsforscher — damals überwiegend Botaniker und Zoologen — wenig Interesse bot. Als v. DUNGERN und

Tabelle 40.

I. Kreuzung der gleichartigen reinen Formen miteinander.

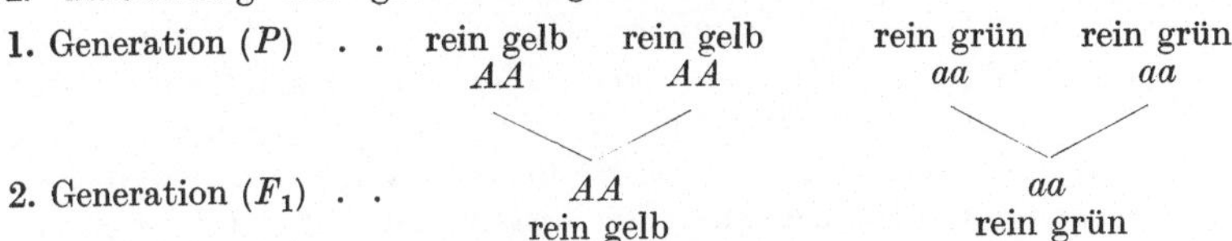

II. Kreuzung der ungleichen reinen Formen miteinander.

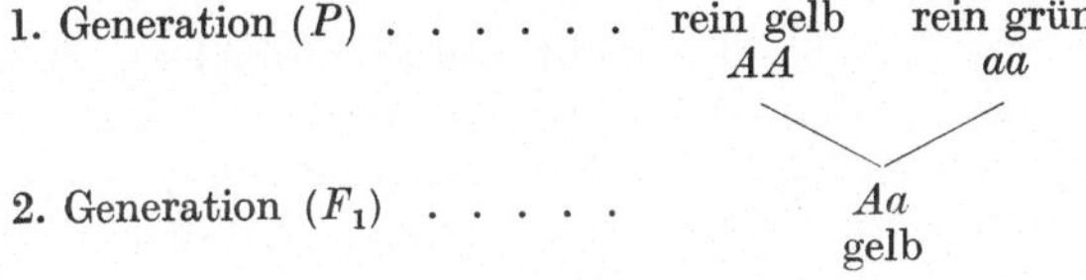

III. Kreuzung der Bastarde Aa untereinander.

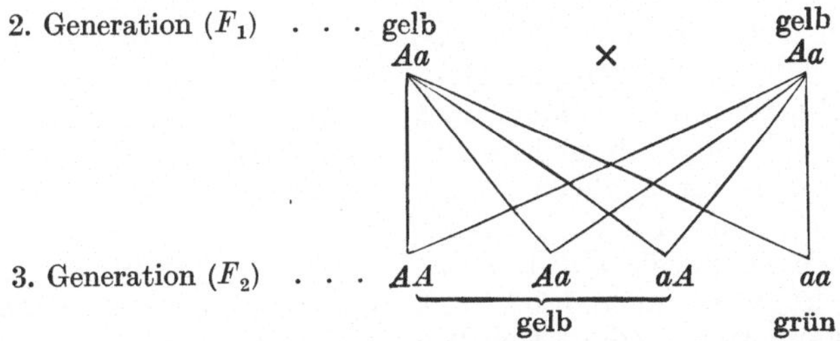

Hirschfeld die dominante Vererbungsweise der Blutgruppeneigenschaften A und B erkannt hatten, zogen sie daraus sofort die für die Vaterschaftsprüfung gegebenen Konsequenzen. Der von ihnen aufgestellte Satz beschränkt sich aber natürlich nicht auf die Blutmerkmale A und B, sondern er kann für alle einfach mendelnden dominanten Eigenschaften, mögen sie normalen oder pathologischen Charakter tragen, Anwendung finden.

Handelt es sich um ein Paar von Merkmalen, die mendeln, *ohne daß aber Dominanz besteht*, ist also die Form Aa als Mischform erkennbar (sog. intermediäre Vererbung oder Zeatypus), so liegen die Möglichkeiten für die Ausschließung der Vaterschaft noch günstiger. In diesem Falle gibt es *drei* ohne weiteres unterscheidbare Sorten von Kindern (AA, aa, Aa), und für alle diese gilt, daß sich die jeweiligen Merkmale A oder a auch bei den Eltern vorfinden müssen. Fehlt das betreffende Merkmal bei der Mutter, so muß es bei dem Vater vorhanden sein. Gegenüber dem Dominanzfall besteht also der Vorteil, daß sich ein Schluß nicht nur für das Merkmal A, sondern auch für das allele Merkmal a eines Kindes ziehen läßt. Darüber hinaus bietet sich aber noch ein zweiter Vorteil: es kann nämlich, wenn das Merkmal beim Kinde *rein* ausgeprägt ist (AA oder aa), über die Beschaffenheit des Vaters *auch ohne Kenntnis der Mutter* etwas ausgesagt werden. Der Vater eines Kindes AA z. B. muß nämlich auf jeden Fall ein A besitzen, also die eine der beiden Formeln AA oder Aa aufweisen. Ein Beispiel dieser Art von Vererbung besitzen wir in den Blutmerkmalen M und N von LANDSTEINER und LEVINE (vgl. auch S. 166).

Für Merkmale, für die nicht dieses einfachste Schema der Vererbung gilt, lassen sich die hier besprochenen Grundsätze sinngemäß abändern, z. B. für den Fall der geschlechtsgebundenen Vererbung und die multiple Allelie, die u. a. bei den Blutgruppenmerkmalen 0, A und B vorliegt.

Für die Vaterschaftsprüfung an sich gleichgültig ist es, ob ein erbl'ches Merkmal *physiologischer oder pathologischer Art* ist, nur haben die normalen Merkmale den Vorzug größerer Häufigkeit, so daß der Erbgang leichter studiert werden kann. Bei allen Erbmerkmalen, insbesondere aber bei pathologischen, muß daran gedacht werden, daß gleiche oder sehr ähnliche Erscheinungen nicht immer durch gleichartige Gene bedingt sind. So gibt es z. B. vererbbare Nervenkrankheiten, die bald durch ein dominantes, bald durch ein recessives Gen hervorgerufen werden. Es ist sehr gut möglich, daß hier ähnliche Krankheitserscheinungen durch ganz verschiedenartige Gene ausgelöst werden.

Die größere oder geringere *Häufigkeit eines Merkmals* ist deshalb praktisch von Bedeutung, weil die Chancen für eine Vaterschaftsausschließung hiervon abhängen. Ein *sehr* häufiges Merkmal bietet nur geringe Aussichten, weil damit zu rechnen ist, daß sich das Merkmal rein zufällig bei allen Beteiligten findet, ein sehr seltenes Merkmal wird umgekehrt deshalb nur wenig angewendet werden können, weil es zumeist allen Beteiligten fehlt. Welche Häufigkeiten besonders günstig sind, ist je nach dem Erbmodus verschieden. Wir werden diese Frage bei einzelnen besonders wichtigen Merkmalen behandeln. Findet sich aber ein seltenes Merkmal, so kann es gerade durch seine Seltenheit besondere Bedeutung erlangen. Gleichzeitiges Auftreten bei dem Kinde und dem angeblichen Vater weist auf die Wahrscheinlichkeit der Vaterschaft hin, und diese Wahrscheinlichkeit kann dann noch sehr gesteigert werden, wenn zwischen angeblichem Vater und dem Kind eine Übereinstimmung *mehrerer* seltener Eigentümlichkeiten besteht.

Auch hier ist aber große Vorsicht notwendig. Man muß bedenken, daß ein im allgemeinen seltenes Merkmal doch infolge von Inzucht in bestimmten Kreisen relativ häufig sein kann. Stammen etwa alle Beteiligten aus ein und demselben kleinen Ort oder doch derselben Gegend, so muß man mit einer Blutsverwandtschaft aller Beteiligten rechnen, auch wenn diesen selbst nichts darüber bekannt ist. Dann hätte bei einem recessiven Merkmal eine Übereinstimmung zwischen Kind und einem Manne N keine allzu große Beweiskraft, denn es könnte sich das gleiche Gen unerkannt auch bei der Mutter und einem dritten Manne, dem wirklichen Vater, finden.

Eine besondere Behandlung verlangen erbliche Merkmale, deren Erbgang noch nicht genau bekannt ist oder bei denen die Vererbung zwar einem bestimmten Schema zu folgen scheint, aber doch nicht ausnahmslos. Hierher gehören neben vielen Krankheitsanlagen auch zahlreiche wichtige normale Merkmale. Vor allem nenne ich hier die Haar- und Augenfarbe und die Papillarlinienmuster der Finger und Zehen. Gerade die letzteren haben infolge der starken Individualisierung praktisch eine gewisse Bedeutung. An Zuverlässigkeit können sie sich aber bisher mit den einfacheren Blutmerkmalen noch nicht messen. Das liegt daran, daß es infolge der größeren Kompliziertheit der Vererbungsverhältnisse noch nicht möglich gewesen ist, einfache und ausnahmslos gültige Vererbungsformeln aufzustellen.

III. Spezieller Teil.

1. Die serologische Abstammungsprüfung.

a) Die vier Blutgruppen.

Beim Studium von Eltern und Kindern fanden v. DUNGERN und HIRSCHFELD, daß sich die Blutgruppeneigenschaften A und B über „Nicht-A“ und „Nicht-B“ so vererben wie ein dominantes Merkmal über das recessive. Aus dieser Beobachtung leiteten sie den schon erwähnten Satz ab: Findet sich die Blutkörpercheneigenschaft A oder B bei einem Kinde, so muß sie auch bei den Eltern vertreten sein.

Dieser Satz gilt auch heute noch. Da sich aber inzwischen gezeigt hat, daß bei der Blutgruppenvererbung *drei* unilokale Gene R, A und B beteiligt sind (BERNSTEIN), so gibt er nicht alle praktischen Anwendungsmöglichkeiten der Blutgruppenvererbung wieder. Es kommt nunmehr noch hinzu, daß ein Kind der Gruppe 0 (Erbformel RR) nicht von einem Vater der

Gruppe *AB* und umgekehrt ein Kind der Gruppe *AB* nicht von einem Vater der Gruppe *0* (*RR*) erzeugt sein kann. Denn der Vater eines Kindes *RR* müßte selbst ein *R* besitzen, also zu einer der Gruppen *0*, *A* oder *B* gehören (Erbformeln *RR* oder *AR* oder *BR*); entsprechend ist für den Vater eines Kindes *AB* zu erwarten, daß er ein *A* oder *B* aufweist, also zu einer der drei Blutgruppen *A*, *B* oder *AB* gehört.

Die nachfolgende Aufstellung zeigt im einzelnen, bei welchen Elternverbindungen die Vaterschaft zuzugeben und bei welchen sie abzulehnen ist.

Tabelle 41.

		Gruppe der Mutter			
		0	*A*	*B*	*AB*
Gruppe des Kindes	*0*	*0, A, B*	*0, A, B*	*0, A, B*	kommt nicht vor
	A	*A, AB*	—	*A, AB*	—
	B	*B, AB*	*B, AB*	—	—
	AB	kommt nicht vor	*B, AB*	*A, AB*	*A, B, AB*

Vater kann sein.

— bedeutet: Vater kann zu jeder der vier Blutgruppen gehören.

Tabelle 42.

		Gruppe der Mutter			
		0	*A*	*B*	*AB*
Gruppe des Kindes	*0*	*AB*	*AB*	*AB*	kommt nicht vor
	A	*0, B*	—	*0, B*	—
	B	*0, A*	*0, A*	—	—
	AB	kommt nicht vor	*0, A*	*0, B*	*0*

Vater kann nicht sein.

Auf Grund dieser Tabellen läßt sich — vorausgesetzt, daß der Befund mit aller Sicherheit erhoben wurde — in *manchen* Fällen die Vaterschaft eines angegebenen Mannes ausschließen.

Es ist berechnet worden, wie häufig das gelingt, falls stets ein unrechter Mann als Vater genannt wurde. Nach HOOKER und BOYD ist die Chance 1:7, nach eigener Berechnung etwa 1:6. Die Aussicht ist abhängig von der jeweiligen Häufigkeit der Blutgruppen, im allgemeinen sind jedoch, wie STRENG gezeigt hat, die geographischen Besonderheiten der Gruppenformel nicht von *erheblichem* Einfluß. Immerhin bestehen regionäre Unterschiede. In Lettland sind nach WEIDEMANN die Aussichten günstiger als in Mittel- und Westeuropa. Die größte Zahl der Ausschließungen ist für eine Genverteilung

$$p = 0{,}2211\,,$$
$$q = 0{,}2211\,,$$
$$r = 0{,}5578$$

zu erwarten, Werte, wie man sie etwa in China findet. Hier sind die Erfolgsaussichten eines Ausschlusses 1:5 (vgl. KOLLER; WIENER, LEDERER, POLAYES; ZARNIK).

Auch von der Blutgruppe des angeblichen Vaters sind die Ausschließungsaussichten abhängig. Ein Mann der Gruppe *0* hat größere Hoffnung, seine Nichtvaterschaft nachweisen zu können, als ein solcher der Gruppe *A*. Tabellen, auf die für den praktischen Gebrauch hingewiesen sei, habe ich in meiner „Technik der Blutgruppenuntersuchung“ gebracht.

b) Die beiden Typen der *A*-Eigenschaft.

Die Typen *A*-groß und *A*-klein und ihre Vererbung sind auf S. 183 besprochen worden. Für die praktische Anwendung bestehen noch Schwierigkeiten, weil die Abgrenzung des Untertypus nicht in jedem Einzelfall gelingt. Diese Schwierigkeiten machen sich besonders bei dem Blute von Kindern geltend; hier ist der Receptor regelmäßig zunächst schwächer ausgebildet. Es ist also eine direkte Vergleichung des kindlichen und elterlichen Blutes nicht möglich, man muß vielmehr das Blut mit dem Gleichaltriger vergleichen, um eine Bestimmung der Untergruppe vorzunehmen.

Besondere Schwierigkeiten bestehen in der Blutgruppe *AB*. Hier findet man wie in der Gruppe *A* ebenfalls einen „schwachen“ und einen „starken“ Typus der *A*-Eigenschaft. Der schwache Typus ist aber häufiger als in der Gruppe *A*. THOMSEN hat vermutet, daß hier eine Art Dominanz des *B*-Gens mitspielt. Man hätte dann also zwei Momente, die die Abschwächung des *A*-Faktors bewirken. Hierdurch wird die Deutung im Einzelfall natürlich erschwert.

Sieht man von diesen Schwierigkeiten ab, so würde sich nach THOMSEN das folgende Schema ergeben:

A_1 dominiert über A_2 und über *0*,
A_2 dominiert über *0* *.

Man erhält hiernach für die Ausschließung der Vaterschaft bei Ehen von *A*-Eltern die umstehende Tabelle 43.

---

* Der Phänotypus A_2 kann demnach A_1 nicht enthalten, wohl aber umgekehrt der Phänotypus A_1 das Gen A_2.

Tabelle 43. Mögliche und unmögliche Kinder aus Ehen mit wenigstens einem Elter A_1 oder A_2.

Elternverbindung	Mögliche Kinder	Unmögliche Kinder
$A_1 \times A_1$	A_1, A_2, 0	—
$A_2 \times A_2$	A_2, 0	A_1
$A_1 \times A_2$	A_1, A_2, 0	—
$A_1 \times 0$	A_1, A_2, 0	—
$A_2 \times 0$	A_2, 0	A_1
$A_1 \times B$	A_1, A_2, 0, B, A_1B, A_2B*	
$A_2 \times B$	A_2, 0, B, A_2B	A_1, A_1B

Gehört mindestens Vater oder Mutter zur Gruppe AB, so gilt die folgende Tabelle:

Tabelle 44. Mögliche und unmögliche Kinder aus Ehen mit wenigstens einem Elter A_1B oder A_2B.

Eltern	Mögliche A-Kinder	Unmögliche Untertypen	
		A	AB
$A_1B \times A_1B$	A_1, B, A_1B	A_2	A_2B
$A_1B \times A_2B$	A_1, B, A_1B, A_2B	A_2	
$A_1B \times A_1$	A_1, B, A_1B, A_2B	A_2	
$A_1B \times A_2$	A_1, B, A_2B	A_2	A_1B
$A_1B \times 0$	A_1, B	A_2	A_1B, A_2B
$A_1B \times B$	A_1, B, A_1B	A_2	A_2B
$A_2B \times A_2B$	A_2, B, A_2B	A_1	A_1B
$A_2B \times A_1$	A_1, A_2, B, A_1B, A_2B		
$A_2B \times A_2$	A_2, B, A_2B	A_1	A_1B
$A_2B \times 0$	A_2, B	A_1	A_1B, A_2B
$A_2B \times B$	A_2, B, A_2B	A_1	A_1B

Für die Ausschließung der Vaterschaft kommen also in erster Linie solche Elternverbindungen in Betracht, welche den Faktor A_2 in Abwesenheit des Faktors A_1 enthalten. Lassen wir die Elternverbindungen mit AB fort — weil hier die Erfassungsschwierigkeiten besonders groß sind —, so verbleiben die folgenden Kombinationen der Eltern:

$$A_2 \times A_2,$$
$$A_2 \times 0,$$
$$A_2 \times B.$$

Da sich A_2 nur höchstens in einem Fünftel der A-Fälle vorfindet, so sind die Anwendungschancen und erst recht die Chancen, zu einer Ausschließung eines angeblichen Vaters zu gelangen, nicht

* Aus der gleichen Ehe können Geschwister 0 und A_2 bzw. A_2B oder B und A_2 bzw. A_2B nicht hervorgehen.

sehr groß. Da aber die Vererbung anscheinend mit recht großer, vielleicht sogar mit absoluter Regelmäßigkeit erfolgt, so ist doch auch dieses Merkmal, für dessen praktische Berücksichtigung sich besonders THOMSEN einsetzt, beachtenswert.

c) Die vererbbaren Eigenschaften *M* und *N* von LANDSTEINER-LEVINE.

Es handelt sich hier, wie oben besprochen, um ein einzelnes mendelndes Merkmalspaar mit intermediärer Vererbung. Es gelten also die S. 166 dargestellten Gesichtspunkte. Die Kinder, welche aus den sechs verschiedenen Elternverbindungen hervorgehen können, sind aus der Tabelle 23, S. 169, zu ersehen. Hieraus läßt sich ableiten, in welchen Fällen eine angebliche Vaterschaft abzulehnen ist (Tabelle 45).

Tabelle 45. Ausschließung der Vaterschaft auf Grund des Verhaltens der Eigenschaften *M* und *N*.

Kind	Mutter	Vater kann nicht sein
1. *M*	*M* oder *MN*	*N*
2. *N*	*N* oder *MN*	*M*
3. *MN*	*M*	*M*
4. *MN*	*N*	*N*

Die Chancen der Vaterschaftsausschließung sind wiederum davon abhängig, wie häufig die beiden Erbanlagen in der Bevölkerung vorkommen. Bezeichnen wir wie oben die prozentualen Häufigkeiten der beiden allelen Gene mit m und n, so berechnet sich die Ausschließungschance für einen beliebigen „Nichtvater" nach der Formel

$$mn(1 - mn)\,.$$

Diesem Ausdruck entspricht, wie Abb. 80 zeigt, bei graphischer Darstellung eine parabelähnliche Kurve. Der Scheitel der Kurve wird bei gleicher Häufigkeit von m und n erreicht. Die Faktoren *M* und *N* sind also vom Standpunkt ihrer Frequenz aus betrachtet für die Vaterschaftsausschließung recht günstig, denn sie finden sich mit annähernd gleicher Häufigkeit. (Für Berlin $m = 0{,}45$, $n = 0{,}55$.) Die Kurve hat

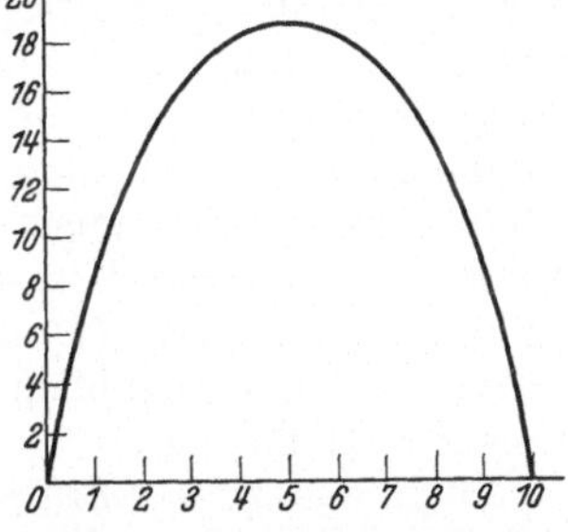

Abb. 80. Abhängigkeit der Ausschließungschance nach *M* und *N* von der Genhäufigkeit. Abszisse: Häufigkeiten des Gens für *M* ($m + n = 10$ gesetzt). Ordinate: Ausschließungschance in %.

aber einen recht breiten Scheitel, und so sind selbst bei den Indianern mit einer Frequenz $m = 0{,}7$ die Aussichten für die Ausschließung eines Nichtvaters noch leidlich, nämlich 16,6%.

d) Andere serologische Erbmerkmale.

Im Prinzip kommen auch die vererbbaren Blutmerkmale P und H und der serologische Ausscheidungstypus S für die Prüfung der Abstammung in Betracht; eine allgemeine Anwendung dieser Merkmale für praktische Zwecke ist aber zur Zeit nicht möglich, zum Teil, weil das Beobachtungsmaterial für die Annahme einer ausnahmslos geltenden Gesetzlichkeit noch nicht ausreicht, zum Teil auch deshalb, weil so einfache Erblichkeitsverhältnisse wie etwa bei den Merkmalen M und N oder auch bei den vier Blutgruppen offenbar nicht vorliegen (Faktor P, vgl. Tab. 38, S. 186). Durch Familienbeobachtungen am besten gestützt ist noch die dominante Vererbung des Ausscheidungsfaktors S; die Chance, allein mit Hilfe dieses Faktors eine angebliche Vaterschaft auszuschließen, beträgt etwa 4%.

2. Merkmale der äußeren Erscheinung.

Es gibt bisher wohl kein Merkmal, für das eine einfache und regelmäßige Vererbungsweise in gleichem Maße sichergestellt wäre wie für die Blutgruppen. Immerhin besteht die Aussicht, daß einige schon jetzt bekannte Merkmale später, wenn ihre Vererbungsweise noch weiter studiert sein wird, mit der gleichen Zuverlässigkeit verwertbar sein werden. Hierher gehört der *Drehsinn des Kopfhaarwirbels.* Drehung im Sinne des Uhrzeigers vererbt sich dominant, der entgegengesetzte Drehsinn recessiv. Auch Doppelwirbel in verschiedenen Kombinationen des Drehsinnes kommen vor, anscheinend ebenfalls von einem einfachen Vererbungsgesetz abhängig. Bei einfachem Haarwirbel wäre die Ausschließung eines Mannes dann auszusprechen, wenn das Kind die dominante Form (Drehsinn mit dem Uhrzeiger) aufweist, die Mutter und der angebliche Vater dagegen Drehung in entgegengesetzter Richtung.

Auch das *freie Ohrläppchen* vererbt sich einfach dominant, die praktische Anwendung wird aber dadurch erschwert, daß sich nicht jedes Ohrläppchen einwandfrei klassifizieren läßt.

Seit langer Zeit bekannt ist die Vererbung der Haar- und Augenfarbe. B. C. und C. G. DAVENPORT haben schon 1907 und 1908 gezeigt, daß hier die MENDELschen Regeln gelten, und daß dunkel gegenüber hell recessiv ist. Es scheinen hier aber einige Komplikationen zu bestehen, so daß eine schematische Anwendung der Dominanzregel nicht unbedenklich wäre. Immerhin wird man die Abstammung eines sehr dunkeläugigen Kindes von einem rein blauäugigen Elternpaar als stark unwahrscheinlich ansehen müssen.

Einige Merkmale beanspruchen wegen ihres mehr individuellen Charakters besonderes Interesse. Ich greife hier die Ohrbildung, das Gebiß und das Individuellste der Einzelmerkmale, die Papillarlinien der Finger, heraus.

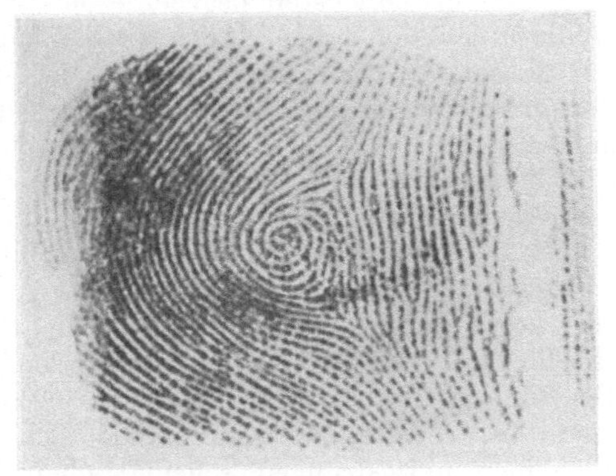

b

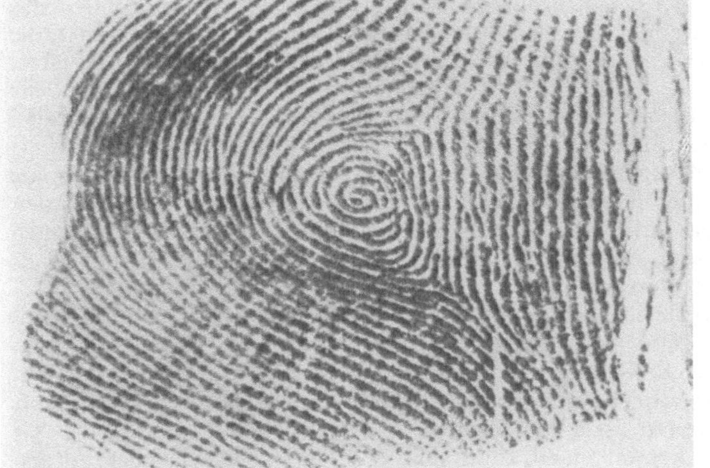

a

Abb. 81a und b. Seltenes atypisches Papillarlinienmuster des linken Zeigefingers bei Vater und Kind (Material von Dr. LAUER-Hamburg). Die Muster sind im Aufbau sehr ähnlich, es sind aber auch deutliche Unterschiede vorhanden.

Daß für die Ausbildung derartiger Merkmale die Vererbung eine sehr wesentliche Rolle spielt, ist sicher und sowohl aus Zwillingsstudien (Gebiß: KORKHAUS, Zähne: QUELPRUD) wie aus Familienbeobachtungen zu entnehmen. Übereinstimmungen zwischen dem Kinde und dem angeblichen Erzeuger können daher für die Abstammungsprüfung von Bedeutung sein. Ein Beispiel einer hohen Ähnlichkeit des Papillarmusters bei Kind und Vater bietet Abb. 81. Für eine *systematische* Verwendung aller dieser Merkmale zur Prüfung der Vaterschaft ist aber das bisher vorliegende Beobachtungsmaterial noch nicht ausreichend, obwohl schon sehr umfangreiche Untersuchungen vorliegen. Am gründlichsten bearbeitet ist wohl die Vererbung der Papillarlinien der Finger, aber gerade hier sind wegen der enormen Mannigfaltigkeit der Bilder auch die Schwierigkeiten besonders groß. Obwohl sich unzweifelhaft gewisse Regeln herausschälen lassen, ist deshalb eine so erfahrene Autorin wie KR. BONNEVIE in ihrem Urteil über die gerichtliche Verwertbarkeit noch sehr zurückhaltend (vgl. u. a. auch LAUER und POLL).

Die eben genannten Merkmale sollen nur eine Vorstellung des einzuschlagenden Weges vermitteln. Eine Aufzählung aller in Betracht kommenden Merkmale, etwa in Form einer Übersichtstabelle, soll hier nicht gegeben werden. Für die schwierige Beurteilung des Einzelfalles sind praktische Kenntnisse des gesamten Gebietes notwendig, die sich nicht durch das Studium einer notgedrungen schematischen Tabelle erwerben lassen.

Neben den Einzelmerkmalen beansprucht die Ähnlichkeit des Gesamteindrucks besondere Aufmerksamkeit. In erster Linie handelt es sich um die Ähnlichkeit der Gesichtszüge, daneben kann die Ähnlichkeit der gesamten äußeren Erscheinung, der Körperproportionen, des Ganges usw., auffallen. Ohne Zweifel gibt es Ähnlichkeiten zwischen Vater und Kind von solcher Überzeugungskraft, daß man auf eine Analyse der Einzelmerkmale verzichten kann. Derartig zwingende Ähnlichkeiten haben den Vorzug, daß sie auch die Beteiligten ganz anders zu überzeugen vermögen als wissenschaftliche, dem Laien doch nicht verständliche Untersuchungen.

Bisweilen wird man auch noch Ähnlichkeiten mit Familienangehörigen des Vaters ergänzend heranziehen können.

Der Bewertung der Ähnlichkeit ist aber ein weiter gefühlsmäßiger Spielraum gelassen. Eine ganz zweifelsfreie Ähnlichkeit findet man doch recht selten.

Es kommt dazu, daß man Personen verschiedener Altersstufen miteinander vergleichen soll, eine schwierige, ja oft unmögliche Aufgabe. Es setzt immer wieder in Erstaunen, mit welcher Bestimmtheit eine Mutter in den Zügen eines Säuglings oder gar eines Neugeborenen den Vater wiedererkennen will. In einer lesenswerten Abhandlung über die forensische Bedeutung der Familienähnlichkeit hat HUWALD treffende Worte von LICHTENBERG (1778) über die subjektive Einschätzung der Ähnlichkeit angeführt: Der Laie macht sich „je nach seiner Lage in der Welt und seinen Ideen im Kopf, nach seinem Interesse, Laune und Witz, weil er das ganze Gesicht nicht fassen kann, einen Auszug daraus, der nach seinem System das Merkwürdigste enthält".

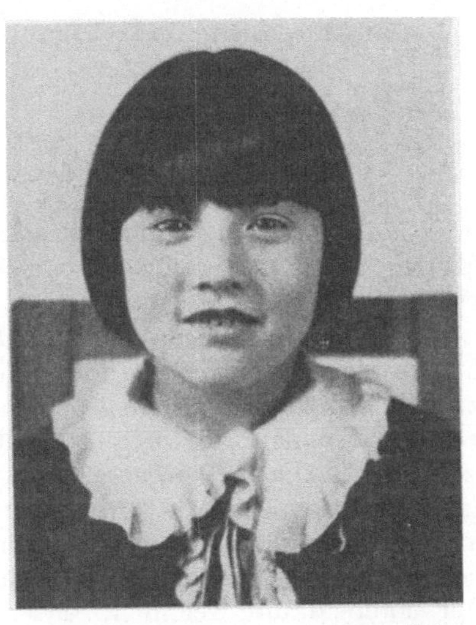

Abb. 82. Mischling: Vater Chinese, Mutter Deutsche. (Aus TAO, Eugenik 1932.)

Wesentlich erleichtert kann die Untersuchung sein, wenn zwischen Mutter und angeblichem Vater ausgesprochene *Rassenunterschiede* vorliegen oder wenn das Kind im Gegensatz zur Mutter und dem angeblichen Erzeuger sichere Merkmale einer fremden Rasse trägt, z. B. deutlich negerhafte Züge bei angeblichen Eltern von reinem Europäertypus. Eine solche „offenbare Rassenabweichung" kann gelegentlich auch gerichtlich Verwertung finden. Wie stark äußerlich der Rassentypus des einen Elters überwiegen kann, zeigt Abb. 82, die Tochter einer deutschen Mutter und eines chinesischen Vaters.

3. Seltenere Spezialfälle der Abstammungsprüfung (Kindesunterschiebung, Kindesvertauschung).

Die kriminelle Unterschiebung eines Kindes ist praktisch außerordentlich selten. In der Öffentlichkeit haben vor allem jene Fälle Aufsehen erregt, bei denen die angebliche Unterschiebung zum Zwecke der Erbschaftserschleichung vorgenommen sein sollte. Diese Prozesse, so in neuerer Zeit der Kwilecki-Prozeß in Deutschland, der Russel-Ampthill-Prozeß in England, sind stets mit großer Erbitterung geführt worden, ohne daß es möglich war, die richterliche Entscheidung eindeutig biologisch zu fundieren. Die erbbiologische Untersuchung wird heute wenigstens in manchen Fällen eine Klärung bringen können, und eine ganz besondere Bedeutung kommt hier wiederum der Blutuntersuchung zu. Im Gegensatz zur Vaterschaftsprüfung, bei der im allgemeinen der eine Elter, die Mutter, bekannt ist, muß man sich hier unter Umständen auf die Prüfung von Kind und angeblicher Mutter beschränken. Man kann die Mutterschaft serologisch in folgenden Fällen ausschließen:

Tabelle 46. Ausschließung der Mutterschaft.

I. Blutgruppen:		II. Faktoren *MN*:	
Kind	Angebliche Mutter	Kind	Angebliche Mutter
0	*AB*	*M*	*N*
AB	*0*	*N*	*M*

Die Chance, eine Kindesunterschiebung bei Untersuchung von Mutter und Kind serologisch nachweisen zu können, ist im ganzen rund 7—8%.

Praktisch häufiger als der Verdacht der absichtlichen Kindesunterschiebung ist der, daß das Kind *vertauscht* sein könnte. Unzählige Mütter, die in Anstalten gebären, haben diese Besorgnis. Die Sicherungen, die in gut geleiteten Kliniken heute getroffen werden, sind sehr weitgehend, aber doch nicht absolut. Da hier im allgemeinen vier Eltern und zwei Kinder untersucht werden können, so sind die Chancen, eine Vertauschung nachzuweisen, sehr gut: man kann, wie WIENER berechnet hat, in zwei Drittel der Fälle damit rechnen, daß sich eine Vertauschung auch serologisch feststellen läßt. Tatsächlich sind auch bereits Vertauschungen sowohl mit Hilfe der vier Blutgruppen wie auch der Eigenschaften *M* und *N* nachgewiesen worden.

4. Die rechtliche Bedeutung der Abstammungsprüfung.

Kein Land kennt Gesetze, welche *bestimmte Methoden* der Abstammungsprüfung vorschreiben oder verbieten, und insbesondere ist die Zulassung des Blutgruppenbeweises auch nirgends gesetzlich geregelt. Wohl aber enthalten die Gesetze der meisten Länder Normen darüber, unter welchen Umständen jemand als Vater eines Kindes *gilt.* Keineswegs braucht der gesetzliche Vater stets mit dem Erzeuger zusammenzufallen, wie sich ja auch sonst der gesetzliche Verwandtschaftsbegriff nicht immer mit dem biologischen deckt.

Die Normen sind für das eheliche und das uneheliche Kind verschieden. Als Vater des *ehelichen Kindes* galt dem römischen Recht der Ehemann. Pater est quem nuptiae demonstrant. Ausnahmen davon gab es ursprünglich nicht. Keine Ähnlichkeit mit einem anderen Manne hätte die Ehelichkeit des Kindes aufheben können. Erst sehr spät kennt die Gesetzgebung Ausnahmen. Das geltende deutsche Recht bestimmt (§ 1591 BGB.): „Ein Kind, das nach der Eingehung der Ehe geboren wird, ist ehelich, wenn die Frau es vor oder während der Ehe empfangen und der Mann innerhalb der Empfängniszeit der Frau beigewohnt hat. Das Kind ist nicht ehelich, wenn es den Umständen nach offenbar unmöglich ist, daß die Frau das Kind von dem Manne empfangen hat. Es wird vermutet, daß der Mann innerhalb der Empfängniszeit der Frau beigewohnt habe. Soweit die Empfängniszeit in die Zeit vor der Ehe fällt, gilt die Vermutung nur, wenn der Mann gestorben ist, ohne die Ehelichkeit des Kindes angefochten zu haben."

Diese Fassung schließt sich zwar noch an das römische Recht an, es werden aber Ausnahmen zugelassen. „Das Kind ist nicht ehelich, wenn es den Umständen nach offenbar unmöglich ist, daß die Frau das Kind von dem Manne empfangen hat." Diese Einschränkung verleiht nunmehr der biologischen Abstammung auch eine rechtliche Bedeutung, nur daß diese Bedeutung jedesmal erst erkämpft werden muß. Nicht etwa der nachgewiesene Ehebruch einer Mutter macht das Kind bereits zu einem Nichtehelichen, es ist vielmehr der strikte Nachweis erforderlich, daß das Kind von dem Ehemann unmöglich erzeugt sein kann. Dieser Nachweis konnte auch schon früher gelegentlich auf biologischem Wege geführt werden, insbesondere dann, wenn „offenbare Rassenabweichung" vorlag (s. oben); derartige Fälle waren aber eine Rarität. Heute gilt in Deutschland der viel häufiger zu erbringende Blutgruppenbeweis als gleichwertig, so daß auf Grund eines eindeutigen Blutgruppenbefundes einem Kinde die Ehelichkeit aberkannt werden kann. Ein solches Urteil ist nicht immer, wie man zunächst annehmen möchte, für das Kind nachteilig. Nicht ganz selten sind alle Beteiligten davon überzeugt, daß der Ehestörer der Vater ist, und dieser selbst wünscht die Mutter zu heiraten und das Kind als das Seinige anerkannt zu sehen. Gesetzlich geht das nur, wenn dem Kinde zuvor die Ehelichkeit aberkannt wurde, und hier hat wiederholt schon die Blutuntersuchung zum Nutzen aller Beteiligten Aufklärung geschaffen.

Daß auch die Tatsache des *Ehebruches* selbst durch eine Blutgruppenuntersuchung bewiesen werden kann, sei hier nur eingeschaltet. Es liegen Urteile, so ein solches des Oberlandesgerichtes in Hamburg, vor, welche dies ausdrücklich anerkennen (LAUER, vgl. SCHIFF 1927, RAESTRUP).

Wer als *Vater des unehelichen Kindes* gilt, darüber gehen die Gesetzgebungen der verschiedenen Länder stark auseinander. Das *englische* Recht bezeichnet das uneheliche Kind als „Niemandes Kind", es steht weder zur Mutter noch zum Vater und den beiderseitigen Familien in erb- und familienrechtlichen Beziehungen.

Gleichwohl kann die Mutter die Vaterschaft des Erzeugers gerichtlich feststellen und ihn damit zur Zahlung eines Unterhaltsbeitrages verpflichten lassen. Die anderen Rechtssysteme erkennen die natürliche Beziehung des Kindes zur Mutter an, meist führt das Kind den Familiennamen der Mutter, wie im allgemeinen übrigens auch in England, aber die Einstellung zum Vater ist verschieden. Wird die Vaterschaft nicht freiwillig anerkannt, so war nach dem code Napoléon die Nachforschung nach der Vaterschaft verboten, eine Vorschrift, die — von gewissen Einschränkungen abgesehen — in manchen romanischen Ländern, so vor allem in Italien, noch heute gilt. In Frankreich ist die gerichtliche Anerkennung neuerdings dann möglich, wenn der angebliche Vater in der gesetzlichen Empfängniszeit mit der Mutter in offenkundigem Konkubinat gelebt hat, ein Begriff, der durch die Rechtsprechung zugunsten des Kindes recht weit ausgelegt wird. Nicht ganz so weit geht das Gesetz von Chile, wo der angebliche Vater unter Eid zu erklären hat, ob er *glaubt*, der Vater zu sein. Eine weitere Nachforschung ist dort nicht gestattet (vgl. TOMFORDE-DIEFENBACH-WEBLER).

Eine viel größere Rolle spielt die Frage nach dem wirklichen Erzeuger in der Rechtsprechung der meisten germanischen Länder. In Deutschland *gilt* als der Vater des unehelichen Kindes, wer der Mutter in der gesetzlichen Empfängniszeit beigewohnt hat. Der Inanspruchgenommene darf aber den Nachweis führen, daß das Kind „offenbar unmöglich" von ihm erzeugt sein kann. Hierfür sind die gleichen Beweismöglichkeiten wie bei der Anfechtung der Ehelichkeit eines Kindes gegeben. Ähnlich liegen die Verhältnisse in Österreich, der Tschechoslowakei und den skandinavischen Ländern, der Schweiz und auch in Rußland. In allen diesen Ländern hat die „Blutprobe" praktisch eine große Bedeutung gewonnen. Die Rechtsprechung verlangt, daß die Unmöglichkeit der Vaterschaft eindeutig nachgewiesen werden muß, und das ist im allgemeinen auf keinem Wege so zuverlässig möglich wie durch die Blutuntersuchung — sofern eine für den Nachweis der Nichtvaterschaft brauchbare Konstellation vorliegt. In wie großem Umfange sich die LANDSTEINERsche Reaktion praktisch eingebürgert hat, geht aus einer Übersicht hervor, die bereits vor 4 Jahren abgeschlossen wurde. Seitdem hat sich das Verfahren noch weiter ausgebreitet, zumal es ja durch Einführung der Faktoren *M* und *N* seine Leistungsfähigkeit verdoppelt hat.

Für Österreich ergaben sich damals schätzungsweise 700 Begutachtungen, aus Dänemark haben THOMSEN über 50 und SAND über 500 Fälle berichtet.

Tabelle 47. Gesamtzahl der bis April 1929 in Deutschland ausgeführten gerichtlichen Begutachtungen. (Die Zahlen enthalten neben denen für uneheliche Kinder auch eine kleine Anzahl von Anfechtungen der Ehelichkeit. Nach SCHIFF 1929.)

	Zahl der Gutachten
Preußen	2793
Sachsen	655
Bayern	597
Württemberg	376
Hamburg	214
Thüringen	166
Sonstige Staaten	202
	5003

Die Blutuntersuchung ist natürlich auch dann von Wert, wenn *mehrere Männer* mit der Mutter des unehelichen Kindes in Verkehr gestanden hatten. In diesem Falle galt nach altem Gesetz die exceptio plurium, keiner der Männer konnte in Anspruch genommen werden. Die moderne Gesetzgebung hat diese Einstellung, die das Kind für den Lebenswandel der Mutter bestraft, mehr oder weniger eingeschränkt oder, wie z. B. in Österreich und Schweden, abgeschafft. Nach deutschem Recht gilt derjenige, der mit der Mutter verkehrt hat, auch bei nachgewiesenem Mehrverkehr als der Vater, falls die Vaterschaft des sog. „Exzeptionisten" „den Umständen nach offenbar unmöglich ist". Dieser Nachweis läßt sich in geeigneten Fällen durch die Blutuntersuchung führen. Der Beklagte wird dann trotz nachgewiesenen Mehrverkehrs verurteilt. Wird umgekehrt die Nichtvaterschaft des Beklagten durch die Blutuntersuchung erwiesen, so kann nunmehr gegen den „Exzeptionisten" vorgegangen werden[1].

Die rechtliche Auswirkung der Vaterschaftsuntersuchung beschränkt sich natürlich nicht auf den Zivilprozeß, wo es sich um die Anerkennung der Vaterschaft mit ihren familienrechtlichen Folgen und um die Übertragung von Unterhaltspflichten handelt. Die Abstammungsprüfung, und zwar in erster Linie die Blutgruppenuntersuchung, reicht auch hinein in das Gebiet des *Strafprozesses*. Erwähnt wurde schon die Kindesunterschiebung. Hier handelt es sich zunächst um die fragliche Mutterschaft, genau genommen meistens aber um Mutterschaft und Vaterschaft zugleich, da ja das untergeschobene Kind auch von dem Ehemann

[1] Werden mehrere Männer fälschlich für die Vaterschaft in Anspruch genommen, so sind die Aussichten, wenigstens einen von ihnen auf serologischem Wege auszuschließen, beträchtlich. Die Chance, einen von zwei zu Unrecht genannten Männern auszuschließen, ist nach KOLLER 55,6%, die einen von drei Männern auszuschließen, sogar 77,8%.

nicht erzeugt ist. Die Frage nach dem Vater wird aber noch in anderen Kriminalfällen aufgeworfen, so vor allem dann, wenn das Kind aus einem strafbaren Verkehr, sei es Inzest, Vergewaltigung oder Umgang mit einer Minderjährigen, herrühren soll. Ergibt die Blutuntersuchung, daß der Angeschuldigte nicht der Vater sein kann, so ist damit zwar die Tatsache des Geschlechtsverkehrs noch nicht widerlegt, die Glaubwürdigkeit der Mutter im allgemeinen aber schwer erschüttert. Denn zumeist wird von der Mutter angegeben, daß nur dieser eine Mann als Erzeuger in Betracht komme. Es ist bekannt, mit welcher Hartnäckigkeit Beschuldigungen dieser Art bisweilen zu Unrecht erhoben werden — die Gefährlichkeit der Aussagen von Kindern und Hysterischen ist dem Richter vertraut, aber doch wird gelegentlich das erfahrenste Gericht getäuscht —, andererseits aber sind diese Aussagen oft das einzige Beweismittel, und sie schlechtweg verwerfen, hieße, so fürchtet der Richter, die Jugend schutzlos machen. So steht hier das Gericht oftmals vor Aufgaben, die über Menschenkraft gehen. In dieser Lage hat die Blutuntersuchung schon wiederholt Aufklärung gebracht. Da sie nur die Nichtvaterschaft wirklich beweisen kann, so ist sie ein *Entlastungsbeweis*. Tiefen Eindruck hat mir der Fall eines Polizeibeamten gemacht (Bericht von Prof. Berg-Düsseldorf), der sich im Dienst an einem Mädchen vergangen haben sollte. Er war in Haft und sah den Zusammenbruch seiner Existenz mit Sicherheit vor sich, denn er war nicht in der Lage, von sich aus die mit aller Bestimmtheit vorgebrachte Anschuldigung zu widerlegen — bis dann die Blutuntersuchung den Beweis seiner Nichtvaterschaft und damit seine Rehabilitierung brachte.

Leider ist auch dieser Beweis, infolge der Grenzen, die der Blutgruppenreaktion aus den oben besprochenen Gründen gesetzt sind, nur in einem Teil der Fälle möglich. Dort, wo er versagt und wo auch die Berücksichtigung der Faktoren M und N nicht zum Ziele führt, sollte man nach Möglichkeit auch alle sonstigen erbbiologischen Kriterien heranziehen.

In Zusammenhang mit den zuerst rein zivilrechtlichen Auseinandersetzungen über die Abstammung eines Kindes kommt es oft zu *Eidesleistungen*, die sich auf die Vaterschaft beziehen. Vorgänge intimster Art müssen bekundet werden, und da sie sich ohne Zeugen abgespielt haben, so meint der Aussagende, unkontrollierbar zu sein. Zumeist ist er persönlich am Ausgang des Prozesses aufs äußerste interessiert und durch den Eid, mit dem er seine Aussage bekräftigt, ist er imstande, ihr eine Beweiskraft zu verleihen, die ihr an sich nicht zukommt. Es ist ein Verdienst der serologischen Abstammungsprobe, auch hier so manches Lügengewebe aufgedeckt und — wenn auch manchmal erst nach langen Irrwegen — einem Unschuldigen zu seinem Rechte verholfen zu haben[1].

Eine genaue Schilderung hat einer der ersten Fälle dieser Art, der von ELLWANGEN, durch v. SCHEURLEN erfahren. Dort hatte eine offenbar schon schwangere Mutter einen jungen Mann, den sie zum „Vater" ausersehen hatte, angelockt. Erst nach Jahren stieg ein Verdacht auf: dem Vater des „Zahlvaters" fiel es bei der ersten Begegnung mit seinem vermeintlichen Enkel auf, daß dieser dem früheren Meister seines Sohnes ähnlich sah. Die Blutuntersuchung gab dann den Anstoß zur nachträglichen Aufdeckung des Komplotts, denn von einem solchen kann man in diesem wie in manchen ähnlichen Fällen sehr wohl sprechen. Bei einem ähnlich gelegenen Falle, der zu einer Zeit spielte, als die Blutuntersuchung noch nicht allgemein anerkannt war, wurde es von wesentlicher Bedeutung, daß die Untersuchung der Proben ohne gegenseitige Kenntnis von drei verschiedenen Sachverständigen ausgeführt worden war. Unabhängig von den anderen erstattete jeder sein Gutachten, stets mit demselben Ergebnis, wodurch den Geschworenen die Zuverlässigkeit der Methode oder doch wenigstens die Reproduzierbarkeit der Befunde vor Augen geführt wurde.

An Häufigkeit stehen naturgemäß die hier besprochenen Strafsachen weit hinter den Zivilprozessen zurück, gleichwohl aber ist die Bedeutung der Blutuntersuchung auf diesem Gebiet nicht gering zu veranschlagen, denn fast stets steht die Existenz eines Menschen und das Wohlergehen ganzer Familien auf dem Spiele.

Die *Beweiskraft* eines nach den hier dargelegten Grundsätzen die Vaterschaft ausschließenden Blutbefundes wird heute von der *Rechtsprechung* in Deutschland zumeist anerkannt, sofern ein eindeutiges Sachverständigengutachten vorliegt. In diesem Sinne sind vielfach Entscheidungen der Oberlandesgerichte einschließlich des Kammergerichts ergangen. Das Reichsgericht hat als Revisionsinstanz im allgemeinen wohl keine Gelegenheit, die Frage der Beweiskraft eines bestimmten Blutbefundes von sich aus zu entscheiden, es hat sich aber dahin aussprechen können, daß die Ausführungen eines Schwurgerichtes über die Beweiskraft der Blutgruppenprobe weder den Denkgesetzen noch allgemeinen Erfahrungssätzen widersprechen (vgl. HELLWIG 1932). Auch läßt

[1] Mit Recht wird heute eine Vereidigung der Kindesmutter vor Ausführung der Blutuntersuchung nach Möglichkeit vermieden. (Vgl. auch Verf. d. Sächsischen Justizministeriums vom 11. Juli 1931.)

die Rechtsprechung des Reichsgerichtes deutlich die Tendenz erkennen, „der Blutgruppenuntersuchung ein möglichst weites Anwendungsgebiet zu ebnen“[1]. In diesem Sinne ist die Frage der Zulässigkeit der Untersuchung und der Verwertung einmal erhobener Befunde auch bei nachträglichem Widerspruch der Beteiligten bejahend beantwortet worden[2].

Die Rechtsprechung in Österreich, der Tschechoslowakei, der Schweiz und den skandinavischen Ländern und anscheinend auch in Rußland nimmt eine ähnliche Haltung ein. Über die romanischen Länder Europas und Amerikas ist wenig zu sagen, weil hier die Möglichkeiten der Anwendung durch die Gesetzgebung beschränkt sind, auch in England und den Vereinigten Staaten geht man nur sehr zögernd an die praktische Auswertung der Blutuntersuchung heran, es scheint aber, daß sich hier neuerdings ein Umschwung anbahnt[3].

Die Ausschließung der Vaterschaft auf Grund der Eigenschaften M und N ist im vorstehenden nicht gesondert behandelt worden; es ist vielmehr von der „Blutprobe“ schlechthin die Rede gewesen. Hierin hat man nach dem heutigen Stande unserer Kenntnisse die Untersuchung auf die Eigenschaften *M* und *N* mit einzubeziehen. Denn das vorliegende Material an wissenschaftlichen Beobachtungen ist demjenigen gleichwertig, welches die Zuverlässigkeit der Vererbung für die „alten“ vier Blutgruppen erwiesen hat[4]. Die Rechtsprechung hat sich dieser Auffassung verschiedentlich angeschlossen. Es sind vom Kammergericht und von Oberlandesgerichten Beschlüsse auf Ausführung der Untersuchung ergangen, und es liegen auch eine Reihe von Entscheidungen vor, welche die Vaterschaft auf Grund des *MN*-Befundes ausschließen[5].

---

[1] Caro: Jur. Wschr. **1932**, 3407; vgl. ebenda **1931**, 2495.

[2] R. Lehmann: Jur. Wschr. **1932**, 3355. — Siehe ferner Wachinger: Jur. Wschr. **1932**, 3041. (Ein Zwang zur Duldung der Blutuntersuchung ist nicht zulässig.)

[3] Eingehende Referate von Swetlow, Polayes, Wiener und Lederer waren die Grundlage zu einer Aussprache der Society of Medical Jursprudence at the New York Academie of Medicine am 14. III. 1932 [Med. Times and Long Island med. J. **60**, Nr 7 (Juli 1932)].

[4] Vgl. zu dieser Frage Lauer, Mayser, Müller-Hess, Schiff, ferner zwei Äußerungen des Reichsgesundheitsamtes, welche die Zuverlässigkeit des Verfahrens bejahen (Landg. II Berlin 1, S. 170/31 u. Landg. Stuttgart, S. 47/33).

[5] Vgl. Rundbriefe des Archivs Deutscher Berufsvormünder **1932**, Nr 26; ferner u. a. Landg. II Berlin vom 14. XII. 1932 — 20, R. 421/32; Landg. Altona 5, S. 71/32 und 5, S. 454/31 — Hans. OLG. vom 29. IV. 1932 — Bf. IV, 335/31 und Bf. V, 337/32.

F. Die Bedeutung der Blutgruppen für einige Vererbungsprobleme.

Daß die Gruppenmerkmale gerade im Blute nachweisbar sind, hat vielfach zu der Meinung Anlaß gegeben, als komme ihnen schon deshalb — weil eben Blut ein besonderer Saft sei — vor allen anderen Eigentümlichkeiten eine ausgezeichnete Bedeutung zu. Diese Auffassung ist nur bedingt richtig. Sie trifft tatsächlich zu für die Bluttransfusion, weil es sich hier eben um die wirkliche Mischung zweier Blutsorten handelt, sie gilt aber nicht mehr auf dem Gebiete der Vererbung. Das Auftreten im Blute und in den Säften und Geweben gibt den Gruppenmerkmalen nur insofern eine besondere Bedeutung, als sie die Stabilität des Phänotypus sichert. Ein Merkmal, das, wie etwa die Pigmentierung oder die Körpergröße, stärker von äußeren Einflüssen abhängt, spiegelt den Genotypus nicht immer mit der gleichen Klarheit wider wie ein Merkmal, das infolge seiner Eigenart äußeren Einwirkungen entzogen ist. Ein günstiges Studienobjekt bilden die Blutgruppen ferner deshalb, weil das Merkmal als ein alternatives scharf abgegrenzt ist. Eine Variationsbreite und Übergänge zu einem anderen Merkmal gibt es praktisch nicht. Im übrigen aber ist „Blutgruppe“ als Merkmal nicht anders zu bewerten als andere mendelnde Eigenschaften. Anlaß zu einer besonderen Blutmystik liefern die wissenschaftlichen Tatsachen nicht.

Neben der Klarheit der Verhältnisse, die sich aus der Konstanz und der Eindeutigkeit der Blutmerkmale ergibt, ist ihre Frequenz dem wissenschaftlichen Studium günstig. Niemals handelt es sich, wie so oft bei krankhaften Merkmalen, um Raritäten, sondern es sind für jede Blutgruppe, auch die relativ seltensten, gesunde Merkmalsträger reichlich vorhanden. Das Interesse, das aus praktischen Gründen an den Blutgruppen genommen wird, hat zahlreiche Untersuchungen veranlaßt, so daß ein recht großes, ohne besondere Tendenz gesammeltes Tatsachenmaterial vorliegt. Im folgenden seien einige Fragen der Vererbungsbiologie kurz besprochen, bei denen sich Beziehungen zu den Blutgruppen zwanglos ergeben haben.

I. Blutgruppen und Zwillingsforschung.

Die Zwillingsforschung ist neuerdings ein Lieblingskapitel der menschlichen Erbforschung geworden. Es ist ein seit langem beklagter Mißstand, daß die menschliche Erbforschung unter weit weniger günstigen Bedingungen arbeiten muß als die experimentelle Erbforschung im allgemeinen, die sich in Tier- und Pflanzenreich aus einer unermeßlichen Schar von Objekten jeweils die günstigsten auswählen kann. Die Obstfliege Drosophila lebt so viele Tage, wie der Mensch Jahre, und es macht keine Schwierigkeiten, mit ihr Kreuzungsversuche in beliebigem Umfang anzustellen und viele Generationen zu beobachten. Beim Menschen ist man an Stelle des planmäßigen Experimentes auf Kasuistik angewiesen, und das ist der Grund, weshalb die Vererbungsverhältnisse beim Menschen von der zünftigen Vererbungsforschung lange Zeit bewußt nur wenig berücksichtigt worden sind.

Will auch die *menschliche* Erbforschung Fortschritte machen, so muß sie sich ihre eigene Methodik ausbilden. *Ein* Versuch dieser Art ist die Zwillingsforschung.

Wir kennen beim Menschen *zwei Arten* von Zwillingen, sehr ähnliche, die immer auch gleichen Geschlechtes sind, und weit weniger ähnliche, bald gleichen, bald ungleichen Geschlechts. Man nimmt allgemein an, daß die ersteren aus der Befruchtung *eines* Eies durch *ein* Spermatozoon, die letzteren aus der Befruchtung zweier Eizellen durch je ein Spermatozoon hervorgegangen sind. Die ersteren nennt man eineiige, die letzteren zweieiige Zwillinge. Im allgemeinen werden die eineiigen Zwillinge in einer gemeinsamen Hülle von Eihäuten geboren, während die zweieiigen in zwei gesonderten Hüllen zur Welt kommen. Allerdings kennt man neuerdings Ausnahmen von dieser Regel (CURTIUS).

Sind diese Vorstellungen richtig, so müssen Zwillinge ein ausgezeichnetes Material zum Studium des Einflusses von Anlage und Umwelt auf die Entwicklung des Menschen abgeben. Dies hat zuerst GALTON erkannt, und in Deutschland hat schon vor Jahren POLL mit systematischen Zwillingsforschungen begonnen. Eineiige Zwillinge nämlich haben die gleichen oder doch nahezu die gleichen Erbanlagen, sie können sich nach ihrer Erbmasse nur sehr wenig voneinander unterscheiden, nicht mehr etwa als die beiden Körperhälften des Menschen. Zweieiige Zwillinge dagegen sind ihrer Erbmasse nach nicht ähnlicher als Geschwister.

Die Kenntnis des normalen Menschen wie auch die Pathologie (H. W. SIEMENS) sind durch die Zwillingsforschung in gleicher Weise gefördert worden, insbesondere haben die großzügig durchgeführten Untersuchungen von VERSCHUERS und seiner Mitarbeiter eine Fülle wertvoller Beobachtungen und neuer Gesichtspunkte erbracht.

Voraussetzung für alle diese Studien aber ist, daß die Grundanschauung, von der wir ausgegangen sind, auch wirklich richtig ist, daß also die Ähnlichkeit oder Unähnlichkeit ein zuverlässiges Kennzeichen der Gleichheit oder Verschiedenheit der Erbanlagen ist. Ob dies zutrifft oder ob nicht die Ähnlichkeit, sondern das Verhalten der Eihäute die „wahre“ Ein- oder Zweieiigkeit zum Ausdruck bringen, ist zeitweise eine lebhaft umstrittene Frage gewesen. Hier haben *Blutgruppenuntersuchungen* ein neues gewichtiges Argument zugunsten der Ähnlichkeitsdiagnose (SIEMENS, v. VERSCHUER) beigebracht.

Man hat den Verdacht geäußert, eineiige Zwillinge könnten durch peristatische Einflüsse so verschieden werden, daß sie bei der Ähnlichkeitsdiagnose für zweieiig gehalten werden, und umgekehrt wurde vermutet, zweieiige Zwillinge ähnlicher Eltern könnten fälschlich als eineiig imponieren.

In Untersuchungen, die ich gemeinsam mit v. VERSCHUER durchgeführt habe, fanden wir bei 202 nach der Ähnlichkeitsmethode für erbgleich erklärten Zwillingspaaren stets eine Übereinstimmung sowohl der Blutgruppen wie auch der Eigenschaften M und N. Dagegen fanden sich bei 244 erbverschiedenen Zwillingspaaren 75% serologische Diskordanzen, was der Erwartung für Geschwisterpaare gut entspricht. Bei Heranziehung noch anderer serologischer Merkmale, nämlich der beiden A-Typen und des Sekretionsgens S, verhielten sich 36 eineiige Zwillingspaare serologisch stets einheitlich, während von 36 zweieiigen Zwillingspaaren 25, also gegen 70%, serologisch ungleich waren, darunter allein 9 in bezug auf den S-Befund. Somit liefert die serologische Untersuchung eine neue Stütze dafür, das Kriterium der Erbähnlichkeit der Zwillingseinteilung zugrunde zu legen, außerdem aber ist bewiesen, daß die Serologie für manche Fälle ein praktisches Hilfsmittel zur raschen Diagnose der Zweieiigkeit darstellt.

Ein Zwillingsproblem besonderer Art bildet die Frage der sog. *Überschwängerung*. Im allgemeinen wird beim Menschen ein einziges Ei befruchtet. Mit dem Augenblick der Befruchtung tritt ein unbekannter Sperrmechanismus in Tätigkeit, der neue Befruchtungen verhindert. Nur ausnahmsweise — im Falle der mehreiigen Mehrlinge, insbesondere also der zweieiigen Zwillinge — kommen mehrere etwa gleichzeitig befruchtete Eizellen zur Entwicklung. Fast stets werden die beiden — oder im Falle der dreieiigen Drillinge die drei — Spermatozoen von einem einzigen Manne herrühren; wenn aber in kurzem Abstand ein Geschlechtsverkehr der Mutter mit mehreren Männern stattgefunden hat, so wäre es denkbar, daß die befruchtenden Spermatozoen von zwei (oder drei) Männern stammen. Diesen zunächst rein hypothetischen Fall nennt die ältere Medizin Superfecundatio oder Überschwängerung. Es ist klar, daß es sich hier um ein höchst seltenes Ereignis handeln müßte, sind doch schon die Zwillingsgeburten an sich nicht häufig. Noch viel seltener müßte es sein, daß man eine etwaige Überschwängerung auch einwandfrei nachweisen könnte. Das wäre nur dann möglich, wenn besonders günstige Umstände zusammentreffen, z. B. wenn etwa eine weiße Mutter Zwillinge zur Welt brächte, von denen der eine Negerzüge, der andere einwandfrei mongolische Merkmale besitzt. Die Mutter selber muß nicht nur ihrem Äußeren, sondern auch ihrer Abstammung nach rein weiß sein, in einer Gegend mit stark gemischter Bevölkerung wäre also auch eine solche Beobachtung nicht verwertbar.

Ebenso wie die eben angeführte „offenkundige Rassenabweichung" könnten nun auch bestimmte Blutgruppenbefunde verwertet werden. So hat ZABOLOTNY Drillinge *A*, *A* und *B* einer Mutter *0* beschrieben. Der angebliche Vater gehörte zur Gruppe *A*. Er könnte zwei der Drillinge erzeugt haben, eine Superfecundatio müßte vorliegen, wenn der zweite Konkumbent zur Gruppe *B* gehört. Muß man aber schon einen Ehebruch annehmen, so liegt es viel näher, daß der Vater zur Gruppe *AB* gehört hat, und dann ist die Annahme einer Superfecundatio überflüssig. Das Beispiel zeigt, wie schwer es praktisch sein würde, den Beweis einer Superfecundatio zu erbringen: selbst wenn einmal eine theoretisch beweisende Elternkombination vorliegt, bleiben eben zumeist noch Zweifel an der Vaterschaft. Immerhin gibt es auch eine Kombination, die in dieser Hinsicht *beweisend* wäre: im Falle von Drillingskindern *0, A, B* einer Mutter *0* *müssen* mindestens zwei Erzeuger gefordert werden; denn ein Vater *AB* der Kinder *A* und *B* kann nicht auch das Kind *0* erzeugt haben, sofern die sonst so gut gestützte BERNSTEINsche Vererbungsregel erfüllt ist. Die Annahme, daß gerade diese Kombination bei den an sich so seltenen Drillingen praktisch einmal angetroffen würde, ist so unwahrscheinlich, daß man nicht mit ihr rechnen darf.

Übrigens aber gilt Ähnliches auch schon für die theoretisch konstruierbaren Fälle, wo bei Zwillingen eine Superfecundatio anzunehmen wäre. Es würde sich hier um folgende Kombinationen handeln:

Mutter	Kinder		Vater I	Vater II
0	*A*	*B*	*A*	*B*
A oder *B*	*0*	*AB*	*0*	*AB*

Wie GANTHER für die zuerst genannte Kombination berechnet hat, ist die Chance, daß sie wirklich einmal zur Beobachtung kommt, äußerst gering und die Aussichten werden, wie ich hinzufügen möchte, durch Einbeziehung der in der zweiten Zeile aufgeführten Möglichkeiten nicht erheblich gesteigert.

Nun bieten allerdings die Faktoren *M* und *N* eine neue Chance. Liegen nämlich Zwillinge *M* und *N* vor, und läßt sich ein Erzeuger *MN* mit Sicherheit ausschließen, so wäre ebenfalls eine Überschwängerung bewiesen. Nennenswert vergrößert wird aber auch hierdurch die Nachweischance nicht. Immer würde nur ein Bruchteil der wirklichen Überschwängerungen erkennbar sein, und da diese selbst sicherlich, wenn sie überhaupt vorkommen, nur ein seltenes Ereignis sein können, so ist der Skeptizismus von GANTHER durchaus berechtigt.

Dagegen kommt es praktisch gelegentlich vor, daß bei der Vaterschaftsprüfung der angebliche Vater für *einen* der Zwillinge abgelehnt werden muß. E. WOLFF und WERKGARTNER haben Derartiges berichtet (vgl. MERKEL). In dem Falle von WOLFF gehörten die Zwillinge der Mutter *0* zu den Gruppen *0* und *A*, der angebliche Erzeuger zur Gruppe *0*. Er konnte demnach als Vater des Kindes *A* ausgeschlossen werden. Über sein Verhältnis zu dem Kinde *0* besagt der Blutbefund an sich nichts. Da aber die

Annahme einer Superfecundatio an sich unwahrscheinlich ist, Unterlagen für das Vorkommen eines solchen Vorganges auch nicht existieren, so spricht die Unmöglichkeit seiner Vaterschaft zu dem Kinde *A* gleichzeitig auch mit hoher Wahrscheinlichkeit gegen seine Vaterschaft überhaupt. In diesem Zusammenhang darf erwähnt werden, daß die Annahme einer Superfecundatio auf alten Volksglauben zurückgeht. Für viele Völker ist die Tatsache der Mehrlingsgeburt an sich ein Beweis dafür, daß die Mutter mit mehreren Männern Umgang gepflogen hat. Der zweite Vater muß nicht immer ein Mensch sein, auch Dämonen werden angeschuldigt. Zentralafrikanische Stämme setzen die Kinder aus und töten oder verstümmeln die Mutter. Auch der Aussetzung des Romulus und Remus liegen wohl ähnliche Vorstellungen zugrunde.

II. Blutgruppen und Inzuchtsproblem.

Man spricht von Panmixie, wenn die Paarungen in einer Bevölkerung wahllos, also ohne jede Auslese, stattfinden. Kommen Verwandtenehen häufiger zustande, als es dem Zufall entspricht, so liegt Inzucht vor. Das Verbot bestimmter Ehen, so der von Geschwistern, bedingt eine negative Inzucht. Für eugenische Studien, insbesondere für erbpathologische Fragen, ist es von Interesse, den Grad der jeweils vorhandenen Inzucht bestimmen zu können. Wir wissen, daß bestimmte krankhafte Erbanlagen in einzelnen Gebieten und bei bestimmten Bevölkerungsgruppen gehäuft auftreten, man denke an das fast ausschließliche Vorkommen der amaurotischen Idiotie bei Ostjuden, die Häufung der Bluteranlage in gewissen Teilen der Schweiz und Süddeutschlands, das Auftreten einer bestimmten schweren Nervenkrankheit im südlichen Schweden. Nur für wenige besonders übersichtliche Gebiete kann man den Versuch wagen, aus dem Studium der Kirchenbücher und der Stammbäume ein Bild von der wirklich vorhandenen Inzucht zu gewinnen, allein schon die Möglichkeit illegitimer Verbindungen macht genaue Feststellungen unmöglich. Es ist deshalb von Bedeutung, daß F. BERNSTEIN einen Weg gezeigt hat, wie man mit Hilfe der Bluteigenschaften *M* und *N* den Inzuchtsgrad mathematisch genau ableiten kann.

Der von ihm eingeschlagene Weg kann im einzelnen hier nicht beschrieben werden. Es genüge der Hinweis, daß ein solcher Weg gangbar ist, und daß sich die von BERNSTEIN angegebenen Formeln in verhältnismäßig einfacher Weise ableiten lassen. BERNSTEIN geht davon aus, daß bei Panmixie gewisse Formeln erfüllt sein müssen. Insbesondere muß für die Klassen *M*, *N* und *MN* einer Bevölkerung die Gleichung gelten

$$\frac{MN}{2} = \left(M + \frac{MN}{2}\right)\left(N + \frac{MN}{2}\right).$$

Betrachten wir hiernach z. B. die Beobachtungen für 3635 Berliner, also eine offenbar gut durchgemischte Bevölkerung, so haben wir

$$M = 30{,}7\,\%,$$
$$N = 19{,}5\,\%,$$
$$\frac{MN}{2} = 49{,}8\,\%.$$

Bei Verwendung dieser Zahlen erhält man für die linke Seite der Gleichung 24,9, für die rechte Seite 24,7, es liegt also, wie erwartet, fast genau eine Gleichung vor. Besteht dagegen keine Panmixie, sondern Inzucht, so ist die Gleichung nicht erfüllt. Man erhält dann für

$$\frac{MN}{2} : \left(M + \frac{MN}{2}\right)\left(N + \frac{MN}{2}\right)$$

nicht den Wert 1, sondern einen kleineren Wert $1 - \alpha$. Die Zahl α gibt hierbei nach BERNSTEIN direkt den *Inzuchtsgrad* an. Allein schon die sich hier bietenden Aussichten sollten Veranlassung sein, bei künftigen anthropologischen Studien die Eigenschaften M und N regelmäßig mit zu berücksichtigen, insbesondere bei der Untersuchung primitiver Volksgruppen, die ja oft nur aus verhältnismäßig wenigen Köpfen bestehen, so daß die Inzucht sehr stark sein kann.

III. Blutgruppen und Chromosomenkarte.

Daß die Chromosomen die Träger der mendelnden Erbanlagen sind, ist längst ein gesicherter Besitz der Wissenschaft. Das letzte Jahrzehnt hat unsere Kenntnis der Beziehungen zwischen Erbanlage und Chromosomen durch das Studium der Koppelungs- und Austauscherscheinungen wesentlich vertieft. Wir begnügen uns heute nicht mehr mit der allgemeinen Vorstellung, daß die Chromosomen die stofflichen Grundlagen für das „Mendeln“ enthalten, sondern wir suchen die *einzelnen* Erbanlagen in bestimmten Chromosomen zu lokalisieren und darüber hinaus ihnen im Chromosom einen festen Platz anzuweisen. Für einzelne Objekte, so die durch MORGANS grundlegende Arbeiten berühmt gewordene amerikanische Obstfliege Drosophila und für das Löwenmäulchen Antirrhinum, sind „Chromosomenkarten“ aufgestellt worden, die erkennen lassen (Abb. 83), über wie reichhaltige Kenntnisse wir hier bereits verfügen. Von ganz besonderem Interesse wäre es, auch für den *Menschen* eine Chromosomenkarte zu besitzen. Wir würden dann die Frage beantworten können, ob und in welchem

Umfange Koppelungen der Erbfaktoren für die Konstitutionsbiologie, insbesondere auch für die Konstitutionspathologie, Bedeutung besitzen. A priori läßt sich hierüber nichts aussagen. Es ist ebenso möglich, daß die bestehenden Koppelungen, abgesehen von der Beeinflussung des Erbganges, gleichgültig, wie daß sie

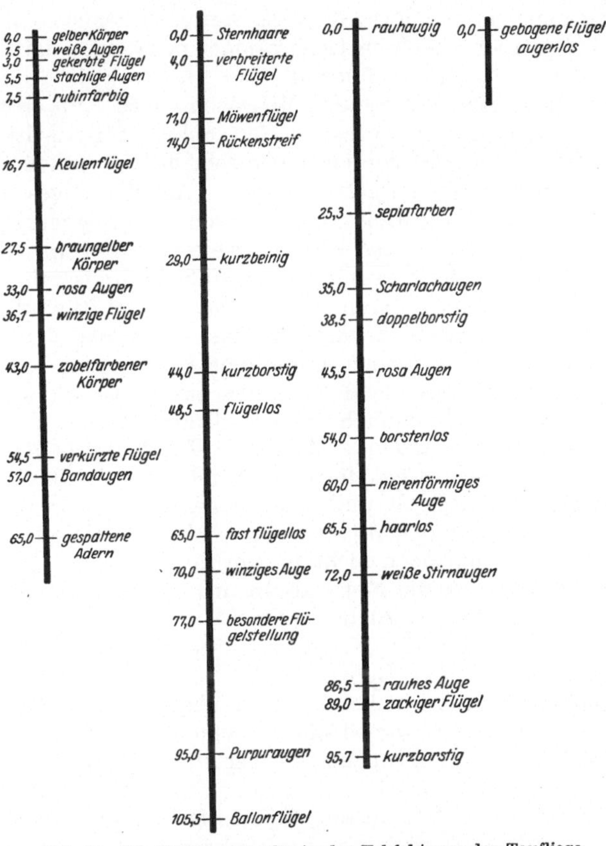

Abb. 83. Die Chromosomenkarte der Erbfaktoren der Taufliege.

von allergrößtem Einfluß sind. Bei den bisher am besten untersuchten Objekten, etwa Insekten, können wir hierüber keinen Aufschluß gewinnen, weil wir an diesen Tieren feinere physiologische Untersuchungen nicht ausführen können.

Die Aussicht, beim Menschen eine Chromosomenkarte zeichnen zu können, erschien nun zunächst hoffnungslos. Nur für ein einziges Chromosom, das Geschlechtschromosom, ließ sich bisher eine Lokalisation der Gene vornehmen, auch hier aber, ohne daß Aussicht bestand, die Lage innerhalb des Chromosoms und der Gene zueinander genauer bestimmen zu können. Für alle in den anderen 23 Chromosomen zu vermutenden Gene ließ sich nichts aussagen. Um ein Material zu bekommen, das dem an Drosophila gewonnenen gleichwertig wäre, waren bisher systematische Beobachtungen über mehrere Generationen notwendig, dazu außerdem in einem derartigen Ausmaß, daß praktisch die Aussichten auf eine Chromosomenkarte des Menschen gleich Null erscheinen mußten. Allerdings durfte man hoffen, Schritt für Schritt weiter zu kommen, wenn man von einzelnen sehr häufig vorkommenden *normalen* Merkmalen ausgehen würde. Als derartiges *Bezugsmerkmal* erschienen die Blutgruppen besonders geeignet, es fehlte aber die Methode, um hier wirklich weiterzukommen.

Es ist deshalb ein Fortschritt von großer grundsätzlicher Bedeutung, daß kürzlich durch den Mathematiker BERNSTEIN ein Verfahren bekanntgegeben wurde, welches uns in den Stand setzt, auf Grund einer bescheidenen Anzahl von Familienbeobachtungen Koppelungsverhältnisse beim Menschen zu studieren[1]. Mit Hilfe einer verhältnismäßig einfach anzuwendenden Formel gelingt es, für zwei beliebige mendelnde Merkmale den Koppelungsgrad zu berechnen. BERNSTEIN hat diese Berechnung für die Blutgruppen und die Eigenschaften M und N durchgeführt. Allein die Wahl dieser Merkmale, von denen ja das eine — MN — erst seit wenigen Jahren bekannt und noch nicht in sehr großem Umfang studiert ist, zeigt schon, daß die Methode an den Umfang des Materials keine exorbitanten Ansprüche stellt.

Es ergab sich, daß eine Koppelung zwischen den Blutgruppengenen R, A, B und den Genen für M und N mit großer Wahrscheinlichkeit auszuschließen ist. Das besagt, daß die beiden Gengruppen in verschiedenen Chromosomen lokalisiert sind, und daß sie sich unabhängig voneinander vererben. Diese Feststellung, die die rechnerische Bestätigung einer schon von LANDSTEINER-LEVINE geäußerten Vermutung liefert, ist an sich wichtig, sie hat aber außerdem für künftige Lokalisationsstudien Bedeutung: denn wir haben nunmehr neben dem Geschlechtschromosom noch zwei andere Chromosomen als „Bezugschromosomen" zur Verfügung, das Blutgruppenchromosom und das MN-Chromosom.

---

[1] Eine zweite Methode hat jüngst WIENER angegeben und auf die Beziehung Blutgruppe—MN angewendet. Es ergab sich mit großer Wahrscheinlichkeit ebenfalls Fehlen einer Koppelung.

Auch das Sekretionsgen S vererbt sich aller Wahrscheinlichkeit nach unabhängig von der Blutgruppe und den Faktoren M und N (Schiff und Sasaki). Wir haben also wiederum ein neues Bezugschromosom zur Verfügung, und die Aufstellung einer Chromosomenkarte für den Menschen scheint nach allem jetzt in greifbare Nähe gerückt.

G. Blutgruppen und Anthropologie.

I. Die grundlegenden Feststellungen von L. und H. Hirszfeld.

Schon bei den ersten Untersuchungen über Isoagglutination hatte es sich gezeigt, daß die einzelnen Blutgruppen ungleich häufig sind. Die relative Seltenheit der Gruppe B und die noch größere der Gruppe AB waren längst bekannt. Praktische Bedeutung kam der ungleichen Häufigkeit und insbesondere der weiten Verbreitung der Gruppe 0 (Universalspender) auf dem Gebiet der Bluttransfusion zu.

Die älteren statistischen Untersuchungen erwiesen die Unabhängigkeit vom Wohnsitz, denn es wurden in den Vereinigten Staaten annähernd die gleichen Zahlenverhältnisse angetroffen wie in Deutschland und Österreich (Tab. 48).

Tabelle 48. Ältere Untersuchungen über die Häufigkeit der vier Blutgruppen.

	Blutgruppe in %				Anzahl
	0	*A*	*B*	*AB*	
v. Decastello und Sturli 1902 (Wien)	43	37	17	3	155
v. Dungern und Hirschfeld 1910 (Heidelberg)	40	43	12	5	348
Moss 1910 (U.S.A.)	43	40	7	10	80
Sanford 1918 (U.S.A.)	44	42	9	5	3000

Alle diese Untersuchungen bezogen sich auf Weiße. Ganz neue Gesichtspunkte ergaben sich, als L. und H. Hirszfeld die Blutgruppenverteilung bei verschiedenen Rassen prüften. Im Lager der Alliierten in Saloniki bot sich ihnen Gelegenheit, in einer einheitlichen Aktion Menschen verschiedenster Herkunft zu untersuchen. Die großzügig angelegte Musterung erstreckte sich zumeist auf jeweils 500 Personen, es war also zu erwarten, daß wenigstens *große* Unterschiede in der Blutgruppenverteilung mit Sicherheit hervortreten würden.

Ich lasse hier die Tabelle von L. und H. HIRSZFELD folgen:

Tabelle 49. Geographische Verteilung der vier Blutgruppen. (Nach L. und H. HIRSZFELD.)

Volksgruppe	Zahl	Gruppe in %				Index
		0	*A*	*B*	*AB*	
Engländer	500	46,4	43,4	7,2	3,1	4,5
Franzosen	500	43,2	42,6	11,2	3,0	3,2
Italiener	500	47,2	38,0	11,0	3,8	2,8
Serben	500	38,0	41,8	15,6	4,6	2,5
Bulgaren.	500	39,0	40,6	14,2	6,2	2,6
Griechen	500	38,2	41,6	16,2	4,0	2,5
Russen	1000	40,7	31,2	21,8	6,3	1,3
Mazed. (spaniol. Juden)	500	38,8	33,0	23,2	5,0	1,3
Araber.	500	43,6	32,4	19,0	5,0	1,5
Madegassen	400	45,5	36,2	23,7	4,5	1,0
Senegalneger	500	43,2	22,4	29,2	5,0	0,8
Indochinesen	500	42,0	22,4	28,4	7,2	0,8
Inder	1000	31,3	19,0	41,2	8,5	0,6

Die Tabelle zeigt, „daß *bei sämtlichen untersuchten Völkern alle Gruppen vorkommen, daß aber die Verteilung der Gruppen je nach der geographischen Lage des Vaterlandes des betreffenden Volkes verschieden ist.* Die Gruppe *A* ist bei den mittel- und nordeuropäischen Völkern mehr verbreitet und beträgt über 40. Sowohl nach dem Osten wie nach dem Süden nimmt die Zahl der *A*-Fälle ab, so daß die Völker um das Mittelmeer, die Grenzvölker zwischen Asien und Europa (Russen, Türken usw.) nur 30—40 *A* besitzen. Schließlich die Indier, Anamiten und Neger haben weniger als 30. Bei der Gruppe *B* finden wir die entgegengesetzte Tendenz. Bei den am meisten westlich liegenden Völkern am wenigsten ausgesprochen (z. B. bei den Engländern 10) finden wir die Gruppe *B* bis zu den Indiern kontinuierlich ansteigend, wo einzelne Stämme bis 60 *B* aufweisen. *Wir sehen also einen steten Abfall von A von Westen nach Osten und Süden, verbunden mit einer Zunahme von B*".

Um die Übersicht über ihre Befunde zu erleichtern, haben L. und H. HIRSZFELD einen Index eingeführt. Ihr *biochemischer Rassenindex* enthält im Zähler den Prozentwert für alle Vorkommen von *A* (einschließlich der Blutgruppe *AB*), im Nenner für alle *B* (einschließlich wiederum *AB*). Überwiegt *A*, so ist der Index größer als 1, im umgekehrten Falle kleiner als 1. L. und H. HIRSZFELD sprechen von einem westeuropäischen Typus mit einem Index höher als 2, einem intermediären 2—1 (Russen, Türken, spaniolische Juden) und einem asiatisch-afrikanischen unter 1.

Das nachstehende Diagramm führt die untersuchten Volksgruppen in der Reihenfolge fallender Indexwerte auf, man erkennt ohne weiteres die Abnahme von Westen nach Osten (Diagramm nach H. und L. Hirszfeld).

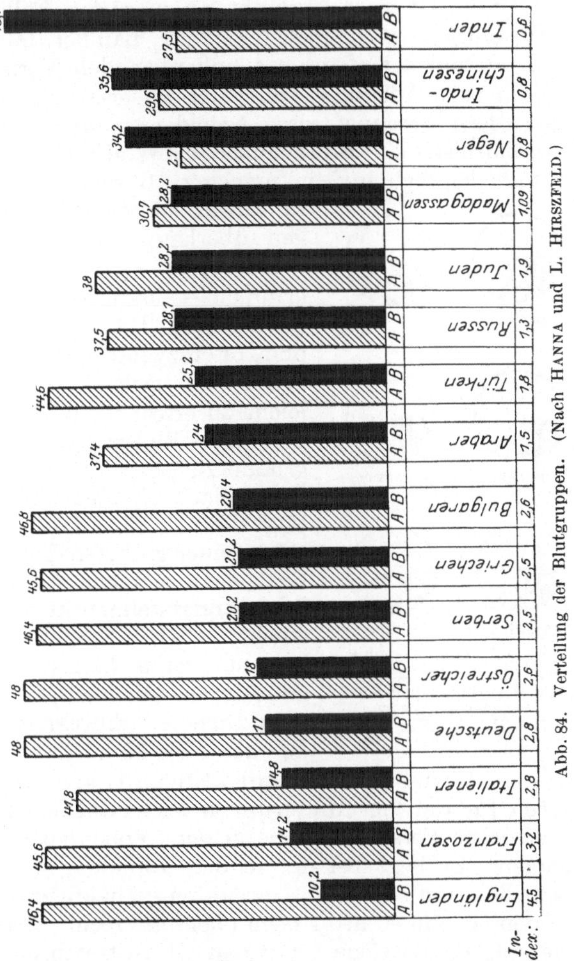

Abb. 84. Verteilung der Blutgruppen. (Nach Hanna und L. Hirszfeld.)

II. Weitere Befunde. Methoden zu ihrer Darstellung.

Diese grundlegenden Feststellungen sind nun seither durch sehr zahlreiche weitere Untersuchungen ergänzt worden. Eine Übersicht von Lattes (1932) verzeichnet über 400 Einzelserien, und die Gesamtzahl der untersuchten Einzelpersonen dürfte eine Viertelmillion erheblich überschreiten. Bei diesem gewaltigen Umfang von Beobachtungsziffern gewinnt die Art der Darstellung besondere Wichtigkeit.

Der Index von HIRSZFELD erlaubt es, in vielen Fällen das serologisch Wesentliche in einfachster Weise, nämlich mit einer einzigen Zahl, auszudrücken; er hat außerdem den Vorzug der Objektivität, da er unabhängig von jeder Theorie rein aus den Beobachtungsziffern errechnet wird. Nachdem nunmehr aber die Vererbungsverhältnisse der Blutgruppen einwandfrei klargestellt sind, ist es unbedenklich und in mancher Hinsicht vorteilhaft, für anthropologische Betrachtungen überhaupt nicht von den Phänotypen — den vier Blutgruppen — auszugehen, welche in wechselnder Häufigkeit Homo- und Heterozygote enthalten, sondern die nach F. BERNSTEIN leicht zu errechnende Häufigkeit der drei Blutgruppengene zugrunde zu legen[1]. Einige Typen der relativen Genhäufigkeiten zeigt die Abb. 85. Für die Vergleichung einer größeren Anzahl von Beobachtungsreihen kommt die Sektorendarstellung nicht in Betracht. Hierfür leistet die von STRENG vorgeschlagene Eintragung in ein *gleichseitiges Dreieck* gute Dienste. Einzelheiten sind aus der Abb. 86 zu ersehen.

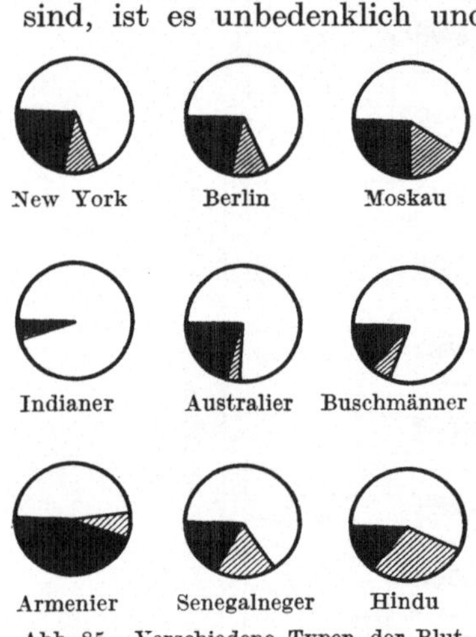

Abb. 85. Verschiedene Typen der Blutgruppenverteilung, dargestellt an der Häufigkeit p, q, r der Blutgruppengene A, B, R bei verschiedenen Völkern. A = ■; B = ▨; R = □.

Man kann auf Grund der Genhäufigkeiten, die aus den Beobachtungswerten für die vier Blutgruppen leicht abzuleiten sind, für jede untersuchte Personengruppe in der „Völkerkarte" einen Punkt eintragen. Er liegt bei der in der Abbildung gewählten Art der Darstellung um so weiter nach unten, je häufiger das Gen für B vorhanden ist, um so mehr nach oben und rechts bzw. oben und links, je stärker die Gene für 0 bzw. A vertreten sind.

Wichtig ist, daß, wie STRENG gezeigt hat, die bei Reihenuntersuchungen häufigsten Beobachtungsfehler (zu schwache Reagenzien)

[1] Eine Zusammenstellung der verschiedenen vorgeschlagenen Indices, die ausnahmslos entbehrlich sein dürften, hat S. WELLISCH gegeben (vgl. auch die klärenden Ausführungen von F. BERNSTEIN 1932).

den Ort in der Karte im allgemeinen *nicht allzu stark* verschieben. Gleichwohl darf man nicht versuchen, aus kleineren Unterschieden der Lage in der Karte Schlüsse zu ziehen (Abb. 87).

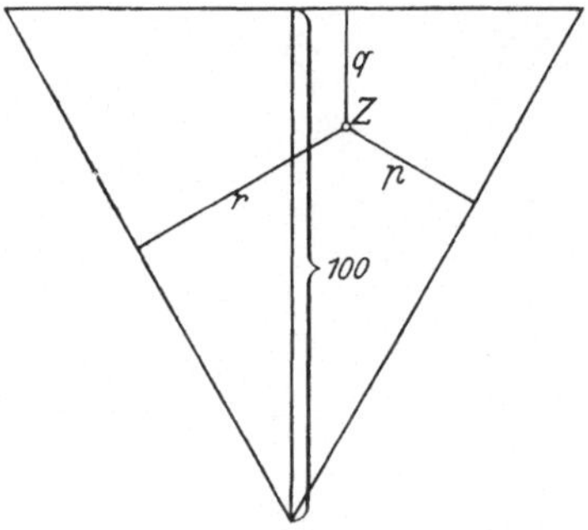

Abb. 86a. 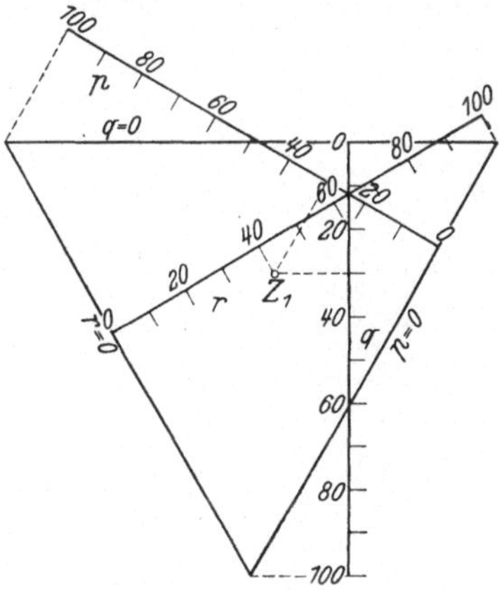 Abb. 86b.

Abb. 86a. Gleichseitiges Dreieck nach O. STRENG zur Eintragung eines Punktes Z auf Grund der Genhäufigkeiten p, q, r. Die Höhe des Dreiecks ist $= 100$, die Abstände des Punktes Z von den Dreiecksseiten seien p, q, r. Für alle Werte der Gleichung $p + q + r = 100$ läßt sich ein Punkt innerhalb des Dreiecks finden, da die Summe der Abstände des Punktes von den drei Seiten stets gleich der Höhe des gleichseitigen Dreiecks ist.

Abb. 86b. Dreiachsiges Koordinatensystem nach O. STRENG zur bequemen Ermittlung eines Punktes Z („Sternfigur"). Beispiel: $p = 30$, $q = 30$, $r = 40$. Innerhalb des gleichseitigen Dreiecks werden üblicherweise vom Punkte $p = 24$, $q = 12$, $r = 64$ Lote auf die Dreiecksseiten gefällt und mit einer Skaleneinteilung versehen. „Um die die verschiedenen Völker charakterisierenden Z-Punkte zu finden, müssen je nach der Größe von p, q, r senkrechte Linien gegen die drei Achsen gezogen werden: wenn $p + q + r = 100$, werden sich die drei Linien in einem Punkte kreuzen. Ist die Summe nicht genau 100, so bekommt man ein kleines gleichseitiges Dreieck", als dessen Mittelpunkt Z gewählt wird.

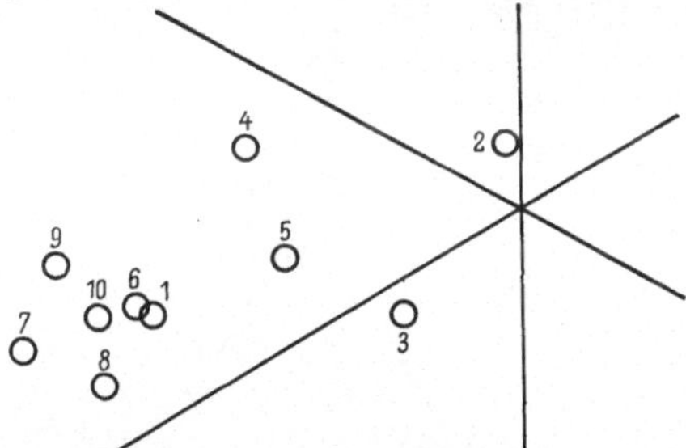

Abb. 87. Einfluß von Fehlbestimmungen auf den Ort in der Karte nach STRENG. (Aus STRENG 1929.) *1* Stärkste Sera α und β (richtige Bestimmung). — *2* Schwächste Sera α und β. — *3* Stärkste Sera β und schwächste Sera α. — *4* Schwächste Sera β und stärkste Sera α. — *5* Mittelstarke Sera α und β. — *6* Empfindlichste Blutkörperchen *A* und *B*. — *7* Am wenigsten empfindliche Blutkörperchen *A* und *B*. — *8* Empfindlichste *A*-Blutkörperchen, wenig empfindliche *B*-Blutkörperchen. — *9* Wenigstempfindliche *A*-Blutkörperchen, hochempfindliche *B*-Blutkörperchen. — *10* Mittelempfindliche *A*- und *B*-Blutkörperchen.

Abb. 88 gibt eine erste Orientierung. Bringt man die Gesamtheit der bisher erhobenen Befunde nach dem Vorgang von STRENG zur Eintragung, so erhält man im großen ganzen ein sinnvolles Bild, indem sich geographisch und rassenmäßig zusammengehörende Völker auch auf der Karte zusammenfinden. So beschränken

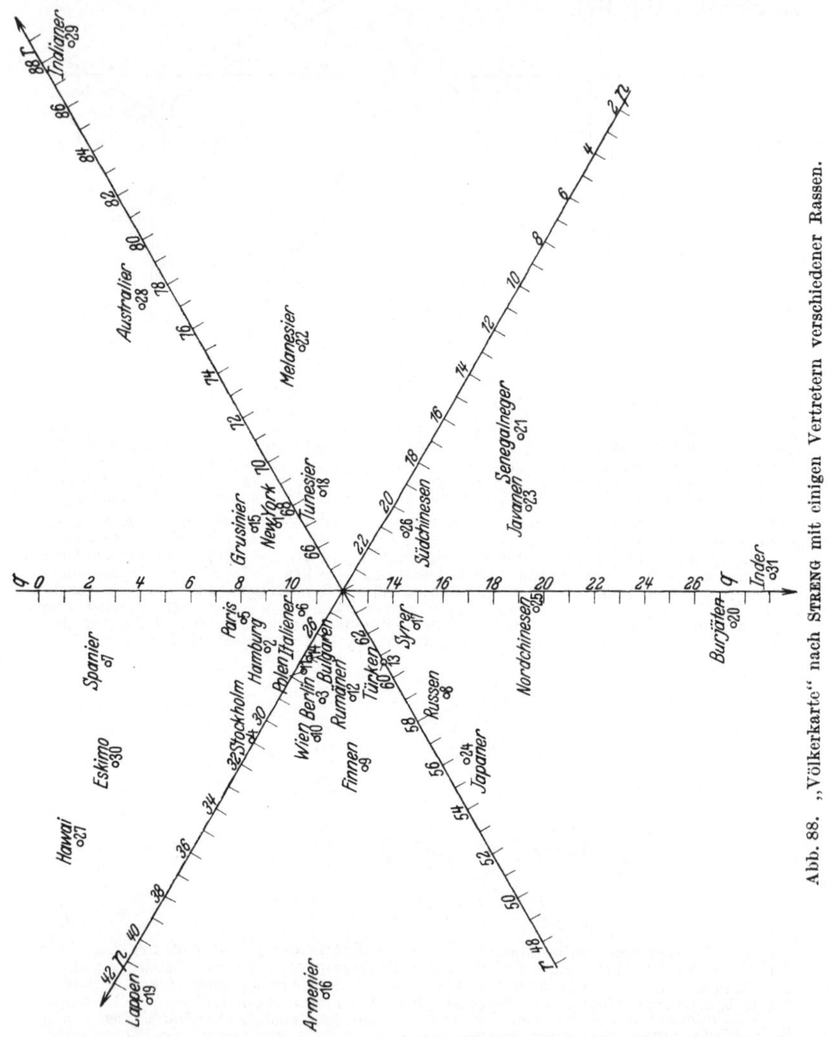

Abb. 88. „Völkerkarte“ nach STRENG mit einigen Vertretern verschiedener Rassen.

sich, wie die Abbildung an einigen Beispielen zeigt, die Europäer auf das Gebiet links und oben, die Asiaten schließen sich nach unten an die Europäer an. Dieses Verhalten ist durch die größere

Häufigkeit des A-Gens bei den ersteren, die Zunahme des B-Gens bei den letzteren bedingt. Auch die Neger nehmen ein zusammenhängendes Feld für sich ein. Sie sind relativ arm an A bei mittlerem B-Gehalt. Scharfe Grenzen zwischen den Feldern bestehen nicht, so nähern sich die Japaner durch ihren A-Besitz dem europäischen Bezirk.

Weit aus dem Rahmen fallen die nordamerikanischen Indianer und einige andere Völker, die sich durch ein Überwiegen des R-Gens auszeichnen. Sie finden sich bei der gewählten Darstellungsart rechts oben. Ebenfalls im rechten oberen Teil der Karte, wenn auch infolge eines etwas größeren A-Anteils etwas mehr nach der Mitte zu, liegen noch Australier, Eskimos, Philippinos, also ganz heterogene Völker. Das Gemeinsame ist wohl bei allen die Seltenheit der B-Eigenschaft, also etwas Negatives.

III. Die anthropologische Bewertung der Befunde.

Es ist verlockend, aus der unterschiedlichen Verteilung der Blutgruppen Schlüsse auf die verwandtschaftlichen Beziehungen der Menschenrassen herzuleiten. So hat bereits L. HIRSZFELD die Hypothese zweier Urrassen, der A-Rasse und der B-Rasse, aufgestellt, deren Vermischung die heute vorhandenen Blutgruppenverteilungen herbeigeführt habe, OTTENBERG und BERNSTEIN haben auch die Gruppe *0* mit berücksichtigt und der letztere hat demgemäß drei Urrassen angenommen. Als die älteste Blutgruppe sieht er die Gruppe *0* oder „Restrasse“ an. Die A-Rasse und die B-Rasse seien aus ihr später durch Mutation entstanden. Bevor auf diese Fragen näher eingegangen wird, muß geprüft werden, ob sich die Blutgruppenverteilung einer Bevölkerung „von selbst“, d. h. ohne Zuwanderung fremder Elemente, konstant erhält, und ob und in welcher Weise Wanderungen und Völkermischungen die Blutgruppenformel beeinflussen.

Die *Konstanz* der Blutgruppenverteilung durch zwei Generationen zeigt sehr schön die Tabelle 7, S. 22, welche Beobachtungen für Mütter und Kinder enthält. Setzt man voraus, daß Mütter und Väter der gleichen Bevölkerung angehören, eine Annahme, die für unser Beobachtungsmaterial offenbar zutrifft, so muß bei den Kindern — natürlich innerhalb der Fehlergrenzen — die gleiche Häufigkeit aller Blutgruppen erwartet werden wie bei den Müttern. Dies trifft in unserer Tabelle in der Tat genau zu. Man muß erwarten, daß die gleiche Konstanz bei gleichbleibenden Verhältnissen stets von einer Generation zur nächsten erhalten bleibt, also im ganzen durch beliebig viele Generationen.

Nur im Falle starker Inzucht wäre nach einem Satz der allgemeinen Vererbungslehre eine Verschiebung im Sinne einer Anreicherung der recessiven Klassen, also insbesondere der Gruppe *0*, zu erwarten. Dagegen würde eine Änderung des Genbestandes auch dann nicht eintreten können.

Die recht erhebliche Beständigkeit der Blutgruppenverteilung bei *ausgewanderten* Volksteilen läßt die Tabelle 50 erkennen. Hier sind im oberen Teil Deutsche in Ungarn und der Ukraine aufgeführt. Zum Vergleich dienen die alten Heidelberger Zahlen von v. DUNGERN und HIRSZFELD. Die Hauptschwierigkeit bei derartigen Vergleichen liegt darin, welche Ausgangsbevölkerung danebengestellt werden soll. Die Auswahl ist beschränkt und stark

Tabelle 50. Übersicht über einige ausgewanderte Volksteile.

	0	*A*	*B*	*AB*	Anzahl
Deutsche (Heidelberg)	40,0	43,0	12,0	5,0	348
Deutsche Ungarn (VERZÁR und WESZECKY).	40,0	43,5	12,6	3,1	476
Deutsche Ukrainer (RUBASCHKIN) .	31,0	47,0	16,8	5,2	268
Holländer (VAN HERWERDEN) . . .	46,8	41,7	8,6	3,0	6679
Holländische Familien aus Südafrika (PIJPER)	45,8	39,6	11,9	2,7	596
Hovas (Madagaskar) (HIRSZFELD) .	45,5	27,5	22,5	4,5	266
Sumatraner (BAIS und VERHOEF) .	42,5	23,0	28,0	4,3	596

vom Zufall abhängig, wo aber die Blutgruppenverteilung der Einwohner in dem Lande der Zuwanderung stark abweicht, da spielen die immerhin kleineren Unterschiede innerhalb des Auswanderungslandes keine große Rolle. So darf wohl aus den Daten der Tabelle für die ausgewanderten Deutschen gefolgert werden, daß diese ihre Blutgruppenverteilung einstweilen noch nahezu unverändert erhalten haben. Das gleiche gilt auch für die „Holländer" aus Südafrika, welche A. PIJPER untersucht hat. Obwohl die Wahl einer Vergleichsreihe („Holländer") recht willkürlich ist, springt doch der europäische oder besser noch westeuropäische Charakter der Blutgruppenformel bei den „Afrikandern" ins Auge.

Als letztes Beispiel einer Wanderung enthält die Tabelle die Hova auf Madagaskar, eine hellhäutige Bevölkerung indonesischer Herkunft. Die Auswanderung der Hovas, die in mehreren Wellen erfolgt ist, liegt viel weiter zurück als bei den eben betrachteten Volksteilen. Sie wird in das erste Jahrtausend unserer Zeitrechnung verlegt. Gleichwohl ist der serologische Anschluß an heutige indonesisch-malayische Gruppen recht deutlich. Dabei muß man bedenken, daß die alte Stammbevölkerung vermutlich ärmer an *B* gewesen ist als die heutigen Malayen. Die serologische Ähnlichkeit wird damit noch größer.

Alles in allem ist die Annahme gut gestützt, daß ausgewanderte Volksteile, sofern sie nicht der Vermischung unterliegen, ihre Blutgruppenverteilung beibehalten.

Auch die *Binnenwanderung* kann in der Blutgruppenverteilung zum Ausdruck kommen, da ja die Blutgruppenverteilung innerhalb eines Landes oder Volkes zumeist geographische Unterschiede aufweist. So dürfte es auf die Zuwanderung ortsfremder Menschen zurückzuführen sein, wenn sich in westlichen Gebieten Deutschlands unter den Kriminellen die Blutgruppe *B* häufiger vorfand als durchschnittlich bei der Bevölkerung (Böhmer, Gundel). Im Osten Deutschlands und jenseits der Ostgrenze kommt die Bluteigenschaft *B* häufiger vor als im Westen, und der Strom der Zugewanderten hat zu einem wesentlichen Teil seine Richtung aus dem Osten genommen. Ob sich die Bluteigenschaft *B* bei Kriminellen deshalb häufiger fand, weil sich diese vorwiegend aus den Kreisen der Zugewanderten rekrutieren oder ob noch andere Ursachen hierfür vorliegen, verdient erst dann eine nähere Untersuchung, wenn die Tatsache als solche durch weitere Erhebungen bestätigt werden sollte. Auch Unterschiede in der *Altersverteilung der Blutgruppen*, wie sie für einige Orte (München, Kopenhagen) zu vermuten sind, würden als serologischer Ausdruck der Binnenwanderung angesehen werden können (Koller). Die Zugewanderten, die überwiegend den jüngeren Jahrgängen angehören, würden eine Anreicherung der *B*-Eigenschaft in den Mannesjahren bewirken. In München wurden für das Lebensalter der im Pathologischen Institut zur Obduktion Gekommenen die folgenden Werte errechnet (für 1000 Fälle):

0	52,9 Jahre
A	51,7 „
B	49,5 „

Man braucht hier nicht etwa, wie dies Oppenheim und Voigt sowie Lützeler und Dormanns getan haben, an eine größere Hinfälligkeit der *B*-Menschen zu denken, sondern es ist, wie Koller ausgeführt hat, viel wahrscheinlicher, daß hier die Gruppenverteilung auch bei den Lebenden infolge von Zuwanderung bei den jüngeren Jahrgängen nicht die gleiche ist wie für die höheren Lebensalter. Um diese Annahme zu prüfen, müßte man die Altersverteilung der Blutgruppen auch bei den Lebenden des gleichen Ortes untersuchen und dabei auch die Herkunft berücksichtigen.

Bei der *Mischung* von serologisch verschiedenen Bevölkerungsgruppen liegen die Verhältnisse theoretisch sehr einfach: würden sich die verschiedenen Gruppen bis zu vollständiger Durchmischung vereinigen, so müßte das Mischvolk schließlich mittlere Werte der Genhäufigkeiten aufweisen, die man genau berechnen könnte, sobald der Anteil der einzelnen Populationen bekannt ist (vgl. auch BERNSTEIN 1925, 1932). Derartig genaue Berechnungen lassen sich praktisch im allgemeinen nicht durchführen, sehr gut aber kann an einigen Mischbevölkerungen gezeigt werden, daß die Genhäufigkeiten tatsächlich zwischen denen der Stammvölker liegen.

Die Verhältnisse sind am übersichtlichsten, wenn zwei Populationen zusammentreffen, deren Genbestände sehr verschieden sind. Das gilt für Indianer und Weiße. SNYDER hat folgende Zahlen gefunden:

Tabelle 51.

	Anzahl	Blutgruppen				Häufigkeit der Gene		
		0	*A*	*B*	*AB*	*p*	*q*	*r*
Angeblich reine Indianer	453	91,3	7,7	1,0	0,0	4,0	0,6	95,5
Mischblutindianer . . .	409	64,8	25,6	7,1	2,4	15,1	4,9	80,5
Weiße (Amerika) . . .	20000	45,0	41,0	10,1	4,0	25,9	7,3	67,0

Nicht so kraß, aber trotz der geringeren Differenz der Stammvölker und der kleineren Beobachtungszahlen wohl eindeutig, sind auch die Daten für Jamaika. Die Einwohner sind Neger, die aber vielfach mit Weißen vermischt sind. Zum Vergleich sind für die Weißen die gleichen Durchschnittszahlen wie oben, für afrikanische Neger die der Yoruba, die im alten Heimatgebiet der Jamaikaner leben, aufgeführt.

Tabelle 52.

	Anzahl	Blutgruppen				Häufigkeit der Gene		
		0	*A*	*B*	*AB*	*p*	*q*	*r*
Yoruba	325	52,3	21,5	23,0	3,2	13,3	14,1	72,3
Neger (Jamaika) . . .	144	46,5	29,1	22,2	2,1	17,2	13,1	68,2
Weiße (Amerika) . . .	20000	45,0	41,0	10,1	4,0	25,9	7,3	67,0

Die Neger von Jamaika stehen also den Bewohnern der alten Heimat serologisch wie auch überhaupt anthropologisch noch recht nahe, der Einfluß der Mischung mit Weißen kommt aber in dem Zuwachs an *A*-Gen doch schon zum Ausdruck.

Sehr deutlich tritt der Einfluß der Vermischung auf das serologische Bild auch bei den *Juden* hervor. Die Abb. 89, ergänzt nach einer Vorlage von STRENG, bedarf kaum der Erläuterung. Während andere Volksgruppen, selbst so große und in sich keineswegs homogene wie etwa die „Russen“ (Abb. s. u.), auf der Karte nach STRENG ein ziemlich geschlossenes Feld einnehmen, verteilen sich die Juden über ein ungewöhnlich großes Gebiet, wobei vielfach Juden und Nichtjuden eines Landes im gleichen Bezirk

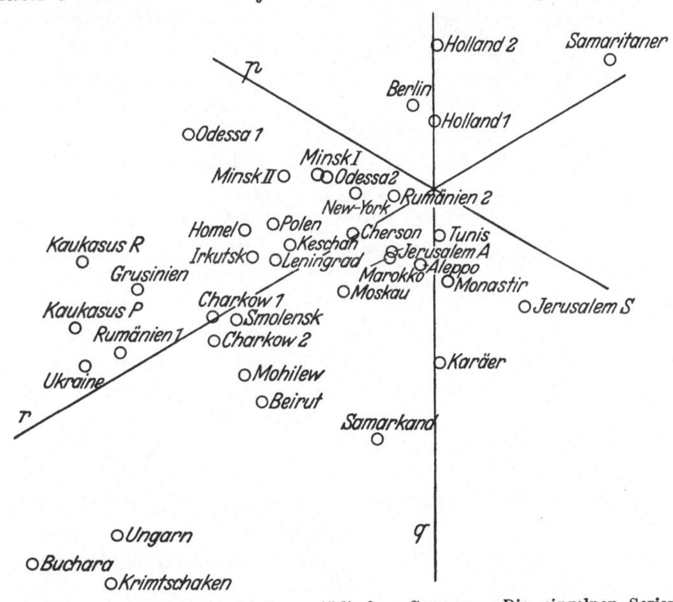

Abb. 89. Blutgruppen bei verschiedenen jüdischen Gruppen. Die einzelnen Serien mit Zahl der Untersuchten und Untersucher: Aleppo 172 (PARR). — Beirut 140 (PARR). — Berlin 230 (SCHIFF-ZIEGLER). — Buchara 153 (GRUBINA). — Charkow 1, 383 (RUBASCHKIN). — Charkow 2, 108 (FELDMANN u. ELMANOWITCH). — Cherson 322 (SCHIRZAK). — Grusinien 1239 (SEMENSKAJA). — Holland 1, 705 (VAN HERWERDEN). — Holland 2, 142 (VAN HERWERDEN). — Homel 297 (PEWSNER). — Irkutsk 217 (MELKICH u. GRINGOT). — Jerusalem A = Aschkenasim 320 (JUNOWITCH). — Jerusalem S = Sephardim 158 (JUNOWITCH). — Karäer 373 (SABOLOTNY). — Kaukasus P = Perser 127 (SEMENSKAJA). — Kaukasus R = Russische Juden 95 (SEMENSKAJA). — Keschan 350 (AVDEJEWA). — Krimtschaken 500 (SABOLOTNY). — Leningrad 104 (SMIRNOWA u. TSCHERNAJEWA). — Marokko 642 (KOSSOWITCH). — Minsk I (RASKINA 99). — Minsk II 257 (RACHOWSKI u. SUETIN). — MOHILEW 116 (BUNAK). — Moskau 371 (GRIGOROWA). — Monastir 500 (L. u. H. HIRSZFELD). — New York 500 (WINER, LEDERER u. POLAYES). — Odessa 1, 529 (LEITSCHIK). — Odessa 2, 1475 (BARINSTEIN). — Polen 813 (HALBER u. MYDLARSKI). — Rumänien 1, 211 (MANUILA). — Rumänien 2, 1135 (JONESCU). — Samaritaner 83 (PARR). — Samarkand 616 (WISCHNEWSKI). — Smolensk (DYCHNO). — Tunis 200 (CAILLON u. DISDIER). — Ungarn 1172 (JENEY).

liegen (z. B. Juden in Deutschland und Holland). Dieser Gegensatz gegen die oben aufgeführten Beispiele serologischer Konstanz erklärt sich ohne weiteres aus der viel größeren Länge der Zeit, die seit dem Verlassen der Heimat vergangen ist, und den vielfachen Vermischungen, die aus historischen und anthropologischen Gründen anzunehmen sind.

Als weiteres Beispiel für Kreuzungen innerhalb der weißen Rasse seien Beobachtungen von Streng und seinen Mitarbeitern aus Finnland angeführt. Die Abb. 90 zeigt, daß sich die schwedisch sprechenden Finnen von den finnisch sprechenden unterscheiden. Die schwedisch Sprechenden haben ihren Platz näher dem der Schweden (Abb. 91).

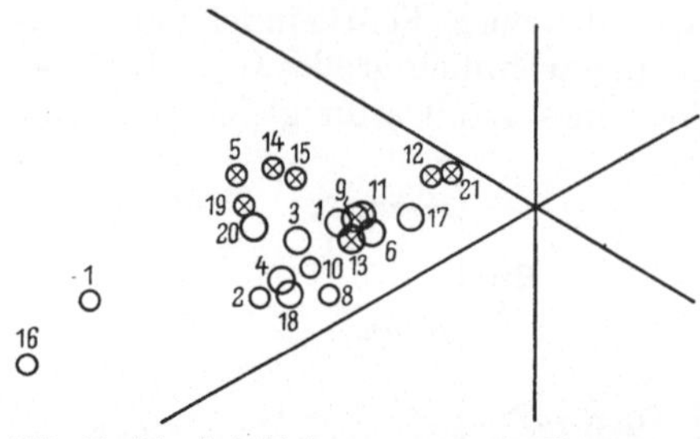

Abb. 90. Die drei Blutgruppengene in Finnland. (Aus Streng 1929.) ⊙ Finnisch Sprechende ⊗ Schwedisch Sprechende. Die Eintragungen entstammen verschiedenen Untersuchungsserien von O. Streng und Mitarb. *1* Streng, Gesamtmaterial (1506). — *2* Ders. Finnisch Sprechende (531). — *3*—*8* Streng und Ryti, darunter *4* Finnisch Sprechende (2760). — *5* Schwedisch Sprechende (582). — *9*—*15* Sievers. Darunter *11* Schwedisch Sprechende (4842). — *16*—*21* Verschied. Untersucher, darunter *18* Ryti und Pikkarainen. Finnisch Sprechende (8006).

Es kann kein Zweifel sein, daß diese Zwischenstellung, welche die Finnländer mit schwedischer Muttersprache serologisch einnehmen, auf eine Blutsverwandtschaft mit den Schweden zurückgeht.

Es ist aber große Vorsicht geboten, wenn man etwa serologische Befunde zu *bestimmten* historischen Ereignissen in Beziehung setzen will. Denn offenbar führen Wanderung und Mischung überall auf der Erde dazu, daß sich die Genhäufigkeiten geographisch *allmählich* ändern. Man könnte geradezu von einem Gesetz der kontinuierlichen Änderung sprechen.

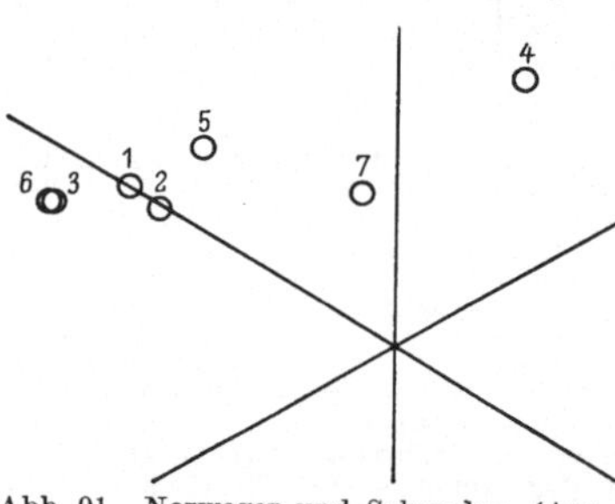

Abb. 91. Norweger und Schweden. (Aus Streng 1929.) *1* Norweger 436 (Jervell) — *2*—*7* Schweden (Hesser, Lindberger, Rietz, Fogelgren, Zoltermann u. Wildner, Liedberg).

Die Finnen, die geographisch zwischen Schweden und Russen liegen, stehen auch serologisch in der Mitte, wie die Karte von Streng zeigt (Abb. 92). Ein ähnliches Beispiel aus Ostasien bietet Korea. Abb. 93 läßt deutlich erkennen, wie die Koreaner sich in die Mitte zwischen dem Gros der Chinesen und dem der Japaner einordnen.

Ähnliche allmähliche Änderungen des Genbestandes finden sich nicht etwa nur dort, wo verschiedene Völker aneinandergrenzen, sondern auch innerhalb eines Volkes. Hierfür bietet Deutschland ein gutes Beispiel. Im Osten und Nordosten ist die *B*-Eigenschaft deutlich häufiger als im Süden und Südwesten

(Abb. 94). Trägt man die in Deutschland gesammelten Beobachtungen in die Karte von STRENG ein, so sieht man, daß die Bewohner Ostdeutschlands sich serologisch den östlich angrenzenden Gebieten annähern. Die Deutung dieser Verhältnisse darf nicht unter engen örtlichen Gesichtspunkten erfolgen, man wird vielmehr versuchen müssen, die Erscheinungen innerhalb eines relativ kleinen Gebietes dem Gesamtbilde der Verbreitung der Blutgruppengene auf der ganzen Erde einzuordnen.

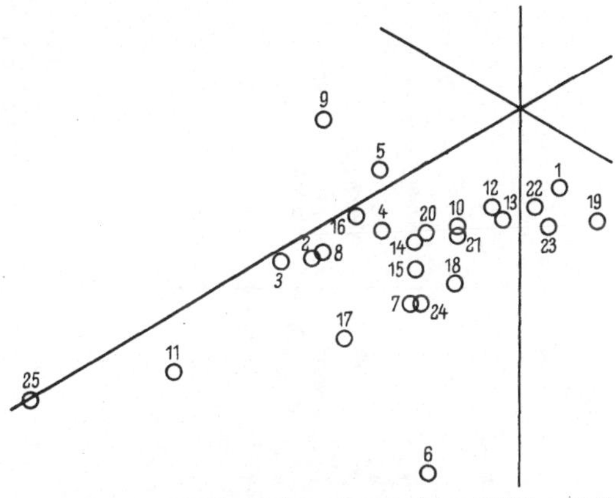

Abb. 92. Russen. (Aus STRENG 1929.) *1* 1918 unters. Soldaten (1000). — *2* Charkow (808). — *3* Charkow (815). — *4* Moskau (2200). — *5* Moskau (456). — *6* Moskau (953). — *7* Leningrad (510). — *8* Smolensk (400). — *9* Odessa (1831). — *10* Odessa (2120). — *11* Marinpol (521). — *12* Pensa (442). — *13* Tomsk (1000). — *14* Tula (1135). — *15* Omsk (1412). — *16* Omsk (1200). — *17* Perm (1340). — *18* Kasan (510). — *19*. Kasan (484). — 20 Irkutsk (1430). — *21* Irkutsk (1756). — *22* Transbaikalien (910). — *23* Ischewsk (455). — *24* Votjaken (798). — *25* Kleinrussen (400).

Die Verbreitung der drei Blutgruppengene auf der Erde.

Beispiele für die Verteilung der Blutgruppen bei verschiedenen Völkern bieten bereits die bisher besprochenen Abbildungen und Tabellen. Im Prinzip lassen sich *drei Haupttypen der Genverteilung erkennen:*

Typus I: Nur das Gen *R* ist vorhanden (Indianer).

Typus II: Die beiden Gene *R* und *A* sind vorhanden (Australier; angenähert: afrikanische Buschmänner, manche Eskimos und Lappen; vgl. auch Westeuropäer).

Typus III: Die drei Gene *R*, *A* und *B* sind nebeneinander vorhanden (fast alle sonstigen Völker[1]).

[1] Ein weiterer, dem Typus II analoger Typus — nur die Gene *0* und *B* sind vorhanden — ist bisher nur durch eine kleine Untersuchungsreihe aus Indien (v. EICKSTEDT, Oberbirma) belegt.

Der Typus I hat sich bisher wohl fast nirgends in *absoluter* Reinheit gefunden, je mehr man aber bestrebt war, wirklich reine amerikanische Ureinwohner zu finden, desto seltener sind die

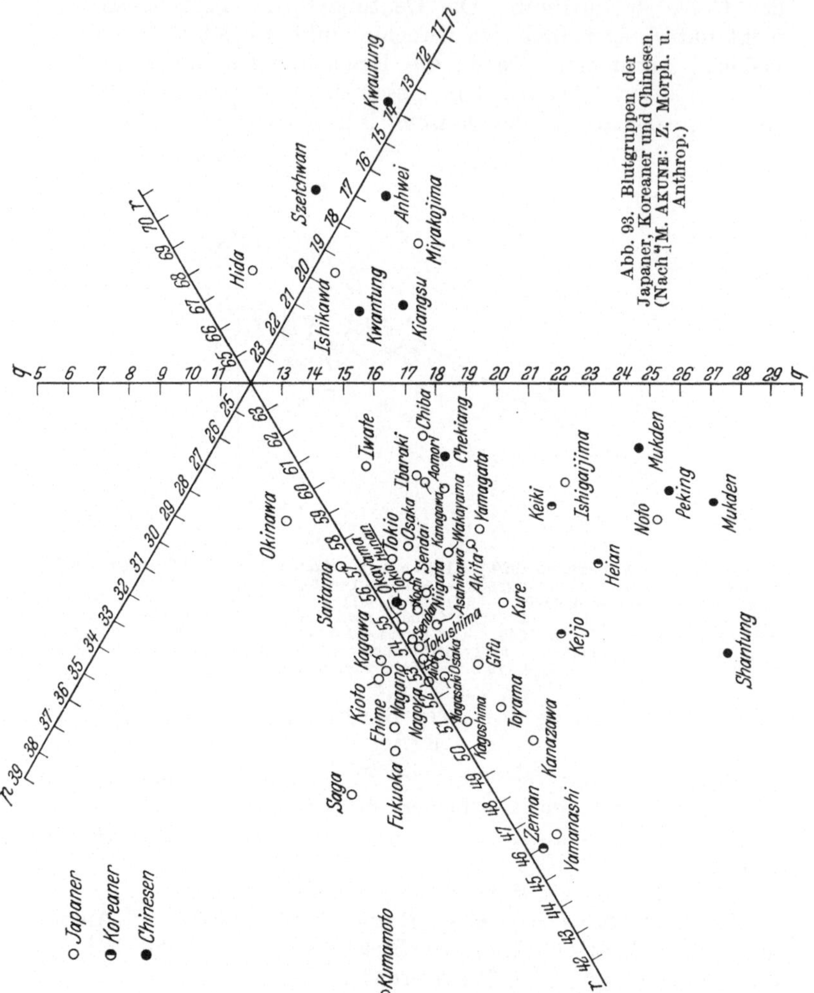

Abb. 93. Blutgruppen der Japaner, Koreaner und Chinesen. (Nach M. AKUNE: Z. Morph. u. Anthrop.)

Beimengungen von *A* und *B* geworden. Die folgende Tabelle 53 zeigt, wie weit die Annäherung an den reinen *0*-Typus geht. Dem Idealtypus am nächsten kommen Befunde aus Peru sowie an den „Mayaindianern“ aus Yukatan mit 97,7% *0*. Die allgemeine

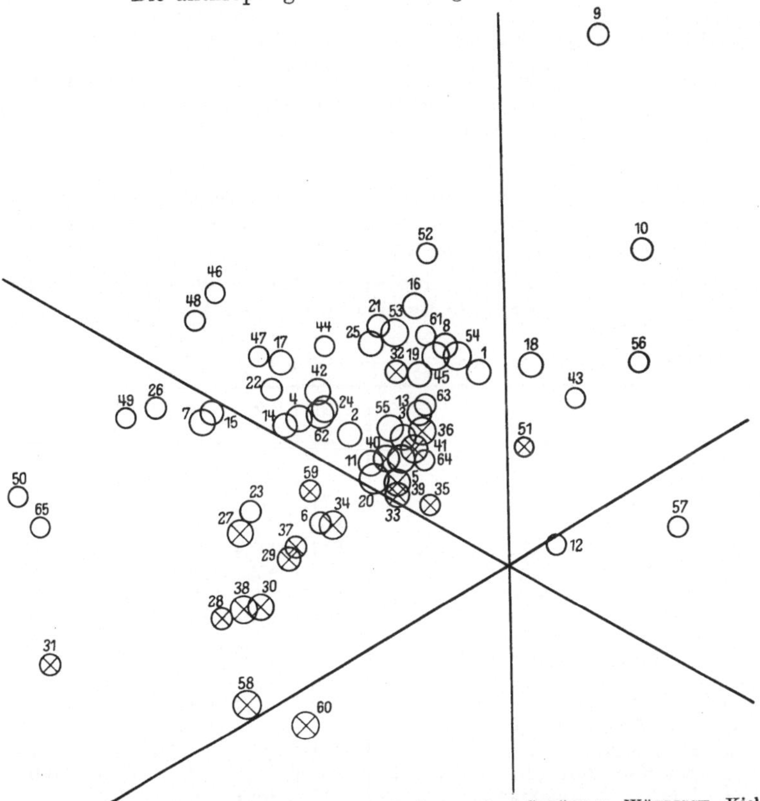

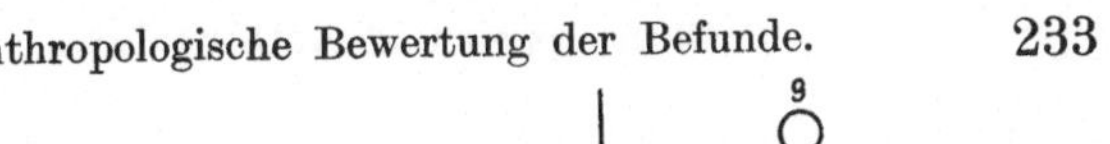

Abb. 94. Blutgruppen in Deutschland. (Nach STRENG.) *1* SCHÜTZ u. WÖHLISCH, Kiel (1679). — *2* GUNDEL, Kiel (1117). — *3* GUNDEL, Kiel (3156). — *4* STEFFAN, Kiel (1353). — *5* WASIELEWSKI, Rostock (500). — *6* WASIELEWSKI, Rostock (1200). — *7* KRUSE, Greifswald (1300). — *8* WIECHMANN u. PAAL, Köln (1100). — *9* WIECHMANN u. PAAL, Prüm (500). — *10.* WIECHMANN u. PAAL, Delbrück (500) — *11* KLEIN u. OSTHOFF, Westfalen (1229). — *13* LEVERINGHAUS, Münster (1000). — *14* LEVERINGHAUS, Essen (2000). — *15* v. DUNGERN u. HIRSCHFELD, Heidelberg (348). — *16* KRUSE, Heidelberg (1000). — *17* KRUSE, Freiburg (1200). — *18* SCHNEIDER, Frankfurt a. M. (1006). — *19* SCHNEIDER, Frankfurt a. M. (2061). — *20* LAUBENHEIMER, Frankfurt a. M. (2000). — *21* MAYSER, Württemberg (407). — *22* KRUSE, Tübingen (700). — *23* KRUSE, Halle (683). — *23* KRUSE, Halle (1895). — *25* KRUSE, Erlangen (1600). — *26* BÜRGERS, Düsseldorf (700). — *27* SCHIFF u. ZIEGLER, Berlin (2500). — *28* OTTO, Potsdam (500). — *29* MAYER-KRUSE, Stettin (756). — *30* KRUSE, Königsberg (2400). — *31* WAGNER-KRUSE, Danzig (400). — *32* KRUSE, Breslau (600). — *33* KRUSE, Breslau (763). — *34* SUCKER, ZILS u. ARNOLD, Leipzig (6000). — *35* SUCKER, ZILS u. ARNOLD, Leipzig (701). — *36* SUCKER, ZILS u. ARNOLD, Leipzig (1048). — *37* LOELE u. KRUMBIEGEL, Leipzig (588). — *38* SUCKER, Leipzig (1000). — *39* ZILS, Leipzig (1000). — *40* KRUMBIEGEL, Dresden (3006). — *41* LOELE, Dresden (3000). — *42* LOELE u. KRUMBIEGEL, Dresden (1459). — *43* FÜRST, München (660). — *44* RIMPAU-KRUSE, München (765). — *45* KRUSE, München (1300). — *46* SCHLOSSBERGER. Groß-karben u. a. (500). — *47.* SCHLOSSBERGER u. Mitarb., Wetterau (617). — *48* KLEIN, Oberlahnstein u. a. (584). — *49* BUCHNER, Groothusen u. a. (646). — *50* SELL, Nordostharz (500). — *51* LOELE u. KRUMBIEGEL, Chemnitz (602). — *52* MEYER, Osnabrück (500). — *53* BUDDE, Bremen (1000). — *54* MAYSER, Stuttgart (1300). — *55* HASELHORST, Hamburg (4000). — *56* HIRSZFELD, Soldaten 1918 (500). — *57* KRUSE, Innsbruck (500). — *58* HOCHE u. MORITSCH, Wien (1000). — *59* HESCH, Wien (560). — *60* GROETSCHEL, Oberschlesien (1600). — *61* PLÜSS, Schweiz (543). — *62* CLAIRMONT, Zürich (2500). — *63* VERZAR u. WESZECZKY, Ungarn (466). — *64* MANUILA, Banat (414). — *65* HESCH u. RECHE, Burgenland (520). — ⊗ Berlin, Sachsen, östliches Deutschland, Österreich.

Annahme, daß die „reinen“ Indianer in der Tat ausschließlich zur Gruppe *0* gehört haben, also noch keine Gruppendifferenzierung besaßen, läßt sich demnach zwar nicht streng beweisen, sie hat aber doch große Wahrscheinlichkeit für sich.

Der Typus II — nur die beiden Blutgruppen *0* und *A* sind vorhanden — wird am reinsten durch die Beobachtungen aus Australien repräsentiert. Bei BURTON und CLELAND finden wir die beiden Gruppen annähernd mit gleicher Häufigkeit, die *A*-Eigenschaft ist so stark vertreten, daß sie nicht etwa wie bei den Mischlingsindianern als ganz späte Beimischung angesehen werden kann.

Tabelle 53. Blutgruppen der Indianer.

	Anzahl	*0* %	*A* %	*B* %	*AB* %
Nord- und Mittelamerika					
GATES (Canada)	71	84,5	15,0	—	—
COCA und DEIBERT	862	77,7	20,2	2,1	—
NIGG	517	70,8	28,6	0,4	0,2
NIGG	457	72,7	26,9	0,2	0,2
LANDSTEINER und LEVINE	205	76,1	23,9	—	—
SNYDER (insgesamt)	1104	79,1	16,4	3,4	0,9
(davon Mischlinge	409	64,8	25,6	7,1	2,4
(angeblich rein)	453	91,3	7,7	1,0	—
DOWNS, JONES und KOERBER . . .	120	64,1	34,1	1,0	—
GOODNER („Mayaindianer“ Yukatan)	223	97,7	1,3	0,5	0,5
MOSS und KENNEDY („Mayaindianer“ Yukatan)	738	76,6	16,7	5,4	1,4
MOSS und KENNEDY (Mexiko) . . .	338	59,2	27,1	11,8	0,9
RIFE (Navajo, Neumexiko)	112	99,1	0,9	—	—
RIFE (Maya verschiedener Gebiete) .	124	98,4	1,6	—	—
Südamerika					
MAZZA u. FRANKE (Nordargentinien) .	94	82,9	12,8	4,2	—
MEZA (Chilenen)	242	52,9	12,8	32,6	1,7
ARCE LARRETA (Peru, Mischlinge) . .	1372	75,1	14,1	7,2	3,6
ARCE LARRETA (Peru, „rein“) . . .	200	100,0	—	—	—
MOSS und KENNEDY (Peru, „rein“)	187	55,6	25,1	13,4	5,9
ONETTO-CASTILLO (Araukaner, Chile)	382	75,6	17,2	0,6	
RAHM (Feuerland, Ona)	18	94,4	—	5,6	—
(Feuerland, Yagan)	33	9,0	—	91,0	—
(Feuerland, Tehueltschen) . .	5	100,0	—	—	—

Dem gleichen Typus gehören auch manche Eskimostämme an, anscheinend diejenigen, die europäischer Blutmischung am wenigsten ausgesetzt waren. (Daneben liegt aber, und zwar für amerikanische Eskimos, auch eine Beobachtung vor [Kap York-Distrikt], die viel eher unserem Typus I entspricht.)

Tabelle 54. Blutgruppen der Australier.

	Anzahl	0 %	A %	B %	AB %
Tebutt-McConnel (Queensland) . .	191	55,0	38,0	5,9	1,1
Tebutt-McConnel (Queensland) . .	204	57,0	38,5	3,0	1,5
Cleland Burton (Südaustralien) .	101	45,6	54,4	—	—
Cleland Burton u. Woollard (Insel York [Norden])	226	43,8	56,2	—	—
Parr (Nordqueensland)	377	60,3	31,7	6,4	1,6
Blutgruppen der Buschmänner.					
Pijper	615	56,1	29,6	7,5	6,8

Tabelle 55. Blutgruppen der Eskimos.

	Anzahl	0 %	A %	B %	AB %
Freuchen (einschl. K. A. Jensen u. Krogh-Lund) — (Diskobucht Westküste Grönlands)	371	43,5	47,1	7,3	2,1
Bay-Schmidt (Julianehaab-Distrikt u. Kap Farvel — reine und von der Zivilisation unberührte Eskimos)	484	41,3	53,8	3,5	1,4
Von der Zivilisation etwas berührt	101	46,5	27,7	23,8	2,0
Zivilisierte Eskimos	607	54,2	38,5	4,8	2,4
Heinbecker-Pauli (Koloniebevölkerung Baffinsland)	97	41,2	40,2	8,2	10,3
Kap York-Distrikt („reine Polareskimos")	124	80,7	12,9	2,4	4,0
Kolonie Baffinsland	166	55,4	43,3	0,6	0,6
Blutgruppen der Lappen.					
Schwedische (Rietz)	199	51,0	42,0	3,0	4,0
Schwedische (Schött)	404	28,9	62,6	4,5	4,0
Finnische (Suominen)	69	36,2	50,7	8,7	4,4
Finnische (Suominen auf Kola) . .	222	35,1	44,2	16,2	4,5

Schließlich sind mehrere Beobachtungen zu erwähnen, die trotz eines mäßigen B-Gehaltes hierher gehören. Der geringe Prozentsatz an B erweckt ebenso wie bei den Indianern der geringe Gehalt an A und B den Gedanken an eine sekundäre Beimischung. Ich nenne hier die Lappländer, die von Pijper kürzlich untersuchten Buschmänner und eine indonesische Beobachtung von Korthoff.

Endlich aber scheint auch ein Teil der alpinen[1] und west-

[1] Die Zahl der bisher vorliegenden Untersuchungsreihen ist leider noch gering. Bemerkenswert sind u. a. Beobachtungen von Ketterer-Steffan und Dörle:

	Anzahl	0	A	B	AB
Ketterer-Steffan (Peterstal, Schwarzwald)	502	31,8	56,0	7,8	4,4
Dörle (Kaiserstuhl, Baden)	139	17,2	75,5	7,3	0

europäischen Bevölkerung, ferner auch die Armenier (Tab. 56), sich diesem Typus etwas anzunähern.

Tabelle 56. Blutgruppen der Armenier.

	Anzahl	*0* %	*A* %	*B* %	*AB* %
Parr (Beirut)	2637	28,5	46,0	12,4	13,0
Altunian (Aleppo)	653	27	53	14	6
Kossovitch	380	36,3	40,3	16,6	6,8
Friedmann (Tiflis)	146	31,5	46,6	17,7	4,2
Mirsojan (Malariakranke)	669	30,8	53,8	10,3	5,1
Semenskaja (Grusien)	906	28,8	51,8	10,8	8,6

Der dritte Typus (neben *0* und *A* ist auch *B* vorhanden) findet sich heute bei den meisten Völkern. Im einzelnen aber gibt es hier noch große Unterschiede, je nachdem *A* und besonders *B* mehr oder weniger reichlich vertreten sind. Dabei gibt es Gruppenverteilungen, die als Annäherungen an die beiden anderen Typen

Tabelle 57. Übersicht über einige Volksgruppen mit starkem *R*-Anteil (Einfluß der Isolierung).

	Blutgruppe					Genhäufigkeiten		
	Anzahl	*0*	*A*	*B*	*AB*	*r*	*p*	*q*
1. Isländer	800	55,7	32,1	9,6	2,6	**74,6**	19,3	6,3
1a. Dänen	1759	42,8	42,4	11,3	3,5	65,5	26,3	7,8
1b. Norweger	436	35,6	49,8	10,3	4,3	59,7	32,3	7,6
2. Westkaukasier (Mingrelier d. Senaker Kr.)	257	56,4	36,6	3,5	3,5	**75,1**	22,6	3,6
2a. Ostkaukasier	405	41,7	39,0	16,1	3,2	**64,6**	23,9	10,2
2b. Russen d. Kaukasus .	315	31,4	38,4	17,8	12,4	56,1	29,9	16,4
3. Deutsche aus d. Eifel (Prüm)	500	51,0	47,6	1,4	—	**71,4**	27,5	0,7
3a. Delbrück	500	48,4	42,2	9,0	0,4	**69,6**	24,2	4,9
3b. Köln	1100	42,0	44,5	11,0	2,5	64,8	27,2	7,0
4. Italiener in Biassa (abgel. Ort nahe Spezia)	160	64,4	20,6	12,5	2,5	**80,2**	12,0	7,4
Spezia (bodenst. Bevölkerung)	675	49,6	38,4	8,7	3,3	**70,5**	23,3	5,9
4a. Nord- u. Mittelitalien	11227	42,0	43,4	10,6	4,0	64,8	27,5	7,7
5. Samaritaner	83	50,6	32,5	9,6	7,2	**71,1**	21,2	7,7
5a. Juden aus Aleppo . .	172	38,0	34,0	20,0	8,0	61,6	23,5	14,8
6. Tunes. Berber, Gebirgsbev.	343	58,3	32,6	7,8	1,2	**77,2**	19	5
6a. Tunes. Mohammed. .	500	46,4	32,4	15,8	5,4	68,1	21,2	11,2
7. Japaner in Hida (jap. Alpen)	1002	43,8	33,2	18,8	4,2	**66,2**	20,9	12,3
7a. Japaner (Aichi, nahe Hida)	1264	28,6	39,6	21,5	10,3	53,5	29,2	17,4

imponieren. So fällt es insbesondere auf, daß isolierte Bevölkerungen fast regelmäßig ärmer an A und B sind als ihre weniger isolierten Nachbarn. Das gilt sowohl für Insel- wie für Bergbewohner. Die vorstehende Tabelle führt einige Beispiele an, die sich auf die drei Erdteile der alten Welt beziehen. In Europa kann diese Wirkung der Isolierung ebenso ausgesprochen sein wie etwa im fernen Osten.

Alle diese Beobachtungen, die sich noch vermehren ließen, haben das eine gemeinsam, daß die Häufigkeit des Gens R bei der isolierten Gruppe am größten ist.

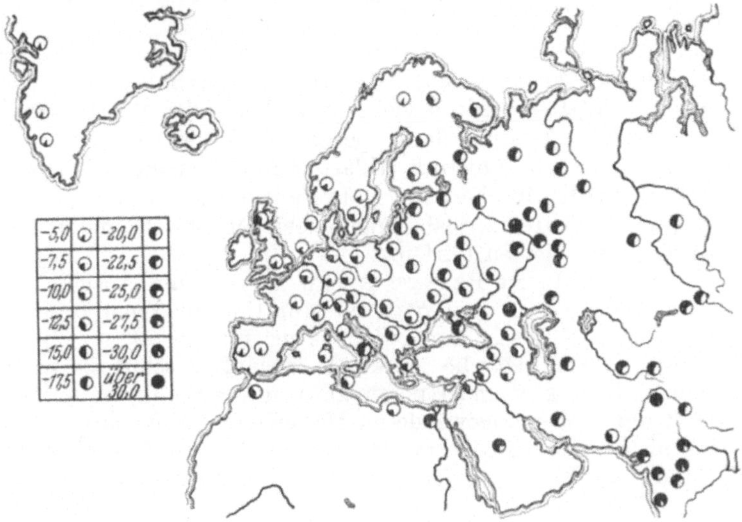

Abb. 95. Verteilung des B-Gens (q) in Europa und den Nachbargebieten. (Nach F. BERNSTEIN.)

Betrachten wir nun in der alten Welt, also in dem Verbreitungsgebiet des Typus III, *die Ausbreitung des B- und des A-Gens* genauer, so muß zunächst die von L. und H. HIRSZFELD gefundene und oben bereits erwähnte Tatsache der großen B-Ausbreitung in Mittelasien hervorgehoben werden. Im nördlichen Indien, im südlichen und zentralen China und in angrenzenden zentralasiatischen Gebieten finden wir die größten bekannten Häufigkeiten von B. Entfernen wir uns von diesem Zentrum, so nimmt, worauf vor allem F. BERNSTEIN hingewiesen hat, fast überall die Häufigkeit der B-Eigenschaft ab. Das gilt sehr ausgesprochen beim Fortschreiten nach Europa (Abb. 95) — in den entlegensten Gebieten, etwa Spanien, ist B nur spärlich vorhanden —, es gilt aber auch beim Fortschreiten nach Osten — Japan ist viel ärmer an B als das angrenzende Festland —, nach Norden und auch Süden und Westen. Ähnlich nimmt auch der B-Gehalt beim Fortschreiten von Indien über Vorderasien nach Afrika ab.

Handelt es sich hier um Tatsachen, so muß doch die Erklärung dafür, wie diese geographische Ausbreitung zustande gekommen ist, zunächst rein spekulativ bleiben. F. BERNSTEIN nimmt an, die B-Eigenschaft sei in innerasiatischen Gebieten als Mutation, und zwar als Massenerscheinung in relativ später Zeit entstanden und von hier habe sich dann die B-Eigenschaft ausgebreitet, ein Vorgang, der seinen Abschluß noch nicht erreicht habe.

In ähnlicher Weise stellt sich F. BERNSTEIN vor, daß auch die Ausbreitung der A-Eigenschaft von einem mittelasiatischen Zentrum erfolgt sei, jedoch viel früher als die der B-Eigenschaft. Die, wenn man so sagen darf, „periphere" Verbreitungsweise der A-Eigenschaft würde hiermit erklärt werden können. Die ganzen Vorgänge werden in eine sehr späte Zeit verlegt, so daß die Verhältnisse im Tierreich, insbesondere bei den Menschenaffen, unberücksichtigt bleiben dürfen.

Im Gegensatz zu BERNSTEIN hält LEVINE die Ansicht, daß die Agglutinogene A und B durch Mutation aus einer primären menschlichen 0-Rasse entstanden seien, für „nicht sehr wahrscheinlich", weil sich die Merkmale A und B schon bei Affen finden (v. DUNGERN und HIRSCHFELD), und zwar in der Art, daß sie mit den bisher angewendeten Methoden von denen des Menschen nicht unterschieden werden können, *nur bei Menschenaffen.* Bei niederen Affen wurden mit A und B identische Faktoren nicht gefunden, wohl aber bei den Affen der neuen Welt regelmäßig ein B-ähnlicher Faktor (LANDSTEINER und MILLER), wie denn A- und B-ähnliche Faktoren auch sonst bei Säugetieren vorkommen (v. DUNGERN und HIRSCHFELD u. a.)[1].

Das Diagramm gibt die Verhältnisse wieder, wie sie sich nach den Untersuchungen von v. DUNGERN-HIRSCHFELD, LANDSTEINER und MILLER darstellen. Hinzuzufügen auf Grund neuerer Untersuchungen (TROISIER, VORONOFF und ALEXANDRESCU, WEINERT, JUDINA) ist das Vorkommen von B auch beim Gibbon, von A beim

[1] Es scheint sich hier um zwei Typen von spezifischen Substanzen zu handeln, die in der Natur weitverbreitet sind (vgl. die A-ähnlichen Substanzen bei Bakterien) und je nach der Konstitution des Trägers noch eine besondere „Prägung" tragen. Die A-Eigenschaft des Menschen scheint dem FORSSMANschen Antigen der Spezies des sog. Meerschweinchentypus (O. BAIL) nahezustehen, während die B-Eigenschaft ihr Korrelat bei jenen Tieren findet, welche dem sog. Kaninchentypus angehören.

Gorilla. Damit ergibt sich für A und B eine auffallende Parallele zu der Verbreitung beim Menschen. Das B der Primaten ist nämlich auf Asien beschränkt.

Für die Abstammungsgeschichte des Menschen lassen sich die mitgeteilten Tatsachen noch nicht eindeutig verwerten. Die in Betracht kommenden Möglichkeiten stellt L. HIRSZFELD folgendermaßen nebeneinander: „Wir müssen demnach entweder annehmen, daß die gruppenspezifische Differenzierung der Entstehung der Menschen und Anthropoiden vorausging oder daß gleichsinnige Mutationen sowohl bei Anthropoiden wie bei Menschen statt-

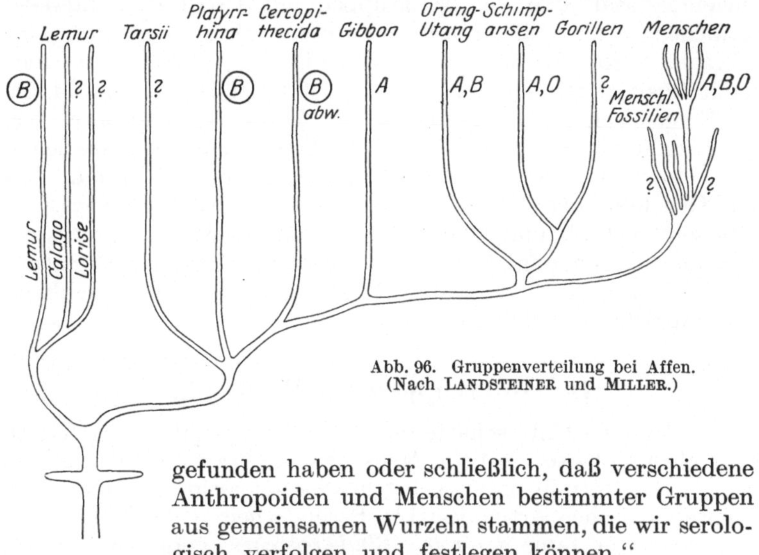

Abb. 96. Gruppenverteilung bei Affen. (Nach LANDSTEINER und MILLER.)

gefunden haben oder schließlich, daß verschiedene Anthropoiden und Menschen bestimmter Gruppen aus gemeinsamen Wurzeln stammen, die wir serologisch verfolgen und festlegen können."

Für eine Entscheidung zwischen diesen Möglichkeiten scheint mir die Zeit noch nicht gekommen.

IV. Die Eigenschaften *M*, *N* und *P*.

Über die Verbreitung der Merkmale M, N und P bei verschiedenen Rassen liegen bisher nur wenige Angaben vor. Innerhalb der weißen Rasse haben sich auffallende Unterschiede in der Häufigkeit von M und N nicht ergeben, auch die einzigen für Neger und Japaner vorliegenden Untersuchungen zeigen keine nennenswerte Abweichungen. Dagegen haben LANDSTEINER und LEVINE bei *Indianern* ein sehr starkes Überwiegen des Gens für M festgestellt (vgl. Tab. 17, S. 53). Es ist nicht ausgeschlossen, daß hier eine Parallele zu dem Verhalten der Eigenschaften *A* und *B* besteht, daß also die reinen Indianer in bezug auf *MN* serologisch einheitlich waren, und daß das Gen *N* erst durch spätere Zuwanderung eingeführt wurde. Untersuchungen an „reinen" Indianern der verschiedenen Gegenden werden hier die Aufklärung bringen. Ebenso müssen auch für die Beurteilung der Verhältnisse in der alten Welt neue Beobachtungen abgewartet werden. Das gleiche gilt auch für den Faktor *P*, der bei Negern häufiger angetroffen wurde.

Alles in allem zeigt das im letzten Jahrzehnt gesammelte Tatsachenmaterial, daß die Blutgruppen mit Recht das Interesse verdienen, welches ihnen von seiten der Anthropologie entgegengebracht wird. Es wäre aber verfrüht, heute schon zu einer endgültigen Synthese schreiten zu wollen. Das gilt sowohl für die Frage nach der Abstammung des Menschengeschlechtes wie für die zahlreichen Einzelfragen, die auf dem Gebiete der speziellen Rassenforschung der Beantwortung harren. Sicher ist nur, daß eine Gleichsetzung der „Blutrassen" mit irgendwelchen sonstigen „Rassen" sich als unmöglich erwiesen hat. Gerade in ihrer weitgehenden Unabhängigkeit von sonstigen „Rassenmerkmalen" liegt der besondere Wert der Blutgruppen, der uns von ihnen *neue* Aufschlüsse erhoffen läßt.

H. Blutgruppen im Tierreich.

Serologische Unterschiede innerhalb der Art gibt es bei Tieren in ähnlicher Weise wie beim Menschen. Nahezu überall, wo man bei Warmblütern überhaupt eingehender geforscht hat, sind neben den serologischen Artmerkmalen Besonderheiten des Blutes, und zwar in erster Linie *der roten Blutkörperchen*, gefunden worden, welche *nicht bei allen Individuen* vorkommen, also den Charakter von *Gruppenmerkmalen* tragen.

Der *Nachweis* gruppenspezifischer Blutkörperchenmerkmale wird bei manchen Tierarten ähnlich wie beim Menschen in Mischungsversuchen mit dem Serum anderer Tiere der gleichen Art, also durch normale *Isoantikörper*, geführt. Auf diesem Wege lassen sich bei Rindern, Schafen, Pferden, Schweinen „Blutgruppen" unterscheiden. Man findet ein bis zwei Faktoren, die einzeln oder nebeneinander anwesend sind oder fehlen.

Beim Pferd kommt dieser Feststellung auch eine praktische Bedeutung zu, weil hier neuerdings gerne Bluttransfusionen ausgeführt werden. Um Schädigungen zu vermeiden, sollte mit der Möglichkeit von gefährlichen Gruppenunterschieden gerechnet werden. Allerdings wird man einstweilen noch nicht, wie dies beim Menschen geschieht, eine Blutgruppenbestimmung mit Standardserum ausführen können, wohl aber läßt sich leicht prüfen, ob das Serum des Empfängers die Erythrocyten des in Aussicht genommenen Spenders agglutiniert. Ist dies der Fall, so ist der Spender ungeeignet (vgl. JUNGMANN, KUHN).

Komplikationen ergeben sich nicht selten durch sog. Nebengruppen. Es handelt sich entweder um echte Gruppenfaktoren, die infolge ihrer Seltenheit oder auch nur deshalb, weil der Isoantikörper selten auftritt, noch nicht genügend studiert sind oder aber um Komplikationen besonderer Art, die noch der Aufklärung bedürfen. So gibt es z. B. Tierarten, deren Erythrocyten besonders leicht unspezifisch ausflocken, so daß gelegentlich spezifische Gruppenreaktionen nur vorgetäuscht werden.

Außer durch *normale* Isoantikörper lassen sich Gruppenunterschiede der Erythrocyten auch durch *Immunsera* von Tieren der gleichen Art, also mit Hilfe von *Immunisoantikörpern* aufzeigen. Dieses Verfahren führt zu einer viel weitergehenden Differenzierung, als sie mit normalen Isoantikörpern möglich ist. Schon früher erwähnt wurden die Versuche von EHRLICH und MORGENROTH an Ziegen. Sie spritzten einem kräftigen Ziegenbock A. 920 ccm Ziegenblut in die Bauchhöhle ein. Das eingespritzte Blut war ein Mischblut, das von drei verschiedenen Ziegen stammte. Im Serum des Ziegenbockes traten nun allmählich Hämolysine für Ziegenblut auf. Es wurden die Blutkörperchen von neun Ziegen geprüft. Am 7. Tage wurden sechs der Blutproben stark, zwei schwach, eine fast gar nicht gelöst. Die Blutkörperchen des behandelten Tieres blieben völlig unbeeinflußt. Für die entstandenen Antikörper brachten EHRLICH und MORGENROTH den seither allgemein angenommenen Namen Isolysin in Vorschlag.

Außer der Ziege A. waren nun mit dem gleichen Blut noch andere Ziegen B. und C. behandelt worden. Auch diese Ziegen lieferten Isolysine für Ziegenblut, die Isolysine *A*, *B* und *C* waren aber untereinander deutlich verschieden. So wurden z. B. die Erythrocyten der Ziege C. nicht von dem Serum *C* angegriffen, wohl aber von den Isolysinen *A* und *B*. Aus diesen Versuchen folgerten EHRLICH und MORGENROTH mit Recht, daß die Individualität des Immuntieres die Qualität des Isolysins beeinflußt. Man könnte also zur Beurteilung der serologischen Beschaffenheit eines Individuums theoretisch auch das Verhalten im Immunisierungsversuch heranziehen. Praktisch läßt sich dieses Verfahren, das sehr mühsam wäre, aber nicht anwenden. Viel einfacher ist es, für Individualitätsstudien von einigen gegebenen Isolysinen auszugehen und mit diesen vergleichend eine größere Anzahl von Blutproben zu untersuchen.

Ehrlich und Morgenroth erzielten nun nicht etwa bei allen Tieren, denen sie Ziegenblut eingespritzt hatten, Isolysine, immerhin aber in 13 Fällen. Von diesen 13 Isolysinen war keines mit dem anderen vollständig identisch. Schon hieraus sieht man, daß bei der Ziege die serologische Differenzierung recht weit gehen muß.

Eine nur begrenzte Differenzierung, nämlich wie beim Menschen vier Blutgruppen, die auf der Anwesenheit oder dem Fehlen von zwei Faktoren beruhen, fanden v. Dungern und Hirschfeld, als sie Hunde mit dem Blute anderer Hunde immunisierten. Man braucht aber nicht anzunehmen, daß hiermit für den Hund bereits die letzten Differenzierungsmöglichkeiten erreicht sind.

Daß man mit serologischen Methoden einer wirklich individuellen Differenzierung sehr nahekommen kann, haben Todd und White in ihren Isolysinstudien an Rindern gezeigt.

Diese Autoren hatten eine große Anzahl von Rindern zur Verfügung, die zur Gewinnung von Rinderpestserum dienten. Zu diesem Zweck waren 106 Rinder mit dem Blute von andern Rindern immunisiert worden. Die Mehrzahl der Tiere, nämlich 76, hatten Isolysine für Rinderblutkörperchen gebildet. Die Isolysine waren für die meisten Rinderblutproben wirksam, aber mit großen quantitativen Unterschieden. Wurde nun ein solches Isolysin mit dem Blute eines bestimmten Rindes 1 vermischt und alsdann nach Zentrifugieren wieder von dem Blute getrennt, so wurde die Wirksamkeit in bestimmter Weise eingeschränkt. Es war nämlich das Isolysin für Blut 1 und für einige andere Blutproben geschwunden, dagegen wurden zahlreiche andere Blutkörperchenproben noch hämolysiert.

Wurde der gleiche Versuch mit einem zweiten Isolysin angestellt, so wurde wiederum das Blut der Vorbehandlung nicht mehr hämolysiert. Im übrigen aber ergaben sich gegenüber dem ersten Serum Unterschiede.

Auf Grund dieser Beobachtungen kam folgendes Verfahren zum Nachweis individueller Blutunterschiede zur Anwendung: es wurden 60—70 verschiedene Isolysine gemischt und mit den Erythrocyten eines bestimmten Rindes absorbiert. Die Absorption entfernte nun das Isolysin für dieses eine Blut, dagegen wurden 110 Blutproben anderer Rinder nach wie vor hämolysiert.

Durch Absorption des Mischserums auch mit allen übrigen Blutproben ließ sich der Nachweis führen, daß sich nahezu alle

Tiere serologisch voneinander unterscheiden. Nur einige nah verwandte Tiere bildeten eine Ausnahme.

Eine ähnlich weitgehende serologische Differenzierung hat Todd später auch bei Hühnern gefunden. Er bediente sich des gleichen Verfahrens, wie seinerzeit in den Versuchen mit White bei Rindern. Ähnlich wie die Rinder Isolysine, bilden die Hühner Isoagglutinine. Von 89 Tieren ließen sich alle bis auf zwei serologisch scharf unterscheiden. Diese beiden Tiere waren nahe Verwandte und serologisch auch nicht völlig gleich.

Todd nimmt an, daß die mit Hilfe der Immunisoantikörper nachweisbaren individuellen Unterschiede „unmeßbar feiner" seien und sozusagen in einer anderen Ebene liegen als die Blutgruppenunterschiede, wie wir sie beim Menschen und manchen Tieren mit Hilfe von normalen Isoantikörpern feststellen. Ein zwingender Grund für diese Annahme liegt aber nicht vor. Denn schon eine kleinere Anzahl von serologischen Faktoren würde eine recht große Anzahl von serologischen Typen ergeben. Schon bei sieben voneinander unabhängigen Blutkörperchenmerkmalen, welche einzeln entweder auftreten oder fehlen, hätten wir bereits 128, bei zehn Merkmalen mehr als 1000 verschiedene Typen.

Eine recht weitgehende Differenzierung ließ sich durch Immunisoantikörper auch bei *Kaninchen* erzielen, die früher als serologisch einheitlich galten, weil sie normale Isoantikörper nicht oder doch nur höchst selten besitzen (Levine und Landsteiner, Fischer und Klinkhardt). Auf dem gleichen Wege hat W. Fischer bei Makaken einen gruppenspezifischen Faktor gefunden.

Außer mit artgleichem Serum lassen sich besondere Typenmerkmale der Erythrocyten oft auch mit *artfremden Serum* nachweisen. Nicht selten enthalten *normale* Tiersera derartige Antikörper. Beispiele hierfür haben u. a. die Untersuchungen von v. Dungern und Hirschfeld erbracht.

Ein weiteres wertvolles Mittel zur Aufdeckung von Typenunterschieden besitzen wir in der *Immunisierung artfremder Tiere.* Hiervon ist bereits bei der Besprechung der Blutkörperchen-eigenschaften M und N des Menschen die Rede gewesen. Genau der gleiche Weg ist auch für den Nachweis von Typenunterschieden bei Tieren gangbar. Dies haben Landsteiner und Miller für Hühner und Enten gezeigt, indem sie Kaninchen mit dem Blute von *Hühnern* bzw. *Enten* immunisierten. Das Hühnerimmunserum agglutinierte zunächst wahllos beliebige Hühnerblutkörperchen. Wurde aber das Immunserum mit einem bestimmten Hühnerblut absorbiert, so wurde das Agglutinin nur für das Blut der Vorbehandlung und für einige wenige andere

Blutproben entfernt; dagegen wurde die Mehrzahl der Hühnerblutproben nach wie vor agglutiniert. Auf diese Weise ergaben sich unter zehn Blutproben acht verschiedene Typen, während mit normalem Isoagglutinin bei Hühnern im allgemeinen Typenunterschiede überhaupt nicht gefunden werden.

Neben den Erythrocytenmerkmalen könnte bei manchen Tierarten auch das Auftreten der *Antikörper*, insbesondere der normalen Isoantikörper, wie sie sich u. a. bei Schwein, Schaf, Pferd, Rind finden, zur Grundlage von Typeneinteilungen dienen.

Für das Auftreten der Antikörper gilt dabei keineswegs immer die LANDSTEINERsche Regel, d. h. der Antikörper tritt nicht etwa wie beim Menschen immer dann auf, wenn die entsprechende Blutkörpercheneigenschaft fehlt. Es kommt vielmehr nicht selten vor, daß gleichzeitig ein bestimmter Blutkörperchenfaktor und das korrespondierende Agglutinin nicht vorhanden sind. Tritt etwa bei einer Spezies ein Agglutinin-Antigenpaar α — A auf, so finden sich nicht nur Individuen Ao und 0α, sondern daneben kommt noch eine dritte Klasse $0o$ vor, die wir beim Menschen nur für das Säuglingsalter kennen (HIRSZFELD und PRZESMYCKI; BIALOSUKNIA und KACZKOWSKI).

Die hieraus und aus dem Auftreten zahlreicher „Nebenagglutinine" folgende Unübersichtlichkeit ist der Hauptgrund dafür, daß man bei Tieren wie beim Menschen im allgemeinen für eine Typeneinteilung die Erythrocyten bevorzugt. Dazu kommt noch, daß auch beim Tier die Gruppenantikörper in der Ontogenese erst allmählich ausreifen.

Eine unmittelbare praktische *Bedeutung* kommt den Blutgruppen der Tiere — abgesehen von der erwähnten Anwendung für Bluttransfusionen — nicht zu, und auch für die Tierzuchtforschung sind greifbare Ergebnisse noch nicht erzielt worden. Man darf aber wohl mit der Möglichkeit rechnen, daß ein genaueres Studium der Blutgruppenverhältnisse für die Stammesgeschichte mancher Tiere, insbesondere der Haustiere, wertvoll werden könnte. Um vergleichbare Ergebnisse zu erzielen, wird es dabei notwendig sein, daß man zu einer internationalen Vereinheitlichung der Gruppenbezeichnungen auch bei den Tieren gelangt. Schon jetzt hat sich bei der von KRONACHER in Angriff genommenen Zwillingsforschung des Rindes die Blutgruppenuntersuchung als ein nützliches Hilfsmittel bewährt.

Die Gruppenmerkmale der Erythrocyten sind nun auch bei Tieren, wie nach den Erfahrungen beim Menschen von vornherein zu erwarten ist, *erblich*, nur sind unsere Kenntnisse noch längst nicht so groß wie für den Menschen. Zum Teil hängt das mit den erwähnten Schwierigkeiten der Erfassung der Merkmale zusammen. Andererseits aber bieten die Untersuchungen am Tier den Vorteil, daß hier planmäßige Kreuzungen möglich sind, und so dürfen wir von dem weiteren experimentellen Ausbau dieses Gebietes noch manche Aufklärungen erwarten.

Immerhin liegen Beobachtungen vor, welche die Erblichkeit sicherstellen oder doch wahrscheinlich machen, wenn auch ein ganz bestimmter Erbgang nicht immer streng bewiesen ist. Besonders hervorzuheben sind die Vererbungsstudien von v. DUNGERN und HIRSCHFELD an Hunden, die als Vorläufer ihrer Untersuchungen über die Blutgruppenvererbung beim Menschen historische Bedeutung besitzen, darüber hinaus aber durch den Reichtum an Einzelbeobachtungen und das planmäßige Vorgehen bei den Kreuzungen auch heute noch vielfaches Interesse bieten.

Auch bei den Rinderversuchen von TODD und WHITE war der Einfluß der Vererbung erkennbar. Schon oben wurde erwähnt, daß sich bei der Untersuchung mit den Isolysingemischen nur ganz wenige Tiere übereinstimmend verhielten, und dies waren nahe Verwandte. Genauer hat später TODD die Vererbung der serologischen „Individualität“ bei seinen Studien an Hühnern verfolgt.

Wurden Eltern und Kinder in der beschriebenen Weise mit einem polyvalenten Isoagglutinin geprüft, so ergab sich nur ausnahmsweise Übereinstimmung zwischen Vater und Kind oder Mutter und Kind, wenn das Serum mit dem Blute von Vater *oder* Mutter vorbehandelt war. Wurde aber das Immunserum mit dem Blute von Vater *und* Mutter absorbiert, so waren regelmäßig die Isoantikörper auch für sämtliche Kinder geschwunden. Bei drei Hühnerfamilien wurde nur eine einzige Ausnahme beobachtet, und hier lag vermutlich eine „Kindesvertauschung“ vor. Die Tab. 58—60 zeigen das Verhalten der drei Familien.

Es fällt also nur das Kind Nr. 9 der blauen Familie als abweichend von dem Verhalten aller anderen Kinder auf. Es wurde vermutet, daß das Ei fälschlich aus einer der beiden anderen Familien in die blaue Familie hineingeraten war. Bei Absorptionsversuchen verhielt sich das Blut des Huhnes Nr. 9 tatsächlich genau wie die Blutproben der „weißen“ Kinder: nach Absorption mit weißem Vater und weißer Mutter wurde auch Nr. 9 nicht mehr agglutiniert. Hierdurch wird die Vermutung der Vertauschung bestätigt. Man kann also auch bei Hühnern die Frage der Vaterschaft oder Mutterschaft auf serologischem Wege beantworten.

Versuch von TODD: Prüfung der Eltern und Kinder in drei Hühnerfamilien mit polyvalentem Immunisoagglutinin. Die Immunsera wurden jeweils mit dem Blute *eines* der Eltern und mit dem Blute *beider* Eltern absorbiert und alsdann mit dem Blute der Kinder angesetzt.

Tabelle 58. Prüfung der Blutkörperchen der Küken einer Familie nach Erschöpfung des Serums mit den Blutkörperchen der Eltern. Rote Familie.

Blutkörperchen von Küken Nr.	Serum absorbiert mit Erythrocyten		
	des Vaters	der Mutter	Vater + Mutter
1	C.	C.	—
2	C.	+++	—
3	—	C.	—
4	C.	C.	—
5	+++	—	—
6	C.	—	—
7	C.	C.	—
8	C.	+	—
28	+++	+	—
29	C.	C.	—
30	C.	C.	—
31	C.	—	—
32	—	+	—
33	C.	C.	—
47	C.	C.	—
48	C.	C.	—
49	*a.c.*	*a.c.*	—
50	C.	C.	—
51	C.	*a.c.*	—

C. = komplette Agglutination,
a.c. = fast komplett,
+++ = stark.

Tabelle 59. Prüfung der Blutkörperchen der Küken einer Familie nach Erschöpfung des Serums mit den Blutkörperchen der Eltern. Weiße Familie.

Blutkörperchen von Küken Nr.	Serum absorbiert mit Erythrocyten		
	des Vaters	der Mutter	Vater + Mutter
19	—	—	—
20	C.	C.	—
21	—	C.	—
22	C.	C.	—
23	—	C.	—
24	*a.c.*	C.	—
25	—	—	—
26	—	C.	—
27	C.	C.	—
34	*a.c.*	C.	—
35	*a.c.*	C.	—
36	C.	C.	—
37	—	C.	—
38	C.	C	—
39	+++	++	—
40	—	C.	—
41	+++	++	—
52	C.	C.	—
53	—	C.	—
54	C.	C.	—
55	—	C.	—
56	—	C.	—

Während TODD die Individualität schlechthin untersuchte, sind von anderer Seite auch einzelne Blutkörperchenfaktoren, analog den menschlichen Bluteigenschaften *A* und *B*, auf ihre Vererbung untersucht worden.

Für das Blutmerkmal *A* des Schafes zeigt die Tab. 61 nach KACZKOWSKY die Vererbung für 214 Kinder. Die Eigenschaft *A* trat bei den Kindern 79mal auf, und zwar nur dann, wenn sie auch bei den Eltern vertreten war. Das gleiche gilt nach SZYMANOWSKY und WACHLER sowie nach neuesten umfangreichen Untersuchungen von KAEMPFFER auch für ein Blutkörperchenmerkmal *A* des Schweines.

Tabelle 60. Prüfung der Blutkörperchen der Küken einer Familie nach Erschöpfung des Serums mit den Blutkörperchen der Eltern. Blaue Familie.

Blutkörperchen von Küken Nr.	Serum absorbiert mit Erythrocyten			Blutkörperchen von Küken Nr.	Serum absorbiert mit Erythrocyten		
	des Vaters	der Mutter	Vater + Mutter		des Vaters	der Mutter	Vater + Mutter
9	C.	C.	C.	42	C.	C.	—
10	+++	—	—	43	C.	C.	—
11	+++	—	—	44	C.	C.	—
12	+++	—	—	45	C.	C.	—
13	*a.c.*	C.	—	46	C.	—	—
14	*a.c.*	—	—	57	C.	C.	—
15	C.	C.	—	58	C.	++	—
16	C.	—	—	59	C.	C.	—
17	*a.c.*	C.	—	60	C.	+	—
18	C.	—	—	61	C.	++	—

Tabelle 61.
Vererbung der Blutgruppen beim Schaf. Nach KACZKOWSKY.

Elternkombination	Gruppen der Kinder			Anzahl der Kinder
	Ao	*0o*	*0α*	
Ao × *Ao*	17	2	—	19
Ao × *0α*	13	1	—	14
Ao × *0o*	49	—	1	50
0α × *0α*	—	1	6	7
0α × *0o*	—	—	19	19
0o × *0o*	—	105	—	105
	79	109	26	214

Tabelle 62.
Vererbung der Blutgruppen beim Schwein. Nach KAEMPFFER.

Elternkombination	Anzahl der Familien	Gruppen der Kinder						Anzahl der Kinder
		Ao		*0o*		*0α*		
		abs.	%	abs.	%	abs.	%	
Ao × *Ao* . . .	16	55	61,8	18	20,2	16	18	89
Ao × *0α* . . .	71	134	52,1	30	11,7	93	36,2	257
Ao × *0o* . . .	11	21	65,7	5	15,6	6	18,7	32
0α × *0α* . . .	24	—	—	5	5,6	84	94,4	89
0α × *0o* . . .	13	—	—	12	27,3	32	72,7	44
	135	210	41,1	70	13,7	231	45,2	511

Die Tab. 61 u. 62 enthalten nun neben den Feststellungen für *A* und *0*, also die Blutkörpercheneigenschaften, auch noch interessante Daten für die *Vererbung des Serumagglutinins.* Die

Serumeigenschaft α tritt niemals bei Kindern aus der Elternkombination $0o \times 0o$ auf. Dies zeigt, wie bereits HIRSZFELD erkannt hat, daß die Isoantikörper unabhängig von den Erythrocyteneigenschaften vererbt werden. Die Verhältnisse liegen deshalb nicht ganz übersichtlich, weil ein Gen α im Phänotypus nicht hervortritt, wenn gleichzeitig A vorhanden ist. Für das Schwein ist es durch die Analyse von KAEMPFFER sichergestellt, daß die Vererbung genau den MENDELschen Regeln folgt, wobei das Isoagglutinin α dominant und unabhängig von der Blutkörpercheneigenschaft A vererbt wird. Diese Beobachtungen werfen auch Licht auf die Verhältnisse beim Menschen, nur ließ sich hier der Nachweis der Vererbung nicht direkt erbringen, weil anscheinend das dominante Gen zu 100% vorhanden ist, aber dort, wo die Blutkörpercheneigenschaften A bzw. B auftreten, phänotypisch unterdrückt wird[1].

Unsere bisherigen Kenntnisse über Blutgruppen beschränken sich auf Warmblüter, es ist aber anzunehmen, daß Unterschiede ähnlicher Art auch sonst im Tierreich vorkommen.

[1] Für ein seltener vorkommendes Extraagglutinin des Menschen, ein Agglutinin für den Faktor P von LANDSTEINER und LEVINE, hat Miss NIGG familiäres Auftreten beschrieben, und auch ein beim Kaninchen vorkommendes Normalagglutinin Anti-P ist offenbar erblich, denn es trat bei Inzucht der Anti-P-führenden Tiere gehäuft auf (LANDSTEINER und LEVINE).

Literaturverzeichnis[1].

AIZIÈRE: Z.org. Chir. **34**, 155 (1926) Ref. — AKUNE, M.: Z. Immun.forsch. **71**, 147; **73**, 75 (1931). — ALBRECHT: Münch. med. Wschr. **1932**, 682. — ALEXANDER, M. E.: Med. Klin. **1923**, Nr 36. — ALTOUNYAN, E.: Lancet **2**, 1342 (1927). — AMZEL, R., u. W. HALBER: C. r. Soc. Biol. Paris **91**, 1479 (1924) — Z. Immun.forsch. **42** (1925). — AMZEL, R., W. HALBER u. L. HIRSZFELD: Ebenda **42**, 369 (1925). — AMZEL, R., u. L. HIRSZFELD: Ebenda **43**, 526 (1925). — ANDERSEN, TH.: Z. Rassenphysiol. **4**, 49 (1931). — ARCE LARRETA: Rev. de Ciencias, Lima. **1929**, Nr 377 — Ann. Hosp. **3**, 74 (1930). — ARONSOHN, H. G.: Z. Immun.forsch. **64**, 418 (1929). — ASADA: Hanzaigaku Zasshi **3**, 112 (1930). — ASCOLI, M.: Münch. med. Wschr. **1901**, 1239; **1902**, 582. — ASHBY, W.: J. of exper. Med. **29**, 267 (1919); **34**, 127, 147 (1921) — Programm d. Vers. d. Amer. Assoc. of Immunologists, Washington 4. V. 1925. — AUGSBERGER, A.: Klin. Wschr. **6**, 1992 (1927).

BAIS, W. J., u. A. W. VERHOEF: J. of Immun. **9**, 383 (1924) — Nederl. Tijdschr. Geneesk. **2**, 1212 (1924) — Geneesk. Tijdschr. Nederl.-Indië **67**, 7 (1927) — Internat. Anthrop. Inst. Amsterdam **1928**, 461. — BAKER u. DODDS: Brit. J. exper. Path. **6** (1925). — BANCROFT, F. W.: Ann. Surg. **81**, 733 (1925). — BARSKY, C. G.: J. Akademitchesk. Boliet. **38**, 194 (1927) — Dnepropetrowsk med. J. **1927**, 1—2. — BAUER, K. H.: Med. Ges. Göttingen 3. XI. 1927 — Münch. med. Wschr. **1927**, 2203 — Klin. Wschr. **7**, 1588 (1928) — Z. indukt. Abstammgslehre **1**, 4 (1929). — BAUGESS, H.: Amer. J. Dis. Childr. **27**, 256 (1924). — BAUMANN: Mschr. Kinderheilk. **45**, 509 (1930). — BAY-SCHMITH, E.: Ugeskr. Laeg. **88**, 880 (1926) — Acta path. scand. (Københ.) **4**, 310 (1927); **7**, 107 (1930) — Hosp.tid. **74**, 202 (1931). — BAYLISS, W. M.: Brit. J. exper. Path. **1**, 1 (1920) — J. amer. med. Assoc. **78**, 1885 (1922). — BÉCART, S.: Brux. méd. **1924**, Nr 72 — Paris méd. **1930**. — BECK, A.: Münch. med. Wschr. **1925**, 1232 — Zbl. Gynäk. **49**, 2010 (1925) — Zbl. inn. Med. **1925**, 642 — Erg. inn. Med. **30**, 150—220 (1926) — Die Methodik d. Bluttransf. u. d. Vermeidung ihrer Gefahren — Münch. med. Wschr. **1927**, 398; **1928**, 522. — BELLENKY: Z.org. Chir. **49**, 363 (1930); **57**, 553 (1932). — BELL, W. B.: Brit. med. J. **1**, 625 (1920). — BENEDICT: Klin. Wschr. **1932**, Nr 37. — BENOIT, F., u. N. KOSSOVITCH: C. r. Soc. Biol. Paris **109**, 198 (1932). — BERCZELLER u. SCHÖNBAUER: Zbl. Chir. **1932**, 1536. — BERLINER, M.: Z. Morph. u. Anthrop. **27**, 161 (1929). — BERNHEIM, B. M.: Lancet **113**, 259 (1915) — J. amer. med. Assoc. **69**, 352 (1917); **77**, 275 (1921). — BERNSTEIN, F.: Klin. Wschr. **1924**, 1495 —

---

[1] Das Verzeichnis enthält außer den im Text angeführten noch eine größere Anzahl anderer Veröffentlichungen. Weitere Literaturangaben finden sich bei HIRSZFELD: Konstitutionsserologie. 1928. — LATTES: Individuality of the Blood. Oxford-London 1932. — LEVINE: Erg. inn. Med. **34** (1928). — STEFFAN: Handb. der Blutgruppenkunde. 1932 (annähernd 3000 Nummern). — WITEBSKY: Erg. Physiol. **1932**. — Bücher und größere Übersichten sind mit einem * bezeichnet.

Z. indukt. Abstammgslehre **37**, 237 (1925); **54**, 400 (1930); **56**, 233; **57**, 113 (1931) — Klin. Wschr. **1911**, 1496 — Internat. Kongreß f. Bevölkerungsforsch., Rom **1932**. — BIALOSUKNIA, W., u. L. HIRSZFELD: Przegl. epidemiol. **1**, 437 (1921) — C. r. Soc. Biol. Paris **89**, 1361 (1923). — BIALOSUKNIA, W., u. B. KACZKOWSKI: Ebenda **90**, 1196 (1924) — J. of Immun. **9**, 593 (1924). — BIANCALONA, L.: Münch. med. Wschr. **1932**, 1979 Ref. — BIESENBERGER, H.: Wien. klin. Wschr. **1928**, 923. — BIRCHER: Arch. klin. Chir. **173**, 127 (1932). — BJÖRUM, A., u. T. KEMP: Acta path. scand. (København.) **6**, 218 (1929) — C. r. Soc. Biol. Paris **101**, 587, 589 (1929). — BLAIN, A. W.: Ann. Surg. **89**, 917 (1929). — BLALOCK, J. R.: Amer. clin. Med. **4**, 722 (1926). — BLAUROCK, G.: Münch. med. Wschr. **1932**, 1552. — BLUNDELL, J.: *Researches physiological and pathol. on transf. of blood. London 1824 — Lancet **9**, 205 (19. Nov. 1825) — Medico-Chir. Rev. **8** u. **9** (1826) — Lancet **1829**, Nr 30. — BLUNDELL u. DOUBLEDAY: Ebenda **9**, 134 (1825/26). — BOARDLEY, J.: Arch. int. Med. **47**, 288 (1931). — BOULE, A. H. W.: Nederl. Tijdschr. Geneesk. **1929**, 388. — BOGDANOW: Mitt. Grenzgeb. Med. u. Chir. **41** (1930). — BOGOMOLETZ: J. d. cycl. med. Ukraine **2**, 3 (1932). — BÖHMER, K.: Dtsch. Z. gerichtl. Med. **9**, 426 (1927) — Münch. med. Wschr. **1929**, 319. — BOITEL, W.: Siehe NATHER. — BOLLER, R.: Klin. Wschr. **1929**, 404 — Zbl. Chir. **1932**, Nr 26, 1554. — BORCHARDT u. TROPP: Klin. Wschr. **1928**, 1136. — BORDET, J.: Ann. Inst. Pasteur **10**, 193 (1896); **12**, 688 (1898); **14**, 257 (1900). — BOSHAMMER: Zbl. Chir. **1929**, 51. — BRAHN, B., u. F. SCHIFF: Klin. Wschr. **1926**, 1455; **1929**, 1523. — BRAHN, B., F. SCHIFF u. WEINMANN: Ebenda **1932**, 1592. — BREHM, B.: Z.org. Chir. **44**, 80 (1929) Ref. — BREITNER, B.: Wien. klin. Wschr. **1924**, 471 — *Die Bluttransfusion. Wien 1926 — Wien. klin. Wschr. **1927**, 1563; **1928**, 77 — Wien. med. Welt **1928**, 1211 — Münch. med. Wschr. **1928**, 1780 — Forsch u. Fortschr. **1928**, 324. — BREM, W. V.: J. amer. med. Assoc. **67**, 190 (1916); **81**, 535 (1923). — BREM, W., A. ZEILER u. R. HAMACK: Amer. J. med. Sci. **175**, 96 (1928). — BRENTANO: Münch. med. Wschr. **1932**, 1360. — BRINES, O. A.: Arch. Surg. **7**, 306 (1923); (Jan.) **1926**; (Mai) **1928**; **16**, 1080 (1928). — BROCKMAN, H.: Z. Immun.forsch. (Orig.) **9**, 87 (1911). — BRUYNOGHE, R.: Bull. Acad. Méd. Belg. **1931**, 358. — BRUYNOGHE, R. u. ADANT: Ebenda **1932**, 394. — BURNHAM: Arch. int. Med. **46**, 502 (1930). — BURWELL: Amer. J. Obstetr. **22**, 261 (1931). — BÜRGER u. HUFSCHMIDT: Z. exper. Med. **69**, 41 (1929). — BÜRKLE DE LA CAMP, H.: Dtsch. Z. Chir. **1931**, Nr 14, 237 — Zbl. Chir. **1931**, 854 — Dtsch. med. Wschr. **1932**, Nr 46 — *Die praktische Bedeutung der Blutgruppenforschung für die ärztliche Behandlung. In Steffans Handb. 1932. — BUSCHAN, G.: Med. Welt **1932**, Nr 27.

CAILLON, L., u. C. DISDIER: Arch. Inst. Pasteur Tunis **19**, 41, 50 (1930). — CARO, F.: Jur. Wschr. **58**, 31 (1929). — CARRINGTON u. LEE: Ann. Surg. **78**, 1 (1923). — CHEN-PIEN, LI: J. of Immun. **11**, 297 (1926). — CHRIST: Bruns' Beitr. **140**. — CLAIRMONT, P.: Klin. Wschr. **1925**, 1150. — CLAIRMONT, P. u. MEYER: Münch. med. Wschr. **1931**, 2073. — CLAIRMONT, VON DEN VELDEN u. P. WOLFF: *Die Bekämpfung des Blutverlustes durch Transfusion und Gefäßfüllung. Leipzig 1928. — CLAUBERG, C., u. W. PIEPER: Mschr. Geburtsh. **87**, 298 (1931). — CLAUSEN, J.: Hosp.tid. (dän.) **75**, 196 (1932). — CLELAND, J. B.: Austral. J. exper. Biol. a. med. Sci. **3**, 33 (1926); **7**, 79 (1930) — J. trop. Med. **34**, 353 (1931). — CLELAND, J. B., u. H. H. WOOLLARD: Med. J. Austral. **2**, 7 (1929). — CLOUGH, P., u. M. C. CLOUGH: South. med. J. **14**, 2 (1921). — COCA, H. F.: Virchows Arch. **196**, 92 (1909) — J. of Immun. **3**, 93 (1918) — I. Congr. internat. de microbiol. Paris **2**, 178 (1930) — J. of Immun. **20**, 263 (1931) —

J. Labor. a. clin. Med. **16**, 405 (1931). — COCA, H. F., u. O. DEIBERT: J. of Immun. **8**, 487 (1923). — COCA, H. F., u. H. KLEIN: Ebenda **8**, 477 (1923) — Proc. Soc. exper. Biol. a. Med. **20**, 466. — COENEN: Münch. med. Wschr. **65**, 1 (1918); **1926**, Nr 1 u. 2. — CONSTANTINESCU u. VATAMANU: Ann. Mal. vénér. **24**, 161 (1929). — COPHER, G. H.: Arch. Surg. **7**, 125 (1923). — CORVIN, A.: Wien. med. Wschr. **1931**, 181; **1932**, 1143. — CREITE: Z. rationelle Med. **36**, 1869. — CUBONI, E.: Boll. Soc. di microbiol.; Giorn. Batter. **5**, 123 (1930) — Sperimentale **84**, 57 (1930). — CWIRKO-GODYCKI, M., u. N. KOSSOVITCH: Internat. Anthrop. Kongreß. Paris 1930.

DAHLGREEN: Zbl. Chir. **1931**, 205. — DARWIN, ERASMUS: *Zoonomia **1**, 32. London 1796. — DAVID, M.: *Die Adoption im altbabylonischen Recht. Leipzig 1927. — DEBRÉ, R., u. M. HAMBURGER: C. r. Soc. Biol. Paris **1926**, Nr 16, 1196; **97**, 134 (1927). — v. DECASTELLO: Wien. klin. Wschr. **37**, 401 (1924) — Wien. med. Wschr. **1931**, 559, 605. — v. DECASTELLO u. STURLI: Münch. med. Wschr. **1902**, 1090. — DENK: Arch. klin. Chir. **133**, 79 (1924). — DEPUYDT: Z.org. Chir. **44**, 455 (1929). — DEROM: Ebenda **47**, 827 (1929). — DIEFFENBACH, J. F.:*Die Transfusion des Blutes und die Infusion der Arzneien in die Blutgefäße. Berlin 1928. — VAN DIJK, A. C.: *Kwartalblad. v. geneesk. gids **1**, 4 (1924). — DOAN, C. A.: J. amer. med. Assoc. **86**, 1593 (1926). — DOLD, H., u. R. ROSENBERG: Klin. Wschr. **7**, 394 (1928). — DÖLTER, W.: Z. Immun.forsch. **43**, 95, 128 (1925). — DOMANIG: Zbl. Chir. **1931**, Nr 19. — DONATH, J.: Wien. klin. Wschr. **1900**, 497. — DÖRLE, M.: Münch. med. Wschr. **1930**, 635. — DOUBLEDAY: Lancet **1825**, 10; **9**, 782 (1826) (9. III., 29. IV., 29. V.). — DRESEL, K.: Klin. Wschr. **1927**, Nr 49. — DRINKER, C. K., u. H. H. BRITTINGHAM: Arch. int. Med. **23**, 133 (1919). — DUBROW: Zbl. Chir. **55**, 607 (1931) Ref. — DUFOUR: Presse méd. **1932**, Nr 40. — DUJARRIC DE LA RIVIERE, R., u. N. KOSSOVITCH: C. r. Soc. Biol. Paris **97**, 137, 373 (1927). — DUKE u. STOFER: Med. Clin. N. Amer. **7**, 1253 (1924). — v. DUNGERN, E.: Münch. med. Wschr. **1899**, 405; **1910**, 253. — v. DUNGERN, E. u. HIRSCHFELD: Ebenda **1910**, 741 — Z. Immun.forsch. Orig. **4**, 531 (1910); **6**, 284 (1910); **8**, 526 (1911). — DÜRKEN, B.: Dtsch. Z. gerichtl. Med. **19**, 149 (1932). — DYKE, G. C.: Lancet **1**, 579 (1922) — Brit. J. exper. Path. **3**, 146 (1922) — Lancet **2**, 1271 (1922); **1**, 977, 1029 (1930). — DZIALOSCYNSKI, A.: Med. Klin. **1930**, Nr 11 — Ther. Gegenw. **1931**, 203 — Zbl. Chir. **1931**, 1097.

EHRLICH, P., u. J. MORGENROTH: Berl. klin. Wschr. **1899**, Nr 1, 22; **1900**, Nr 21; **1901**, Nr 10, 21, 22. — EISELSBERG, A. v.: Münch. med. Wschr. **1928**, Nr 1. — EISLER, M.: Z. Immun.forsch. **73**, 393, 546 (1932). — EISLER, M., u. P. MORITSCH: Ebenda **57**, 421 (1928). — EISLER, M., u. N. FUJIOKA: Ebenda **59**, 221 (1929). — ENGEL, W.: Klin. Wschr. **1929**, 2050. — EPSTEIN, B., u. E. PODVINEC: Jb. Kinderheilk. **120**, 3/4 (1928).

FALGAIROLLE, P.: Rev. franç. Gynéc. **21**, 236 (1926). — FALKENHAIM: Kinderärztl. Prax. **1932**, Nr 5. — FALTA: Zbl. Chir. **1932**, 2177. — FELDMANN, V. J.: Arch. f. Dermat. **18**, 380 (1928). — FINKELSTEIN: Jkurse ärztl. Fortbildg **1932**. — FISCHER, W.: Arb. Staatsinst. exper. Ther. Frankf. **20**, 49 (1927); **21** (1928); **22**, 64 (1929). — FISCHER, W., u. G. KLINKHART: Ebenda **22**, 31 (1929). — FISHBEIN, M.: J. amer. med. Assoc. **59**, 793 (1912) — J. inf. Dis. **12**, 133 (1913). — FLAUM, E.: Wien. klin. Wschr. **42**, 589 (1929). — FLESSA, W.: Dtsch. med. Wschr. **1931**, 1451. — FORSSMAN, J.: Klin. Wschr. **1931**, Nr 24. — FORSSMAN, J., u. G. FOLGEGREN: Ebenda **1927**, Nr 6, 1663. — FREEMANN, G. C., u. A. J. WHITEHOUSE: Amer. J. med. Sci. **172**, 664 (1926) — Zbl. Gynäk. **1926**, Nr 33. — FREY: Schweiz. med. Wschr. **1928**, Nr 39, 977 (1928). — FRIEDBERGER, E., u. T. TASLAKOWA: Z. Immun.forsch. **59**, 271 (1929). — FRIEDEMANN, U.: Ebenda **2** (1909). —

Friedenreich, V.: C. r. Soc. Biol. Paris **96**, 1079 (1927) — Z. Immun.forsch. **55**, 84 (1928); **64**, 5/6, 455—473 (1929) — *The Thomsen hemagglutination phenomenon. Copenhagen — Z. Immun.forsch. **71**, 283, 314 (1931). — Friedenreich, V., u. S. With: Ebenda **78**, 152 (1933). — Friedenreich, V., u. E. Zacho: Z. Rassenphysiol. **4**, 164 (1931). — Friedli u. Homma: Z. Hyg. **104**, 67 (1925). — Furuhata, T.: Jap. med. World **7**, 197 (1927); **11/12**, 612 (1928). — Furuhata, Ichida u. Kishi: Ebenda **16**, 4 (1926).

Ganther, R.: Zbl. Gynäk. **49**, 1948 (1925) — Klin. Wschr. **1928**, Nr 10. — Gärdstam: Z.org. Chir. **58**, 159 (1932). — Garibdzanjan, G. A.: Arch. klin. Chir. **161**, 486 (1930) — Z.org. Chir. **52**, 852 (1931). — Garry: Arch. klin. Chir. **166**, 4. — Giffin, H., u. S. Haines: J. amer. med. Assoc. **81**, 532 (1923). — Goepel: Zbl. Chir. **1932**, 1189. — Goni, Morena: Z.org. Chir. **48**, 295 (1930). — Goodner, K.: J. of Immun. **18**, 432 (1930). — Goroncy, C.: Dtsch. Z. gerichtl. Med. **5**, 178 (1925); **119**, 409 (1928) — Dtsch. med. Wschr. **55**, 306 (1929). — Graaz: Hersteller des Apparates. Thamm, Berlin NW 6. — Grafe u. Graham: Münch. med. Wschr. **1911**, 2257, 2338. — Graff, E., u. E. Werkgartner: Beitr. gericht. Med. **7**, 98 (1928). — Greenfield, G.: Z. Immun.forsch. **56**, 107 (1928). — Grifols y Roy: (Spanien). — Grigorowna, O.: Z. Rassenphysiol. **4**, 155 (1931). — Gringot, Z., u. A. Melkich: Russk. Klin. **7**, 752 (1927). — Grove, E. F.: J. Labor. a. clin. Med. **17**, Nr 7 (1931). — Grubina, A. W.: Ukr. Zentr. Blutgr.forsch. **4**, 240 (1930). — Guérin: Gaz. Hôp. Nr 132, 1053, Zit. nach Cannstattscher Jber. **1** (1873). — Gundel, M.: Klin. Wschr. **1926**, 1186, 2165; **1927**, 1703 — Dtsch. Z. gerichtl. Med. **11**, 99 (1928) — Z. Immun.forsch. **59**, 156 (1928) — Münch. med. Wschr. **1928**, 1337. — Guthrie, C. G., u. J. G. Huck: Bull. Hopkins Hosp. **34**, 37—80, 120 (1923); **35**, 23 (1924). — Guthrie, C. G., u. J. F. Pessel: Ebenda **35**, 33, 81, 126 (1924). — Guthrie, C. G., J. F. Pessel u. J. G. Huck: Ebenda **35**, 221 (1924). — György, E. v.: Jb. Kinderheilk. **128** (1930) — Zbl. Chir. **1931**, 863. — György, E. v., u. E. Witebsky: Münch. med. Wschr. **1928**, 195.

Haberland, H. F. O.: Arch. klin. Chir. **119**, 4 (1922). — Hahn u. Trommsdorff: Münch. med. Wschr. **1900**, 413. — Halban, J.: Wien. klin. Wschr. **1900**, 545. — Halban, J., u. K. Landsteiner: Ebenda **1901**, 1269 — Münch. med. Wschr. **1902**, 473. — Halber, W. u. Herman: C. r. Soc. Biol. Paris **1**. — Halber, W., u. L. Hirszfeld: Z. Immun.forsch. **48**, 34 (1926). — Halber, W., H. Hirszfeld u. M. Mayzner: Ebenda **43**, 321 (1927). — Halber, W., u. J. Mydlarski: Ebenda **43**, 470 (1925). — Hallauer, C.: Ebenda **63**, 287 (1929); **76**, 119 (1932) — Schweiz. med. Wschr. **59**, 121 (1929). — Halter: Wien. klin. Wschr. **1930**, 236. — Hamada: Nagasaki Igakkai Zasshi **8**, 631 (1930). — Hanf-Dressler: Münch. med. Wschr. **1931**, 235. — Happ, W. M.: J. of exper. Med. **21**, 313 (1920). — Hara, K.: Z. Immun.forsch. **67**, 125, 174 (1930). — Haraguti: Bult. jurmed. Inst. Nagasaki (esper.) **1**, 45 (1929). — Haselhorst, G.: Klin. Wschr. **1927**, Nr 32, 1539 — Z. Konstit.lehre **15**, 177 (1930). — Haselhorst, G., u. A. Lauer: Ebenda **15**, 205 (1930). — Heidler: Wien. klin. Wschr. **1932**, Nr 36. — Heile: Arch. klin. Chir. **173**, 294 (1932). — Heim, K.: Dtsch. med. Wschr. **1**, 237 (1924) — Zbl. Gynäk. **49**, 96 (1925) — Mschr. Geburtsh. **74**, 52 (1926) — Dtsch. med. Wschr. **1930**, Nr 32. — Heinbecker, P., u. R. Pauli: J. of Immun. **13**, 279 (1927); **15**, 407 (1928). — Heissmeier: Dtsch. Z. Chir. **231**, 3. — Hektoen, L.: J. inf. Dis. **4**, 297 (1907) — J. amer. med. Assoc. **48**, 1739 (1907). — Hellwig, A.: Zbl. Jugendrecht **18**, 116 (1926) — Kriminal. Mh. **3**, 75 (1929) — Jur. Rdsch. **1930**, 217 — Dtsch. med. Wschr. **1931**, 723; **1932**, 1806 — Klin. Wschr. **1932**, Nr 44 — Umsch. **1933**, Nr 9. — Henke, M.: *Die Blutprobe im Vaterschaftsbeweise.

München: O. Gmelin 1928. — HENNIG: Münch. med. Wschr. **1932**, 571. — HENSCHEN: Zbl. Chir. **1930**, 1491 — Boll. Soc. piemont. Chir. **2**, 11 (1932). — HERCOG, P., u. A. HAHN: Klin. Wschr. **1929**, 985. — HERMAN, E., u. W. HALBER: C. r. Soc. Biol. Paris **91**, 959 (1924). — HERMANN, G., u. H. HLISNIKORWKI: Med. Klin. **1928**, 44. — HERTWIG, P.: Klin. Wschr. **1930**, Nr 39. — HERWERDEN, M. A. VAN: Internat. Anthrop. Inst. Amsterdam **1927** — Nederl. Tijdschr. Geneesk. **1**, 834 (1929) — Arch. Rassenbiol. **23**, 78 (1930); **24**, 198 (1931) — Nederl. Tijdschr. Geneesk. **75**, 2517 (1931) — Med. Welt **1931**, Nr 33. — HERWERDEN, M. A. VAN u. BOELE-NYLAND: Proc. Kon. Acad. Wetens. Amsterdam **33**, 659 (1930). — HERWERDEN, M. A. VAN u. DE KONING: Nederl. Tijdschr. Geneesk. **72**, 1675 (1928). — HESCH, M.: *Die Entwicklung der Blutgruppenforschung. In Steffans Handb. 1932 — Das ges. Schrifttum der Blutgruppenkunde. Ebenda. — HESSE, W.: Zbl. Chir. **1932**, Nr 45 — Z. org. Chir. **59**, 757 (1932). — HESSE, W. u. FILATOW: Z. exper. Med. **86**, 1 (1933). — HESSER, S.: Acta med. scand. (Stockh.) **57**, 415 (1922); Suppl.-Bd. **61**, 1 (1925). — HEUSSER: Bruns' Beitr. **140**. — HEYDON u. MURPHY: Med. J. Austral. **1924**, 235. — HIGUCHI, S.: Z. Immun.forsch. **60**, 3/4 (1929) — Dtsch. Z. gerichtl. Med. **13**, 428 (1929). — HIRSCHFELD, H.: Abh. Verdgskrkh. **12**, 1 (1932). — HIRSZFELD, L.: Korresp.bl. Schweiz. Ärzte **1914**, Nr 47; **1917**, Nr 31 — Klin. Wschr. **1924**, Nr 26 u. 46 — *Weichardts Erg. **8** (1926) — Ukrain. Zbl. f. Blutgr.forsch. **1**, **1** (1927) — *Konstitutionsserologie u. Blutgruppenforschung. Berlin 1928 — Klin. Wschr. **1931**, 1910. — HIRSZFELD, L., u. H.: Lancet **2**, 675 (1919) — L'Anthrop. **29**, 505 (1920) — Z. Immun.forsch. **54**, 81 (1927). — HIRSZFELD, L., u. H. u. H. BROKMAN: C. r. Soc. Biol. Paris **90**, 1198 (1924) — Klin. Wschr. **1924**, 1308 — J. of Immun. **9**, 571 (1924). — HIRSZFELD, L., u. R. AMSEL: Klin. Wschr. **1931**, Nr 30 — Dtsch. Z. gerichtl. Med. **19**, 233 (1932). — HIRSZFELD, L., u. W. HALBER: Z. Immun.forsch. **53**, 419 (1927); **59**, 17 (1928) — C. r. Soc. Biol. Paris **99**, 1166 (1928). — HIRSZFELD, L., W. HALBER u. J. LASKOWSKI: Z. Immun.forsch. **64**, 61, 81 (1929). — HIRSZFELD, L. u. PRZESMYCKI: Ber. Physiol. **12**, 304 (1922) — Soc. Biol. Polon. **1**, 17 (1923). — HIRSZFELD, L., u. J. SEYDEL: Z. Hyg. **104**, 465, 478 (1925) — C. r. Soc. Biol. Paris **92**, 995 (1925). — HIRSZFELD, L., u. H. ZBOROWSKI: Klin. Wschr. **4**, 1152 (1925) — C. r. Soc. Biol. Paris **94**, 205 (1926) — Klin. Wschr. **1927**, 77. — HOCHE, O.: Wien. klin. Wschr. **1929**, Nr 15; **1932**, Nr 52 — Wien. med. Wschr. **1932**, Nr 29/30. — HOLZER, F. J.: Klin. Wschr. **8**, 2427 (1929) — Dtsch. Z. gerichtl. Med. **16**, 445 (1931). — HOOKER, S. B., u. L. ANDERSON: J. of Immun. **6**, 419 (1921). — HOOKER, S. B., u. W. C. BOYD: Ebenda **16**, 45 (1929). — HÜBENER, G.: Z. Immun.forsch. **45**, 223 (1925). — HUFELAND: J. prakt. Heilk. **1**, 141, 144 (1799). — HUSTIN: J. méd. Bruxelles **12**, 436 (1914). — HUWALD, W.: Arch. Kriminalanthrop. **1911**.

IHARA, Y., u. M. YANAGIHASHI: Z. Rassenphysiol. **2**, 32 (1929). — IRRSIGLER, F. J.: Dtsch. Z. Chir. **237**, 80 (1932). — ISAACS, R.: J. of Immun. **9**, 95 (1924). — IWAI, G., u. N. MEISAI: Jap. med. World **6**, 345 (1926); **7**, 78 (1927).

JAGIĆ, N.: Wien. klin. Wschr. **1932**, Nr 31. — JERVELL, F.: Mitt. Grenzgeb. Med. u. Chir. **34**, 650 (1922) — Dtsch. Z. gerichtl. Med. **3**, 42 (1923) — Norsk Mag. Laegevidensk. **84**, 478 (1923) — Acta path. scand. (København.) **1**, 201 (1924). — JETTMAR, N. M.: Z. Immun.forsch. **65**, 288 (1930) — Mitt. anthrop. Ges. Wien **60**, 39 (1930). — JONES, A. R., u. E. E. GLYNN: J. of Path. **29**, 203 (1926). — JONES, WIDING u. NELSON: J. amer. med. Assoc. **1931**, 1297. — JONSSON, ST.: Hosp.tid. (dän.) **66**,

45 (1923). — JUBÉ: Presse méd. **1923**, Nr 5. — JUDINA, N. D.: Ukrain. Zbl. Blutgruppenforsch. **5**, 209 (1931). — JUDINE, S.: *La Transfusion du sang de cadavre a l'homme. Paris 1933. — JUHÁSZ-SCHÄFFER, A.: Schweiz. med. Wschr. **58**, 1132 (1928) — Z. indukt. Abstammgslehre **1929** — Klin. Wschr. **1931**, 1497. — JUHÁSZ-SCHÄFFER, A., u. A. VANOTTI: Z. exper. Med. **86**, 809 (1933). — JÜNGLING: Zbl. Chir. **1925**, Nr 44. — JUNGMANN: Tierärztl. Rdsch. **1929 I**, 173.

KACZKOWSKI, B.: Biol. generalis (Wien) **3**, 449 (1927) — Proc. roy. Soc. Edinburgh **48**, 10 (1927) — C. r. Soc. Biol. Paris **98**, 386 (1928). — KAEMPFFER, A.: Z. indukt. Abstammgslehre **41**, 262 (1932). — KALLIUS, H. U.: Dtsch. Z. Chir. **212**, 289 (1928). — KAMBE, H., u. E. KOMIYA: Amer. J. Physiol. **53**, 1 (1920). — KAN ITI YOSIDA: Z. exper. Med. **63**, 331 (1928). — Bult. jurmed. Inst. Nagasaki (esper.) **2**, 6 (1930). — KEESER, E.: Siehe MIKULICZ. — KEMP, T.: C. r. Soc. Biol. Paris **99**, 417, 419 (1928) — Acta path. scand. (København.) **7**, 146 (1930). — KEMPER, W.: Münch. med. Wschr. **1929**, 1338. — KERBOUL: Z.org. Chir. **59**, 535 (1932) Ref. — KETTEL, K.: Acta path. scand. (København.) **5**, 306 (1928) — *Undersögelser over Kuldhämagglutininer i menneskeserum. Kopenhagen. — KETTEL, K., u. O. THOMSEN: Z. Immun.forsch. **65**, 245 (1930). — KEUSENHOFF: Zbl. Chir. **1933**, Nr 10. — KIMPTON: Boston med. J. **1918**, 178. — KIRIHARA, S.: Z. klin. Med. **99**, 522 (1924) — Soc. Med. **472**, 27 (1926). — KLAFTEN, E.: Dtsch. med. Wschr. **1931**, 12. — KLEIN, A.: Wien. klin. Wschr. **1902**, Nr 16 — Z. Rassenphysiol. **1**, 12 (1928); **2**, 111 (1930). — KLEIN, W.: *Zbl. Hyg. **20**, 1—6 (1929). — KLEIN, W., u. H. OSTHOFF: Arch. Rassenbiol. **17**, 371 (1926). — KLOPSTOCK, A.: Z. Immun.forsch. **74**, 211 (1932). — KÖHLER, A.: Transfusion und Infusion seit 1830. Gedenkschrift für Leuthold **2** (1906). — KOLLER, S.: Z. Rassenphysiol. **3**, 121 (1931); **5**, 3 (1932). — KOLLER, S., u. M. SOMMER: Ebenda **3**, 27 (1930). — KOLMER, J. A., u. M. E. TRIST: J. of Immun. **5**, 89 (1920). — KNACK: Dtsch. med. Wschr. **1933**, 303. — KOMIYA, K.: Z. Immun.forsch. **67**, 319 (1930); **65**, 502 (1930). — KORABELNIKOFF, J.: Zbl. Chir. **56**, 1248 (1927). — KORDENAT, R. A.: Z.org. Chir. **50**, 591 (1930). — KOSSOVITCH, N.: C. r. Soc. Biol. Paris **93**, 1343 (1925); **97**, 69 (1927) — Rev. Anthropol. **39**, 244, 374 (1929); **41**, 131 (1931) — C. r. Soc. Biol. Paris **106**, 1087 (1931); **109**, 9 (1932). — KRAINSKAJA-IGNATOWA, W. N., u. W. D. HECKER: Dtsch. Z. gerichtl. Med. **13**, 441 (1929) — Ukrain. Zbl. Blutgruppenforsch. **3**, 269 (1929). — KRAL: Med. Klin. **1931**, Nr 18. — KRITSCHEWSKY, L. J., u. BASKIN: Z. Immun.-forsch. **75**, 284 (1932). — KRITSCHEWSKY, L. J., u. R. E. MESSIK: Ebenda **65**, 405 (1930). — KRITSCHEWSKY, L. J., u. S. L. SCHAPIRO: Ebenda **59**, 264 (1929). — KRITSCHEWSKY, L. J., u. L. SCHWARZMANN: Klin. Wschr. **1927**, 2090; **1928**, 896. — KRONACHER, C.: Dtsch. landw. Tierzucht **1930**, Nr 47, 48. — KRUSE, W.: Arch. Rassenbiol. **19**, 20 (1927). — KUBÁNYI, E.: Arch. klin. Chir. **129**, 644 (1924) — *Die Bluttransfusion. Berlin-Wien 1928. — KUCZYNSKI, M. H.: Münch. med. Wschr. **1918**, 485. — KÜHL, G.: Z. exper. Med. **45**, 5—6 (1925). — KUHN, W. R.: Arch. Tierheilk. **65**, H. 5 (1932). — KÜMMEL jr.: Dtsch. Chir. Kongreß **1931**. — KUNZ, H.: Wien. klin. Wschr. **1929**, 605. — KUSAMA: Beitr. path. Anat. **55** (1913).

LACY, G. R.: Atlantic med. J. **26**, 613 (1923) — J. of Immun. **14**, 189 (1927). — LAGUNA, ST.: Klin. Wschr. **1930**, 547. — LAMPERT, H.: Dtsch. med. Wschr. **1931**, Nr 18 — *Die physikalische Seite des Gerinnungsproblems. Leipzig: Thieme 1931. — LAMPERT, H. u. NEUBAUER: Zbl. Chir. **1930**, 249 — Münch. med. Wschr. **1930**, Nr 14. — LANDOIS: *Die Transfusion des Blutes. Leipzig 1875. — LANDSTEINER, K.: Zbl. Bakter. I Orig. **25**, 546 (1899); **27**, 361 (1900) — Wien. klin. Wschr. **14**, 1132 (1901) —

Münch. med. Wschr. **1902**, 1905 — Wien. klin. Rdsch. **1902**, Nr 40 — Münch. med. Wschr. **1903**, 1818 — *Hämagglutination und Hämolyse: In Oppenheimers Handb. der Bioch. II **1**, 395, 1. Aufl. 1910. — Zbl. Gynäk. **45**, 662 (1921) — Wien. med. Wschr. **1927**, 744 — Klin. Wschr. **1927**, 103 — *The human blood groops. In Jordan u. Falk, The newer knowledge. Chicago 1927 — Klin. Wschr. **1928**, 112 — J. of Immun. **15**, 589 (1928) — C. r. Soc. Biol. Paris **99**, 658 (1928) — Dtsch. Z. gerichtl. Med. **13**, 1 (1929) — Naturwiss. **18**, 653 (1930) — *Die menschlichen Blutgruppen mit Rücksicht auf die Transfusionstherapie. In Wolff-Eisners Handb. der exper. Therapie. Erg.-Bd., S. 311. 1931 — Forschgn u. Fortschr. **7** (1931) — Science (N. Y.) **1**, 403 (1931); **2**, 351 (1932). — Landsteiner, K., u. Ph. Levine: J. of Immun. **10**, 731 (1925); **12**, 415, 441 (1926) — Proc. Soc. exper. Biol. a. Med. **23**, 343 (1926) — J. of Immun. **14**, 81 (1927) — Proc. Soc. exper. Biol. a. Med. **24**, 600, 693, 941 (1927) — J. of exper. Med. **47**, 757; **48**, 731 (1928) — J. of Immun. **16**, 123; **17**, 1 (1929); **18**, 87 (1930) — Proc. Soc. exper. Biol. a. Med. **28**, 309 (1930) — J. of Immun. **20**, 179 (1931). — Landsteiner, K., u. K. Leiner: Zbl. Bakter. I Orig. **38**, 548 (1905). — Landsteiner, K., Ph. Levine u. M. L. Janes: Proc. Soc. exper. Biol. a. Med. **25**, 672 (1928). — Landsteiner, K., u. C. Ph. Miller: Ebenda **22**, 100 (1924) — J. of exper. Med. **42**, 841, 853, 863 (1925) — Science (N. Y.) **61**, 495 (1925). — Landsteiner, K., u. Richter: Z. Med.beamte **16**, 85 (1903). — Landsteiner u. Sturli: Wien. klin. Wschr. **1902**, 2. — Landsteiner u. J. van der Scheer: J. of exper. Med. **12**, 427; **13**, 123 (1925). — Landsteiner, K., J. van der Scheer u. D. H. Witt: Proc. Sox. exper. Biol. a. Med. **22**, 170 (1924); **22**, 289 (1925). — Landsteiner, K., u. D. H. Witt: Ebenda **21**, 389 (1924) — J. of Immun. **11**, 221 (1926). — Langer, J.: 74. Naturf. u. Ärzte-Ver. Karlsbad **1902** — Z. Heilk. **24**, 111 (1903). — Laqua, K., u. F. Liebig: *Erg. Chir. **18** (1925). — Lattes, L.: Arch. di Antrop. crimin. **34**, 310 (1913); **37**, 3 (1916) — Haematologica (Pavia) I oder II **3**, 1 (1922) — Ann. Méd. lég. etc. **5** (1923) — Klin. Wschr. **1923**, Nr 2 — *L'Individualità del sangue. Messina 1923. (Deutsche Ausg. Berlin 1925, französische Ausg. Paris 1929, englische Ausg. Oxford 1932.) — Haematologica (Pavia) I oder II **5**, 242 (1924) — Arch. di Antrop. crimin. **45**, 493 (1925) — *Methoden zur Feststellung der Individualität des Blutes. Abderhaldens Handb. d. Biol. Arbeitsmethoden. Berlin-Wien 1926 — Arch. Sci. med. **1927**, Nr 50 — Publ. Fac. di Giurisprudenza, Modena **1927**, Nr 21 — Internat. Anthrop. Inst. III. Session Amsterdam **1927** — Verhandl. Komm. f. Blutgruppenforsch. **1927**, Nr 1 — Dtsch. Z. gerichtl. Med. **9**, 402 (1927) — Ukrain. Zbl. Blutgruppenforsch. **2**, 2 (1928) — II. Congr. it. di genetica ed eugenica (September) Rom **1929** — Boll. Soc. ital. Biol. sper. **4**, 1068 (1929) —Atti Soc. ital. progr. Sci. Florenz **1929** — Boll. Ematol. **1930**, Nr 7 — Arch. di Antrop. crim. Suppl.-Bd. **50** (1930) — Atti Accad. Sci. Lettere Arti. Modena **4**, 3 (1930) — Rass. Clin. Sc. **9**, 259 (1931) — Boll. Soc. ital. Biol. sper. **6**, 592 (1931) — Boll. Soc. internaz. Microbiol., Sez. ital. Milano **3**, 570 (1931) — La Guistizia penale P. IV (1932) — 4. Congr. naz. di microb. (Oktober) Mailand **1932**. — Lattes, L., P. Badino u. A. Juhász: Giorn. Batter. **3**, 151 (1928). — Lattes, L., u. C. Crema: Z. Immun.forsch. **1928**, 57. — Lattes, L., u. G. Garrasi: Lettere ed Arti. Modena 1929. — Lattes, L., Ph. Schneider u. K. v. Beöthy: Boll. Soc. ital. Biol. sper. **1928** — Wien. klin. Wschr. **1928**. — Lattes, L. u. Siracusa: Giorn. di Biol. e Med. sper. **1**, 33 (1923). — Laubenheimer, K.: *Med. Klin. **1933**, Nr 1. — Lauer, A.: Klin. Wschr. **9**, 398 (1930) — Naturwiss. **18**, 4, 86 (1930). — Lawson, G. B., u. K. T. Redfield: J. Labor. a. clin. Med. **15**, 269 (1930). — Lazarewicz, M., u. St. Zborowski: C. r. Biol. Soc. Paris **25**, 1213 (1926). — Lederer, M.:

Surg. etc. **37**, 221 (1923). — LEE, D. H. K.: Med. J. Austral. **2**, 401 (1926). — LEHMANN, K.: Hosp.tid. (dän.) **71**, 852 (1928) — Acta path. scand. (Københ.) **5**, 155 (1928). — LEHMANN-FACIUS, H.: Frankf. Z. Path. **41**, 522 (1931). — LEHRS, H.: Z. Immun.forsch. **66**, 175 (1930). — LEMKE, R.: Virchows Arch. **257**, 415 (1925). — LENART, G., u. J. KÖNIG: Klin. Wschr. **1928**, 12. — LEONHARD: Jur. Wschr. **1927**, 2862 — Z. ärztl. Fortbildg **25**, 194 (1928) — Dtsch. Juristenztg **34**, 135 (1929). — LEVINE, PH.: *Erg. inn. Med. **34**, 111 (1928). — LEVINE, PH., u. K. LANDSTEINER: J. of Immun. **17**, 559 (1929). — LEVINE, PH., u. J. MABEE: Ebenda **8**, 425 (1923). — LEVY, J. J., u. L. GINSBURG: Amer. J. Syph. **11**, 447 (1927). — LEWISOHN, R.: Boston med. J. **1924**. — LIEBIG, F.: Zbl. Chir. **1929**, 342 (siehe LAQUA). — LIEDBERG, N.: Acta path. scand. (Københ.) **6**, 1 (1929). — LINDAU, A.: Ebenda **5**, 382 (1928). — LINDSTRÖM: Zbl. Chir. **1929**, 3240 (Ref.). — LITTLE, R. B.: J. of Immun. **17**, 377, 391, 401, 411 (1930). — LLOYD, R. B.: Indian med. Gaz. **61**, 493 (1926). — LLOYD u. CHANDRA: Ebenda **65**, 1 (1930); **68**, 37 (1933). — LOGHEM VAN: Zbl. Bakter. I Orig. **44**, 186, 539 (1907) — Ann. Inst. Pasteur **46**, 78 (1931). — LOPEZ: Arch. klin. Chir. **1931**, 375 (L.). — LOMNITZ: Dtsch. med. Wschr. **1932**, 1962. — LOWER, R.: *Tractatus de corde. London 1669. — LÜTZELER, H.: Dtsch. Chir.-Kongr. **1932**. — LÜTZELER, H., u. E. A. DORMANNS: Krkh.forsch. **7**, 144 (1923). — LUKACS: Klin. Wschr. **1929**, 670 — Z.org. Chir. **62**, 282 (1931).

MACCLURE, R. D., u. G. R. DUNN: Bull. Hopkins Hosp. **3**, 99 (1917). — MAI, E.: Z. Immun.forsch. **66**, 213 (1930). — MAJANZ, J.: Zbl. Chir. **1929**, 3240 — Dtsch. Z. Chir. **224**, 170 (1929). — MAJOR, DANIEL: *Deliciae hibernae. Kiel 1667. — MAIRANO: Z.org. Chir. **60**, 207 (1932) Ref. — MALONE, R. H., u. M. W. LAHIRI: Indian J. med. Res. **16**, 963 (1929). — MANUILA, G.: C. r. Soc. Biol. Paris **90**, 1071 (1924). — MANUILA, G., u. G. POPOVICIU: Ebenda **90**, 542 (1924). — MARTIN, E.: Z.org. Chir. **51**, 353 Ref. — siehe Ann. Surg. **1930**, 1010. — MARTIN, E., u. A. ROCHAIX: Ann. Méd. lég. etc. **5**, 1 (1925). — MARX, A. M.: Med. Klin. **1932**. — MASON, M.: J. of Med. (April) **1931**. — MAYSER, H.: Med. Korresp.bl. Württemberg **96**, 327 (1926) — Ärztl. Sachverst.ztg **33**, 155 (1927) — Dtsch. Z. gerichtl. Med. **10**, 638 (1927) — Münch. med. Wschr. **1928**, 856 — Ärztl. Sachverst.ztg **1932**, 15 — MELCHIOR: Zbl. Chir. **1931**, 2809. — MERKE: Ebenda **1923**, Nr 33. — MERKEL, H.: Münch. med. Wschr. **74**, 1920 (1927); **1931**, 468, 522. — MEYER, A. W.: Med. Welt **1931**, Nr 51 — Ther. Gegenw. **1933**, Nr 1. — MEYER, K.: *Der Beweiswert der Blutgruppenuntersuchung im Zivilprozeß Vaterschaft. Berlin: G. Stilke 1928. — MEYER, K., u. H. ZISKOVEN: Med. Klin. **19**, 91 (1923). — MICHON, P.: *Les groupes sanguins. Paris 1930. — MILEW: Münch. med. Wschr. **1932**, 1515. — v. MIKULICZ: Zbl. ges. Gynäk. **93**, 690 (1928). — MINO, P.: Policlinico Sez. prat. **31**, 1355 (1924) — Münch. med. Wschr. **1924**, 1129 — Art méd. **1924**, 8 — Dtsch. med Wschr. **1924**, Nr 45, 1533 — Giorn. Biol. e Med. sper. **2**, 133 (1925). — MINO, P. u. GARLASCO: Minerva med. (Torino) **3**, 852 (1923). — MOLL: Zbl. Chir. **1932**, 2186. — MORAWITZ, P.: Münch. med. Wschr. **1907**, 767. — MORITSCH, P.: Wien. med. Wschr. **1931**, 880 — Dtsch. Z. Chir. **236** (1932). — MORVILLE, P.: *Undersögelser over Iso-haemagglutininer hos mödre og nyfødte. Kopenhagen — Acta path. scand. (Københ.) **6**, 39 (1929). — MOSS, W. L.: Bull. Hopkins Hosp. **21**, 63 (1910) — Amer. J. med. Sci. **147**, 698 (1914) — J. amer. med. Assoc. **68**, 1905 (1917). — MÜLLER-HESS, V.: Dtsch. med. Wschr. **1932**, 201. — MÜLLER-HESS u. HALLERMANN: Jkurse ärztl. Fortbildg **1932**, H. 10. — MÜLLER-HESS u. HÜBNER: Dtsch. Z. gerichtl. Med. **14**, 158 (1928). — MÜLLER-HESS, WIETHOLD u. AUER: Jkurse ärztl. Fortbildg (Sept.) **1928**. — MUNTER, H., u. D. NITSCHKE: Med. Klin. **1930**, Pt. 41, 1516.

NAITO, E.: Kanazawa Juzenkwai Zasshi **33**, 5 (1928). — NATHER, K., u. A. OCHSNER: Wien. klin. Wschr. **1923**, Nr 39 — Arch. klin. Chir. **132**, 430 (L.) (1924). — NELSON: Z.org. Chir. **56**, 28 (1932) Ref. — NEUBAUER: Siehe LAMPERT. — NIGG, C.: J. of Immun. **11**, 319 (1926); **19**, 1, 93 (1930). — NOLENS, V.: C. r. Soc. Biol. Paris **110**, 121 (1932). — NORDMANN, O.: Chirurg **1929**, 104.

OBERMAYER u. WENDLBERGER: Wien. klin. Wschr. **1928**, Nr 37. — OCHSNER, A.: Siehe NATHER. — OEHLECKER, F.: Münch. med Wschr. **1919**, 895 — Fortschr. Med. **1922**, 14—15 — *Erg. Med. **9**, 577 (L.) (1928) — Arch. klin. Chir. **152**, 477 (1928) — Med. Klin. **1928**, 37 — Chirurg **1929**, 577 — Z. ärztl. Fortbildg **27**, 55 (1930) — Zbl. Chir. **1930**, 2864 — Fortschr. Ther. **7**, 457 (1931). — OETTINGEN, KJ. v., u. E. WITEBSKY: Münch. med. Wschr. **75**, 385 (1928). — OKABE, K.: Z. Immun.forsch. **58**, 22 (1928). — OPITZ, H.: Dtsch. med. Wschr. **1**, 1248 (1924) — Klin. Wschr. **1925**, 2185 — Fortschr. Med. **1929**, Nr 7 — Pfaundler-Schloßmann Handb. **1** (1931). — OPPENHEIM, F., u. R. VOIGT: Krkh.forsch. **30**, 306 (1926). — OSSELADORE: Z.org. Chir. **53**, 754. — OTTE, H.: Zbl. Chir. **1932**, Nr 22. — OTTENBERG, R.: J. of exper. Med. **13**, 425 (1911) — J. of Immun. **6**, 363 (1921) — J. amer. med. Assoc. **77**, 682 (1921); **78**, 873 (1922); **79**, 2137 (1922); **84**, 1393 (1925). — OTTENBERG, R., u. D. BERES: *The newer knowledge of bacteriology and immunology. Chicago: Ed. Jordan u. Falk 1928. — OTTENBERG, R., u. R. EPSTEIN: Trans. New York Path. Soc. **8**, 117 (1908). — OTTENBERG, R., u. S. S. FRIEDMAN: J. of exper. Med. **37**, 531 (1911). — OTTENBERG, R., S. S. FRIEDMAN u. J. KALISKI: Trans. New York Path. Soc. **11**, 49 (1911). — OTTENBERG, R., u. A. JOHNSON: J. of Immun. **12**, 35 (1926). — OTTENBERG, R., u. J. KALISKI: J. amer. med. Assoc. **61**, 21 (1913). — OTTENBERG, R., J. KALISKI u. S. FRIEDMAN: J. Med. Res. **28**, 141 (1913). — OTTENBERG, R., u. E. LIBMAN: Amer. J. med. Sci. **36**, 150 (1915). — OTTENBERG, R., u. W. THALHIMER: J. Med. Res. **33**, 213 (1915). — OTTENSOOSER, F., u. ST. ZURUKZOGLU: Klin. Wschr. **1932**, 719. — OUCHI, J.: Z. Immun.-forsch. **53**, 262 (1927).

PANUM: Virchows Arch. **27**, 240 (1863). — PARR, L. W.: J. of Immun. **16**, 99 (1929) — J. prevent. Med. **3**, 237 (1929) — Ukrain. Zbl. Blutgruppenforsch. **4**, 80 (1930) — J. inf. Dis. **46**, 173 (1930). — PARR u. KRISCHNER: J. amer. med. Assoc. **2** I (1932). — PAUCHET u. BÉCART: *La Transfusion du sang. Paris 1930. — PERCY: Surg. etc. **21**, 3 (1915). — PIJPER, A.: Proc. roy. Acad. Amsterd. **32**, 1159 (1929) — Trans. roy. Soc. S. Africa **18**, 311 (1930) — S. Africa Med. J. **23** I (1932). — PIKKARAINEN, J., u. Y. K. SUOMINEN: Z. Immun.forsch. **78**, 145 (1933). — PILCZ, A.: Wien. klin. Wschr. **1927**, Nr 20. — PLACITELLI: Z.org. Chir. **56**, 419 (1932) Ref. — PLEHN, A.: Berl. klin. Wschr. **1862**, 1914. — POEHLMANN, A.: Münch. med. Wschr. **77**, 1007 (1930). — POLAYES, S. H.: Surg. etc. **21** (1915) — Z.org. Chir. **52**, 392 (1931) — POLAYES, S. H., u. M. LEDERER: Amer. J. Syph. **15**, 72 (1931) — J. Labor. a. clin. Med. **1932**, Nr 17, 1029. — POPOFF, N. W.: Ukrain. Zbl. Blutgruppenforsch. **3**, 3 (1929). — POPOVICIU, G.: Riv. Antrop. **35**, 152 (1925). — POPPER: Dtsch. Z. Chir. **1931**, 45 — Zbl. Chir. **1931**, 217. — PRATI, A.: Z. Immun.forsch. **57**, 1 (1923). — PRÉVOST u. DUMAS: *Sur la Transfusion du sang. Genf 1812. — PRZESMYCKI, F.: C. r. Soc. Biol. Paris **89**, 1364 (1923). — PUTKONEN, T.: Acta Soc. Medic. fenn. Duodecim A **14**, 2 (1930) — Acta path. scand. (København.) Suppl.-Bd. **5**, 64 (1930).

RABAU: Ther. Gegenw. **71**, 494 (1930). — RABINOWICZ: Z.org. Chir. **56**, 857. — RACHWALSKY: Dtsch. med. Wschr. **1930**, Nr 46. — RAESTRUP, G.: *Die Blutgruppenkunde in der gerichtlichen Medizin. In Steffans Handb. **1932**. — RAHM, G.: Forsch. u. Fortschr. **7**, 310 (1931) — Umsch.

7, 310 (1931). — RAMIREZ: J. amer. med. Assoc. **73**, 989 (1919). — RECHE, O.: Z. Rassenphysiol. **4**, 1, 88 (1931). — RIEHL: Arch. f. Dermat. **1931**, 164. — RIFE, DWIGHT, W.: J. of Immun. **22**, 207 (1932). — ROBERTSON, B.: Brit. med. J. **1918**, 691. — ROBERTSON, B., A. BROWN u. R. SIMPSON: Northwestern med. **20**, 233 (1921). — ROMANKEVIC: Z.org. Chir. **50**, 8 (1930). — RONA, P., u. H. A. KREBS: Biochem. Z. **169**, 266 (1926). — ROSENBERGER, C.: Z. exper. Med. **60**, 753 (1928). — ROSLING, E.: Acta path. scand. (Kobenh.) **6**, 153 (1929). — ROUS, P., u. J. R. TURNER: J. amer. med. Assoc. **64**, 1980 (1915) — J. of exper. Med. **23**, 219—239 (1916). — RÜDEL: Zbl. Chir. **1932**, Nr 43 — Dtsch. Z. Chir. **236**, 1 (1932). — RUBASCHKIN, W.: *Die Blutgruppen. 1929. (Russisch.) — RUBASCHKIN, W., u. S. PAULI: Verh. Kommiss. Blutgruppenforsch. **1**, 65 (1927). — RUBINSTEIN, P. L.: Z. Immun.forsch. **65**, 431 (1930). — RUSSELL: J. Labor. a. clin. Med. **1932** (Juli), Nr 10. — RYTI, E.: Acta Soc. Medic. fenn. Duodecim **12**, 1 (1930). — RYTI, E., u. J. PIKKARAINEN: Ebenda **12**, 1 (1930).

SABOLOTNY, S. S.: Ukrain. Zbl. Blutgruppenforsch. **3**, 1 (1926). — SACHS, H.: Münch. med. Wschr. **1927**, 4 — Klin. Wschr. **1927**, 2422 — Zbl. Bakter. I Orig. **1927**, 104—128 — Erg. Hyg. **9**, 1 (1928) — Dtsch. Juristenztg **34**, 542 (1929) — Klin. Wschr. **1930**, 2002. — SACHS, H., u. A. KLOPSTOCK: *Abderhaldens Handb. d. biol. Arbeitsmeth. Abt. 13, Teil 2, Heft 6. 1927 — *Methoden der Hämolyseforschung (mit Einschluß der Hämagglutination) **6**, 235. Berlin-Wien 1928. — SAKAJA: Z.org. Chir. **54**, 487 (1931) Ref. — SALKIND, E.: Chirurg **1933**, 137. — SAMOV: Z.org. Chir. **60**, 470 (1933) Ref. — SANTINELLI, BARTHOL.: *Confusio transfusionis sive confutatio operationis transfundentis sanguinem de individuo ad individuum. Rom 1668. — SAND, K., W. MUNCK u. T. G. KNUDTZON: Dtsch. Z. gerichtl. Med. **15**, 535 (1930) — Nord. med. Tidskr. **1930**, Nr 2. — SASAKI, H.: Nippon Fusiuka Gakkai Zashi **26**, Nr 8 (1931) — Z. Immun.forsch. **77**, 101 (1932). — SCANNELL: Ann. Surg. **1932**, Nr 88. — SCHAPIRO, A.: Z. Immun.-forsch. **64**, 1—2 (1929); **70**, 381 (1930). — SCHEEL, P.: *Die Transfusion des Blutes und Einspritzung der Arzneien in die Adern **1**. Kopenhagen 1802; **2**. Kopenhagen 1803. — SCHERBER: Wien. klin. Wschr. **1932**, Nr 51 — Zbl. Chir. A **1932**, 2180. — SCHEIDT, W.: *Rassenunterschiede des Blutes mit besonderer Berücksichtigung der Untersuchungsbefunde an europäischer Bevölkerung. Leipzig 1927. — SCHERMER, S.: Münch. med. Wschr. **1928**, 848 — Z. Immun.forsch. **58**, 1—2 (1928) — Forsch. u. Fortschr. **6**, 28, 366 (1930). — SCHERMER, S., u. O. HOFFERBER: Arch. Tierheilk. **57**, 77 (1927) — Z. Immun.forsch. **67**, 497 (1930). — SCHERMER, S., W. KAYSER u. A. KAEMPFER: Ebenda **68**, 437 (1930). — SCHEURLEN, v.: Reichsgesdh.bl. **1**, 726 (1926); **3**, 53, 79, 98 (1928) — Münch. med. Wschr. **1929**, 847. — SCHIFF, F.: Berl. klin. Wschr. **1914**, 1405 — Klin. Wschr. **1924**, 679 — Ärztl. Sachverst.ztg **1924**, Nr 24 — *Agglutination. In Oppenheimers Handb. d. Biochemie, 2. Aufl. Jena 1924 — Med. Klin. **1925**, 1238 — Jur. Wschr. **1925**, H. 4 — *Die Technik der Blutgruppenuntersuchung, Berlin 1926. 2. Aufl. 1929, 3. Aufl. 1932 — Dtsch. Z. gerichtl. Med. **7**, 360 (1926); **9**, 369 (1927) — Klin. Wschr. **1927**, 303, 1660 — Dtsch. med. Wschr. **1928**, 5 — Klin. Wschr. **1928**, 1317 — Zbl. Bakter. I Orig. **89**, 142 (1928) — Klin. Wschr. **1929**, 448 — Med. Welt **1929**, Nr 34; **1930**, Nr 14—16, 40 — Klin. Wschr. **1930**, 1956 — Zbl. Bakter. I Orig. **1930**, 91 — *Über die gruppenspezifischen Substanzen des menschlichen Körpers. Jena 1931 — Dtsch. Z. gerichtl. Med. **18**, 41 (1931) — Jur. Wschr. **1931**, Nr 21 — Arch. Kriminol. **89**, 44 (1931) — Naturwiss. **20**, 658 (1932) — Acta Soc. Medic. fenn. Duodecim. A **15** (1932) — Zbl. Bakter. I Ref. **106**, 334 (1932) — Klin. Wschr. **1933**, 311 — Dtsch. med. Wschr. **1933**, 199. — SCHIFF, F., u.

L. Adelsberger: Zbl. Bakter. I Orig. **93**, 172 (1924) — Z. Immun.forsch. Orig. **40**, 4—5 (1924) — Ärztl. Sachverst.ztg **1924**, 101. — Schiff, F., u. M. Akune: Münch. med. Wschr. **78**, 657 (1931). — Schiff, F., u. W. Halberstaedter: Z. Immun.forsch. **48**, 414 (1926). — Schiff, F., u. E. Hübener: Ebenda **45**, 207 (1925). — Schiff, F., u. L. Mendlowicz: Ebenda **48**, 1 (1926). — Schiff, F., u. H. Sasaki: Zbl. Bakter. I Ref. **106**, 335 (1932) — Klin. Wschr. **1932**, Nr 34 — Z. Immun.forsch. **77**, 129 (1932). — Schiff, F., u. O. v. Verschuer: Klin. Wschr. **10**, 723 (1931) — Z. Morph. u. Anthrop. (im Erscheinen) **1933**. — Schiff, F., u. G. Weiler: Biochem. Z. **235**, 454 (1931); **239**, 489 (1931). — Schiff, F., u. H. Ziegler: Klin. Wschr. **3**, 1078 (1924). — Schläger: Münch. med. Wschr. **1928**, 1969. — Schlaepfer, K.: Arch. klin. Chir. **117**, 3 (1921). — Schlöpfer: Siehe Kimpton. — Schlossberger, H.: Umsch. **30**, 1025 (1926) — Z. Rassenphysiol. **1**, 111 (1929). — Schlossberger, H., Laubenheimer K., W. Fischer u. F. W. Wichmann: Med. Klin. **1928**, 851. — Schmidt, Lajos: Z.org. Chir. **45**, 210 (1929). — Schockardt, J.: C. r. Soc. Biol. Paris **100**, 445 (1929); **103**, 544 (1930). — Schöne, G.: Die heteroplastische und homöoplastische Transplantation. Berlin 1912 — Z. Chir. **227**, 448. — Schött, E. D.: Hygiea (Stockh.) **88**, 480 (1926) — *Technik d. Blutgruppenbestimmung. In Steffans Handb. 1932. — Schröder, V.: Z. eksper. Biol. i Med. **1**, 25 (1925) — Pflügers Arch. **215**, 32 (1926) — Z. Immun.forsch. **65**, 81 (1930). — Schultz, W.: Dtsch. Arch. klin. Med. **84**, 541, 552 (1905) — Berl. klin. Wschr. **1911**, 934 — *Die Bluttransfusion. In Grawitz' Klin. Pathologie des Blutes. 1911 — Münch. med. Wschr. **1931**, Nr 26. — Schütz, F., u. E. Wöhlisch: Klin. Wschr. **3**, 1614 (1924). — Schütze, H.: Brit. J. exper. Path. **2**, 26 (1921). — Schwalbe, J.: Dtsch. med. Wschr. **30**, 1240, 1285 (1928). — Schwarzmann, E. M.: Z. Geburtsh. **92**, 505 (1928). — Schwarz, P.: Dtsch. med. Wschr. **1932**, 1723. — Sell, F.: Z. Rassenphysiol. **3**, 49 (1930). — Semenskaja, E. L.: Ukrain. Zbl. Blutgruppenforsch. **5**, 34 (1931). — Semzowa, O. M., u. A. A. Terechow: Klin. Wschr. **1929**, Nr 5 — Ukrain. Zbl. Blutgruppenforsch. **3**, 134 (1929). — Sellands u. Minot: J. med. Res. **34** (1916); zit. nach G. Lindau. — Shera, G.: Brit. med. J. **1928 I**, 754 — Z.org. Chir. **51**, 25 (1930). — Shigeno, S.: Z. Immun.forsch. **66**, 403 (1930); **71**, 88 (1931). — Shousha, A. T.: J. Egypt. med. Assoc. **11**, 4 (1928). — Siemens, W.: *Die Zwillingspathologie. Berlin 1924. — Sievers, O.: Utgifna af finska vetenskaps societeten, Helsingfors H. 81, 1 (1927) — Acta path. scand. (Kobenh.) **4**, 285 (1927) — Finska Läk.sällsk. Hdl. **71**, 636 (1929). — Siperstein, D. M., u. I. M. Sansby: Proc. Soc. exper. Biol. a. Med. **20**, 111 (1922). — Siracusa, V.: Boll. Accad. Pelorit. Messina **30** (1922) — Arch. di Antrop. crimin. **43**, 362 (1923); **47**, 307 (1927) — Congr. Microbiol. Mailand **1931**. — Skinner, E. F.: Brit. med. J. **1923 I**, 750. — Snyder, L. H.: Proc. nat. Acad. Sci. U. S. A. **11**, 406 (1925) — Amer. J. physic. Anthrop. **9**, 233 (1926) — Blood grouping in relation to legal and clinical medicine. Baltimore 1929 — Carnegie Inst. Washington **1929**, Nr 395, 277. — Speierer, C.: Münch. med. Wschr. **77**, 1357 (1930). — Speranski: Jb. Kinderheilk. **128** (1930). — Spillmann u. Morel: Bull. Soc. franc. Dermat. **33**, 453 (1926). — Söderlund: Z.org. Chir. **52**, 48 (1931). — Soresi: J. amer. med. Assoc. **84**, 591 (1925). — Ssinjuchina, M. N.: Z. Immun.forsch. **66**, 491 (1930). — Steffan, P.: Arch. Rassenbiol. **15**, 137 (1923) — Arch. Schiffs- u. Tropenhyg. **29**, 369 (1925) — Mitt. Anthropol. Ges. Wien **41** (1925) — Verh. Komm. Blutgruppenforsch. **1**, 39 (1927) — Z. Rassenphysiol. **1**, 72, 121 (1929); **2**, 57 (1929) — *Handb. d. Blutgruppenkunde. München 1932. — Stern, R.: Zbl. Chir. **1929**, 342. — Stigler, R.: Z. Rassenphasiol. **2**, 78 (1929) — Z. Sex.wiss. **16**, 541 (1930). — Stimpfl, A.:

Z. Immun.forsch. **76**, 159 (1932). — STOCKHAUSEN: Münch. med. Wschr. **1930**, 2189. — STRASSMANN, F.: Jur. Wschr. **1928**, 870. — STRASSMANN, G.: Klin. Wschr. **1924**, 2194 — Dtsch. Z. gerichtl. Med. **5**, 184 (1925) — Arch. Gynäk. **141**, 219 (1930) — Med. Welt **1928**, Nr 12; **1929**, Nr 9 — Dtsch. Z. gerichtl. Med. **19**, 302 (1932). — STRAUSS, H.: Z.org. Chir. **34**, 155 (1926) Ref. — Dtsch. med. Wschr. **1931**, Nr 5. — STRENG, O.: Acta Soc. Medic. fenn. Duodecim **8**, 1 (1926) — Finska Läk.sällsk. Hdl. **71**, 805 (1929). — STRENG, O., u. E. RYTI: Acta Soc. Medic. fenn. Duodecim **8**, 6 (1927). — SUSANI: Zbl. Chir. **1932**, 1537. — SÜSSMANN, P. O.: Würzburg. Abh., N. F. **2**, 297 (1925) — Münch. med. Wschr. **1929**, 1946. — SZYMANOWSKI, Z., ST. STETKIEWICZ u. B. WACHLER: C. r. Soc. Biol. Paris **94**, 204 (1926); **95**, 932 (1926). — SZYMANOWSKI, Z., u. B. WACHLEROWNA: Med. doswiadcz. i spol. **7**, 37 (1927). — STRAUSS u. WACHLER: C. r. Soc. Biol. Paris **95**, 932 (1926).

TSCHERIKOWER, R. S. u. SEMZOWA: Z. Immun.forsch. **67**, 240 (1930). — TEBBUT, A.: Med. J. Austral. **1923** (29. Sept.). — TEBBUT, A. u. MCCONNEL: Ebenda **2**, 201 (1922). — THALHIMER, W.: J. amer. med. Assoc. **76**, 1345 (1921). — THOMOFF, Z.: Arch. Tierheilk. **61**, 433 (1930). — THOMSEN, O.: Hosp.tid. (dän.) **69**, 1154 (1926) — Z. Immun.forsch. **52**, 1 (1927) — Acta path. scand. (Kobenh.) **4**, 45 (1927) — Ugeskr. Laeg. (dän.) **89**, 808 (1927) — Klin. Wschr. **7**, 198 (1928) — Z. Immun.forsch. **57**, 3—4 (1928) — Klin. Wschr. **1929**, 114 — Z. Rassenphysiol. **1**, 198 (1929) —*Hämagglutination mit Einschluß der Lehre von den Blutgruppen. In Kolle-Kraus-Uhlenhuths Handb. d. path. Mikroorganismen, 3. Aufl., **2**, 2 (1929) — Ugeskr. Laeg. (dän.) **91**, 196 (1929) — Finska Läk.sällsk. Hdl. **71**, 786 (1929) — Seuchenbekämpfg **6**, 3—4 (1929) — Ukrain. Zbl. Blutgruppenforsch. **3**, 103 (1929) — Acta path. scand. (Kobenh.) **7**, 250 (1930) — Norsk Mag. Laegevidensk. **91**, 369 (1930) — Hereditas (Lund) **13**, 121 (1930) — Münch. med. Wschr. **77**, 1190 (1930) — C. r. Soc. Biol. Paris **104**, 499 (1930) — Z. Immun.forsch. **71**, 199 (1931) — *Die Serologie der Blutgruppen. In Steffans Handb. 1932 — Acta Soc. Medic. fenn. Duodecim A **1932**. — THOMSEN, O., u. J. CLAUSEN: Hosp.tid. (dän.) **74**, 321 (1931). — THOMSEN, O., V. FRIEDENREICH u. E. WORSAE: Ebenda **72**, 1077 (1929) — Klin. Wschr. **1930**, Nr 2 — Z. Rassenphysiol. **3**, 20 (1930) — Hosp.tid. (dän.) **1930**, 404 — Acta path. scand. (Kobenh.) **7**, 157 (1930). — THOMSEN, O., u. T. KEMP: Z. Immun.forsch. **67**, 251 (1930). — THOMSEN, O., u. K. KETTEL: Ebenda **63**, 67. — THOMSEN, O., u. A. THISTEDT: Ebenda **59**, 479, 491 (1928) — C. r. Soc. Biol. Paris **49**, 1599, 1603 (1928). — TIBER, A. M.: Ann. Surg. **91**, 481 (1930). — TODD, C.: J. Genet. **3**, 123 (1913) — Proc. roy. Soc. B **107**, 197 (1930). — TODD, C., u. L. WHITE: Ebenda **82**, 416 (1910) — J. of Hyg. **10**, 185 (1910). — TOMCSIK, J.: J. of exper. Med. **47**, 379 (1928). — TOTH, VAN: Z. Immun.forsch. **75**, 277 (1932). — TRAUM, E.: Münch. med. Wschr. **1929**, 1229 — Dtsch. Z. Chir. **234**, 849; **237**, 97 (1929) — Arch. klin. Chir. (Kongreßber.) (1932). — TRAUM, E., u. E. WITEBSKY: Chirurg **1**, 930 (1929). — TROISIER, J.: Ann. Inst. Pasteur **42**, 363 (1928). — TZANCK: Z.org. Chir. **50**, 834 (1930) — Presse méd. **1932**, Nr 41.

UNGER, E.: Dtsch. med. Wschr. **1932**, Nr 47; **1933**, Nr 6.

VEHR, IRENAEUS: *Diss. praesidium novum chirurgicum de methaemoch. Frankfurt 1668. — VELDEN, VON DEN: s. CLAIRMONT. — VERSCHUER, O. V.: Verh. Ges. phys. Anthropol. **6**, 1 (1931) — Forsch. u. Fortschr. **8**, 140 (1932) — Z. indukt. Abstammgslehre **61**, 147 (1932). — VERZÁR, F.: Klin. Wschr. **1922**, 19 — Ukrain. Zbl. Blutgruppenforsch. **2**, 1 (1928). — VERZÁR, F., u. O. WESZECZKY: Biochem. Z. **126**, 33 (1921). — VINCENT, BETH: J. amer. med. Assoc. **70**, 1219 (1918). — VOGT: Fortschr. Ther. **6**. — VOLKMANN: Zbl. Chir. **1929**, 2523. — VORONOFF, S., u. G. ALEXANDRESCO:

I. Congr. internat. Microbiol. Paris **1930**. — VUORI, A. K.: Acta Soc. Medic. fenn. Duodecim **12**, 1 (1929).

WAALER, G. H. M.: Z. indukt. Abstammgslehre **51**, 442 (1929); **55**, 263 (1930) — Norsk Mag. Laegevidensk. **91**, 511 (1930). — WACHINGER: Jur. Wschr. **1932**, 3041. — WAGNER, G.: Ärzteverein Danzig **1927** (1. Dez.) — Münch. med. Wschr. **1928**, 545 — Danziger Jur. Mschr. **1932** (25. Juli). — WAGNER-JAUREGG, J.: Wien. klin. Wschr. **1929**, Nr 1. — WALINSKI: Klin. Wschr. **1929**, 2050 (vgl. ENGEL). — WEARN, J. T., S. WARREN u. O. AMES: Arch. int. Med. **29**, 527 (1922). — WEBLER, H.: Arbeiterwohlfahrt **5**, 65—71, 581 (1930). — WEDERHAKE: Münch. med. Wschr. **1917**, 45. — WEICHARDT: Chirurg **1932**, Nr 21. — WEIDEMANN, M.: Wien. med. Wschr. **1928**, Nr 41, 1286 — Eesti Arst **1928**, Nr 8. — WEINERT, H.: Kirschner-Nordmann **6**, 2 (1927) — Z. Rassenphysiol. **4**, 8 (1931). — WEISS: Zbl. Chir. **1931**, 676. — WELLISCH, S.: Die Vererbung der gruppenbedingenden Eigenschaften des Blutes. Steffans Handb. **1932**. — WELLISCH, S., u. O. THOMSEN: Hereditas (Lund) **14**, 50 (1930). — WENDLBERGER, J.: Wien. klin. Wschr. **6**, 345 (1927). — WERKGARTNER, A.: Vortr. angew. Recht. Univ. Wien **1926** — Jur. Wschr. **57**, 857 (1928) — Wien. klin. Wschr. **41**, 291 (1928). — WETHMAR, R.: Klin. Wschr. **6**, 1947 (1927). — WICHELS, P., u. W. LAMPE: Ebenda **7**, 1741 (1928) — Münch. med. Wschr. **1928**, 1243. — WIECHMANN, E., u. H. PAAL: Ebenda **73**, 606, 2202 (1926); **74**, 271 (1927). — WIENER, A. S.: J. of Immun. **21**, 157 (1931) — J. amer. med. Assoc. **97**, 1245 (1931) — Amer. J. med. Sci. **181**, 605 (1931) — Genetics **17**, 335 (1932). — WIENER, A. S., M. LEDERER u. S. H. POLAYES: J. of Immun. **16**, 469; **17**, 257 (1929); **18**, 201; **19**, 259 (1930). — WIENER, A. S., S. ROTHBERG u. S. A. FOX: Ebenda **23**, 63 (1932). — WIENER, A. S., u. M. VAISBERG: Ebenda **20**, 371 (1931). — WIETING: Erg. Chir. **1921**. — WILDEGANS, H.: Arch. klin. Chir. **136**, 44 (1925); **139**, 1 (1926) — Zbl. Chir. **1930**, 2805 — Dtsch. med. Wschr. **1930**, Nr 48. — WILLIS: Ebenda **1930**, Nr 44. — WILLIAMS, W. C.: J. of exper. Med. **32**, 159 (1920). — WINKELBAUER: Festschr. für Eiselsberg **1931**. — WITEBSKY, E.: Z. Immun.forsch. **48**, 369; **49**, 1 (1926); **49**, 517 (1927) — Münch. med. Wschr. **1927**, 520, 1581 — Klin. Wschr. **1928**, 20, 118 — Z. Immun.forsch. **58**, 297; **59**, 139 (1928) — *Biologische Spezifität. Die Lehre von den Blutgruppen. In Handb. d. normalen und path. Physiologie **13**, 473 (1929) — *Die Blutgruppenlehre unter besonderer Berücksichtigung physiologisch-serologischer Fragestellungen. In Asher-Spiros Erg. Physiol. **34** (1932). — WITEBSKY, E. u. REICH: Klin. Wschr. **1932**, Nr 47, 1960. — WITEBSKY, E., u. K. OKABE: Z. Immun.forsch. **52**, 359; **54**, 181 (1927) — Klin. Wschr. **1927**, 23. — WITTMANN: Siehe MORITSCH. — WOLFE: New York Med. J. **115**, 1 (1922). — WOLFF, E.: Acta med. scand. (Stockh.) **71**, 54 (1929) — Z. Rassenphysiol. **5**, 159 (1932). — WOLFF, P.: s. CLAIRMONT. — WOOLARD, H., u. J. B. CLELAND: Man. **29**, 181 (1929).

YAMAKAMI, K.: J. of Immun. **12**, 185 (1926). — YODICE: Zbl. Chir. **1929**, 3246 Ref. — Semana méd. **1**, 490 (1929). — YU: Zbl. Bakter. Orig. **106**, 388 (1928).

ZARNICK, B.: Med. Preglad. **5**, 1 (1930). — ZEILER: Siehe BREHM. — ZIELKE, H.: Klin. Wschr. **1931**, 647. — ZINSSER, H., u. A. F. COCA: J. of Immun. **20**, 259 (1931). — ZUCCHI, L.: Haematologica (Pavia) **11**, 189 (1930).

Sachverzeichnis.